Lothar Kuschnik

Lebensmut
in schwerer Krankheit

Lothar Kuschnik

Lebensmut
in schwerer Krankheit

Spirituelle Begleitung bei Krebs

Mit einem Vorwort
von Dr. Johann Abele

Kösel

ISBN 3-466-36533-3
©1999 by Kösel-Verlag GmbH & Co., München
Printed in Germany. Alle Rechte vorbehalten
Druck und Bindung: Ebner Ulm
Umschlag: Elisabeth Petersen, München
Umschlagmotiv: SuperStock Bildagentur, München

Gedruckt auf umweltfreundlich hergestelltem Werkdruckpapier
(säurefrei und chlorfrei gebleicht)

Inhalt

6

»Die Angst ist mein ständiger Begleiter«

7

»Vertrauen zu meiner Intuition zurückgewinnen«

11

»Diese Warum-Fragen machen mich noch verrückt«·   205

12

»Hab keine Angst. Im Tode gilt die Schwerkraft nicht« (J. Abele) ·   215

13

14

Dank

Es ist ein Abenteuer, ein Buch zu schreiben. Vergleichbar vielleicht einem Marathonlauf. Obwohl vermeintlich gut vorbereitet, kommen die toten Punkte, Irrwege und Umwege. Allein hätte ich diesen »Lauf« nicht bewältigen können. Vom ersten Kontakt an war das einfühlsame Lektorat von Herrn Nonhoff mein Coaching. Er half, den Stoff zu ordnen und das Ziel, nämlich Sie – die Leserin und den Leser – nicht aus den Augen zu verlieren. Entstanden wäre dieses Buch trotzdem nicht, wenn nicht meine Frau Susanne an einem herbstlichen Morgen 1997 bei einer gemeinsamen Autofahrt den entscheidenden Satz gesagt hätte: »Nun schreib endlich dieses Buch. Du redest schon so lange davon. Ich unterstütze dich.« Sie hat Wort gehalten. Ein ganzes, langes Jahr. Mein Patenonkel, Pastor Günther Schlak, hat die Liebe zu Geschichten in mir geweckt. Das war vor vielen Jahren und wirkt immer noch. Dafür danke ich ihm.

Vor medizinischen Irrwegen hat mich mein Freund Dr. med. Jochen Aengenheyster bewahrt. Sein unbestechliches Auge hat manche Unstimmigkeit entdeckt, die einem Laien eben unterkommt, wenn er in fremden Gewässern fischt. Ihm sei Dank für Ermutigung, Kritik, Geduld und Freundschaft. Seiner Frau, meiner Freundin Gisela, danke ich für das unerschütterliche Vertrauen, dass dieses »Buch-Kind« das Licht der Welt erblickt. Es tut gut zu spüren, dass jemand fest an das glaubt, was man tut, wenn die Stimme der eigenen Zweifel laut dröhnt. Meinen Freunden Gertrud und Arno Paschmann möchte ich für ihre Geduld, ihren Zuspruch und die kritische Lektüre des Manuskriptes danken. Meinem Superintendenten Karl-Heinz Budde danke ich für ein wertvolles Geschenk: Zeit. Er hat mir im Stillen beruflich den Rücken frei gehalten und hat so einen ganz wesentlichen Anteil an der Entstehung des Buches. Meinem Freund, Pastor Wilfried Oertel, sei Dank für manchen »hebräischen Tipp«. Dem Ärztlichen Direktor der Veramed-Klinik Behringhausen, Dr. med. Michael Kalden, danke ich für seine freundschaftliche Unterstützung meiner Arbeit und sein Wirken in diesem Haus zum Wohle der Menschen. Herrn Dr. med. Johann Abele danke ich für die wertvollen gemeinsamen Wanderungen »durch innere Räume« und die Bereitschaft, ein Vorwort zu schreiben. Meiner Sekretärin, Regine Heidrich, danke ich für die tägliche, vertrauensvolle Unterstützung in der Bewältigung des beruflichen Alltages. Ein Wort des Dankes geht zu meinen niederländischen Freunden Pietje und Max Rijpma, die mir einen guten Ort in der Weite Frieslands zur Verfügung stellten.

Meine Söhne Florian und Benjamin haben viel Geduld gehabt, wenn ich mich mal wieder »zurückziehen« musste. Ihnen gehört meine Liebe und das feste Vertrauen, dass sie die »Schule des Lebens« genießen, gestalten und bestehen werden.

Ich aber habe es genossen, dieses Buch zu schreiben.

Vorwort

Fast sechzig Jahre habe ich nun gelebt und streife noch immer gerne pfadlos durch die Wälder, verweile betrachtend am Rande einer Wiese, setze mich an einen besonnten Hang unter einen blühenden Apfelbaum oder schaue eine Stunde lang den ziehenden Wolken nach.

Aber heute erzählt mir das Gras, das ich schon so lange kenne, wieder etwas ganz Neues – eigentlich aber eine alte Geschichte in neuer Deutung. Dies erhellt mir den Tag wie ein Stern. Das Laub unter meinen Füßen raschelt nicht nur trocken wie gestern. Es duftet! Und diesen Duft habe ich ähnlich als glückliches Kind in einer friedlichen Bergwelt gerochen; welch ein Wiederfinden!

Die Sonnenstrahlen, in denen ich am Hang sitze, wärmen mein Gesicht wie immer. Aber heute ..., heute fällt mir der Anfang eines längst vergessenen Rückert-Gedichtes wieder ein: »Wie von der Sonne geh'n viel Strahlen erdenwärts, so geht von Gott ein Strahl in jedes Menschen Herz. An diesem Strahle hängt das Ding mit Gott zusammen und jedes fühlet sich dadurch von ihm entstammen ...«

Plötzlich spüre ich mich nicht nur von außen erwärmt, sondern auch von innen heraus, so als wäre eine Sonne auch in mir, tief in mir!

Es summen die Bienen über mir im Obstbaum – und in meinem Herzen. Und die Wolken ziehen mittendurch.

Ich bin ein Beteiligter, einer von denen, für die Lothar Kuschnik dieses Buch geschrieben hat. Ich glaube, dass ich nicht blind durch diese Welt gegangen bin. Die Welt – das waren die

13

Menschen, die Tiere, Pflanzen und Steine, aber auch die Länder, Städte, Museen und die vielen Bücher, aus denen so viele Verstorbene zu mir gesprochen haben. Alles sprach – alles spricht. Aber vieles vernahm ich, ohne es zu verstehen, denn jedes dieser »Dinge«, wie Rückert sie bezeichnet, spricht seine eigene Sprache. Man vernimmt sie eher wie Musik.

Als ich nun das Buch meines Freundes Kuschnik las, fand ich so vieles wieder von dem, was ich »schon einmal – oder viele Male« – gelesen und gehört hatte. Viele der wunderbaren Begegnungen erstanden wieder in meinem Herzen. Aber diesmal sprachen die Dinge neu zu mir.

Ich verstand sie tiefer, fast so, als hätte ich ihre eigene Sprache gelernt. Das Buch führte mich aus der Welt meiner Erkrankung durch die Geschichte der Medizin, durch die meiner Sorgen, Nöte, Unsicherheiten, Verzweiflungen und Versöhnungen geradewegs zum Ende aller Beziehungen hin und zeigte mir, dass dies Ende eine Tür ist, welche nur in einen anderen Raum führt: in einen größeren.

Dieses sein Buch beschreibt auch mein Leben, wie es das Leben jedes schwer Erkrankten beschreibt. Es führt wie eine gute Hand durch die Widrigkeiten und zeigt die Tröstungen. Es macht aufmerksam auf die »dummen Verhaltensfehler«, lehrt einfache Strategien zum Vermeiden und Überwinden derselben und diskutiert ganz nebenbei, wie all das, was wir heute so einmalig zu erleben glauben, schon immer so empfunden und erlebt worden ist. Dazu verwendet der »Priester« Kuschnik Gestalten und Szenen aus der Bibel, Frauen und Männer, deren Seelen und Empfindungen wie die unsrigen sind. Wir erkennen uns selbst im Gegenüber: neu und doch vertraut, du und doch ich.

Alle die vielen vor uns hatten ihr gutes oder grausames Leben und Schicksal getragen und vollendet – sie alle! Wir alle – du gleich ich ... Wir können es.

Wo aber bleibt die Gerechtigkeit bei all den Verhältnissen und Beziehungen, wenn wir selbst erleben, was eigentlich nur ein Schurke oder der Verleumder verdient hätte?, habe ich meinen Freund gefragt. Er gab mir zur Antwort:

»Hat uns je der Schöpfer aller Dinge Gerechtigkeit auf Erden versprochen oder hat er uns nicht vielmehr das Leben geschenkt? Dich hat die Gnade, das Geschenk deines Lebens unverdient getroffen, aber sie hat dich getroffen und sie ist Gottes letztes Wort!«

– Jesus hat dies ähnlich formuliert, als er den von Geburt an Blinden heilte: »Weder hat dieser gesündigt noch seine Eltern, sondern es sollen die Werke Gottes offenbar werden an ihm.«

Ist dies ein Trost? –

Es ist weit mehr!

Es ist Hoffnung, die über die für alle Lebewesen beschränkte Erdenzeit hinausgeht. In ihr ist unsere ganze Sicherheit eingebettet. Unsere Sicherheit heißt Hoffen – mit wachsenden Zielen. Sie zieht uns mit, wie eine starke Freundeshand, wie die meines Freundes Lothar Kuschnik.

Dr. med. Johann Abele
Schwäbisch Gmünd, Januar 1999

Einführung

Wenn ich zurückdenke, so habe ich eigentlich mein ganzes Leben lang gerne Geschichten gehört. Am liebsten Lebensgeschichten. So höre ich heute immer noch mit ganzem Interesse zu, wenn mir ein Mensch die Geschichte seines Lebens erzählt. Bilder werden lebendig, für einen Augenblick scheint die Zeit still zu stehen. Wir leben unser Leben, aber nicht unter selbst gewählten Umständen. Eine Erkrankung ist ein solcher lebensverändernder »Umstand«. Sie hat eine »beziehungsgestaltende Kraft«. Plötzlich erscheint die Normalität des Lebens als sehnsuchtsvolles Ziel. »Es soll alles so sein wie vorher.« Doch eine schwere Erkrankung ist eine Veränderung des Lebens. Nichts ist mehr wie vorher. Das Leben mit einer Erkrankung ist beides – Schicksal und Chance. Dieses Buch ist geschrieben im Vertrauen auf die Chance, die gute Gelegenheit. Denn »jedem Abschied wohnt ein Anfang inne« (H. Hesse). Die Chance zur Veränderung des eigenen Lebens zu nutzen, wartet hinter der Angst vor dem Neuen.

Dieses Buch ist entstanden in der Begleitung von vielen Menschen, die an Krebs erkrankt waren. Ohne ihre Bereitschaft, sich auf einen Kontakt mit mir einzulassen, bliebe das Gesagte reine Theorie. So ist es reflektierte Praxis. Ihre Schilderungen, ihre Gedanken und Gefühle sind die Basis dieses Buches. Dabei gilt mein Dank und Respekt ihrem Kampf für das Leben und ihrer Bereitschaft, mich daran teilhaben zu lassen. In den im Buch zitierten »Patienten« sind viele Lebensfäden miteinander verwoben. Ich schildere keine »wirklichen Einzelschicksale«. Da käme ich in einen Konflikt mit meiner Schweigepflicht. Unsere Begegnungen waren bestimmt von der Spurensuche im eigenen Leben. Spuren von Lebenslust, Kraft, Angst, Verzweiflung u.a. Die Krebserkrankung stand nicht im Mittelpunkt. Der Mittelpunkt ist das Leben, die Krankheit nur eine Erscheinungsform. Wir suchen nach Kraftquellen, wie wir unser Leben bewältigen und dann auch wieder genießen können.

Mich reizt es, biblische Geschichte(n) mit Menschengeschichte(n) von heute in Kontakt zu bringen. Die Stoffe »reagieren« miteinander. Und so kehre ich immer wieder zu den alten Schätzen zurück. Wissen Sie was mir solchen Spaß macht beim Lesen und Arbeiten mit biblischen Texten? – Ich kann einen Text nicht zweimal auf die gleiche Weise lesen. Es ist wie mit einem Edelstein, den man ins Licht hält. Je nach Lichteinfall funkelt er ganz unterschiedlich. So geht es mir mit diesen Texten auch. Als Kind habe ich sie gehört, als Erzählungen. Ganz nahe dem, wie sie entstanden sind: als »mündliche Überlieferung«. Später dann, bei erster Lektüre als Heranwachsender, rieb sich meine entwickelnde Vernunft an offensichtlichen Ungereimtheiten: Die Erschaffung der Welt in sieben Tagen? Wunderheilungen? Eine Zumutung für den kritischen Geist. Im Theologiestudium lernte ich die Texte zu sezieren. Exegetisch zu arbeiten. Wie ein Chirurg mit seinem Skalpell untersuchten wir die griechischen und hebräischen Texte des Alten und Neuen Testaments nach allen Regeln der Literaturwissenschaft. Sie öffnete uns den Blick für das Detail. Sicher wichtig, will man nicht einem naiven Biblizismus verfallen, der jedes Wort der Bibel wortwörtlich nimmt, es gar für verbal-inspiriert, also dem Verfasser von Gott direkt eingegeben, hält.

Die kritische Distanz zu den Texten gab uns die Möglichkeit, sie als Glaubenszeugnisse von Menschen ernst zu nehmen. Manchen von diesen Menschen ist sicher eine Erkenntnis als Offenbarung geschenkt worden. Aber nicht jede Zeile der Bibel hat diese fundamentale Bedeutung. So lernte ich allmählich eine Art Landkarte der Bibel zu erstellen, entstanden durch kritische Analyse. Leider verwechselte ich dann die Landkarte mit der wirklichen Landschaft. Genau so wenig wie sich beim Blick auf eine Landkarte das Erleben einer Landschaft mit ihren Reizen enthüllt, begreift das rein analytische Denken das Wesen der biblischen Texte.

Von vielen Menschen, die nicht Theologie studiert hatten, habe ich den existenziellen Zugang zur Bibel gelernt. Zunächst in einer Arbeitergemeinde im Ruhrgebiet. »Bibel und Alltag« nannten wir unsere Gespräche. Die letzten sieben Jahre dann in der klinischen Arbeit mit KrebspatientInnen im Bibliodrama und in meditativen Zugängen.

Plötzlich tauchten wir gemeinsam in einen Text ein. Betraten einen Raum, wie man auf einer Wanderung eine Landschaft erläuft. Der eine erfreut sich an sonnigen Hochebenen, der andere geht voller Angst am dunklen Wald vorüber. Der Nächste ärgert sich über die falsche Wegmarkierung. Aber immer bringe ich mich mit meinem Lebenskontext, meiner Existenz, meinen Fragen und meiner Reaktion auf diesen Text ein. Es entsteht ein Dialog zwischen dem Text und mir. Natürlich gibt es dann Landschaften, die mir fremd bleiben. Ohne Bild gesprochen: Texte, die mich ärgern, unverständlich geblieben sind, Angst machen. Ich denke an die Opferung Isaaks (die eigentlich emanzipatorisch das Ende des Menschenopfers beschreibt) oder Paulus-Sätze über die Rolle der Frau. Historisches Denken und theologische Hintergrundinformation helfen weiter, doch häufig bleibt der Ärger, das Kopfschütteln. – Und das darf sein! Wenn aus Simon dem Zweifler ein Petrus, ein Fels wurde, dann soll uns keiner unsere Zweifel ausreden wollen und die Gefühle, die ein Text auslöst schon gar nicht. Das ist das Schöne an den biblischen Texten: So wie ich kein Edelsteinhändler zu sein brauche, um Freude am Funkeln des Steins zu haben, muss ich kein Theologe sein, um einen Zugang zur Bibel zu finden. Ihre heilende Kraft entfalten biblische Bilder für den, der sie auf sich wirken lässt, ihre Wirkung erlaubt. Die oft metaphorische Sprache berührt unsere Seele und lässt uns teilhaben an Erfahrungen des menschlichen Wesens im Kontakt mit Gott.

»Ich fühle mich wie an einem Pendel aufgehängt. Mal pendelt es zur Hoffnung und mal zur Todesangst.« So beschreibt eine Krebspatientin ihre Gefühle im langjährigen Leben mit der Krankheit. Dieses Buch will Ihnen Mut machen, von dem Pendel herunterzusteigen und »Boden unter Ihre Füße zu bekommen«. Es will Ihnen erzählen, wie Menschen Hoffnung bewahren und schöpfen in der Auseinandersetzung mit ihrer Krebserkrankung, im Vertrauen auf ihre inneren Kräfte und Gottes Anwesenheit.

Meschede, Weihnachten 1998

1

»Was soll ich bloß tun, ich war doch noch nie vorher in meinem Leben in so einer Situation?«

1 Wenn die Diagnose »Krebs« mitgeteilt wird – Betroffene berichten

In einer dunklen Märznacht des Jahres 1990 laufe ich mit Arno, einem meiner besten Freunde, über Feldwege im Zillertal in Österreich. Wir sind im Skiurlaub. Ganz eingestellt auf die weiße Pracht. Heute Nachmittag ist er aus München zurückgekommen. Vor ein paar Tagen hatte er seine Skischuhe nicht mehr richtig zubekommen. Die Füße waren zu geschwollen. Komisch. Zur Sicherheit fährt er in die Klinik, wo seine Tochter arbeitet. Vielleicht ist es »was mit den Nieren«. Nach gründlicher Untersuchung der Befund: Lungenkrebs. Noch im Anfangsstadium. Noch operabel. Aber ...

Jetzt stehen wir da. Weinend, geschockt, fassungslos. Arno ist doch noch keine fünfzig. Raucht nicht mehr, hat sich mit seiner therapeutischen Praxis gerade selbständig gemacht. Nach dreißig Jahren in einem Chemiewerk ist das sein Lebenstraum: eine eigene psychotherapeutische Praxis. Und jetzt das. Wir sind beide fassungslos. Alles ist von einer Sekunde auf die nächste verändert. »Ich war doch noch nie vorher in so einer Situation«, sagt er.

In genau dieser Situation sind in Deutschland jedes Jahr 340 000 Menschen. In den USA und Europa erkrankt jede/r Dritte im Laufe seines/ihres Lebens an Krebs. 20 – 25 % der Bevölkerung sterben innerhalb von 10 Jahren daran. Krebs ist die Todesursache Nr. 2. Erschreckend. Mit der Diagnose »Krebs« konfrontiert, bricht für die Betroffenen eine Welt zusammen. Für manche hat das Elend endlich einen Namen, andere trifft es »wie ein Blitz aus heiterem Himmel«.

»Es war wie in einem bösen Traum, total gespenstisch«, noch immer sind die Augen der jungen Frau ganz weit aufgerissen. Sie erzählt mir von der Diagnosenstellung durch den untersuchenden Arzt. »Ich hatte keine Schmerzen, war regelmäßig zur Vorsorgeuntersuchung. Nur beim Duschen im Urlaub habe ich den kleinen Knoten unter dem Arm gespürt. Ich fühlte mich überhaupt nicht krank. Zuerst dachte ich noch: Vielleicht haben sie ja die Proben vertauscht.« Dieses Motiv, sich »wie in einem Film oder einem Traum zu fühlen«, taucht in vielen Schilderungen von Patienten auf. Es ist ein Schutzmechanismus der überforderten Seele. Die Diagnose »Krebs« wird gleichgesetzt mit dem vermutlich nahen qualvollen Tod. Dabei ist die Diagnose andererseits auch nur ein Wort. Dieses Wort ist oft durch keinerlei körperliche Beschwerden gedeckt. »Eigentlich fühlte ich mich genau wie immer. Nur plötzlich sollte ich krank sein.«

Das Gespenstische an diesem Vorgang ist, dass das eigene Körpergefühl keine Mitteilungen über eine lebensbedrohliche Krise vermittelt. »Eigentlich ist alles wie immer.« Andererseits kreist das Denken um die Zukunft. Sich diese als zeitlich begrenzt vorzustellen, ist uns fast unmöglich. Wir leben mit der stillschweigenden Prämisse, unsterblich zu sein. Die Diagnose »Krebs« wird als Verrat des Körpers erlebt. Scheinbar ohne Vorwarnung wächst und wuchert da etwas in mir, das mein Leben bedroht. Die Mitteilung der Krebsdiagnose konfrontiert den Menschen ganz plötzlich mit einer lebensbedrohenden Situation. Von einem Moment zum anderen wird aus der Frau mit ihrer Familie, ihrem Beruf, ihrer Lebensgeschichte:»die Patientin«. Aus dem Mann mit seinen Träumen und Lebensplänen:»der Krebspatient«. Von einer Sekunde auf die nächste wird die Grenze zu den»dem Tode Geweihten« überschritten. Nachgedacht wird höchstens noch über die Galgenfrist»bis dahin«.

2 Entscheidung für die medizinische Behandlung

Jede/r von uns entwickelt im Laufe seines Lebens Verhaltensweisen, um außergewöhnliche Situationen zu bewältigen. Der eine greift zur Zigarette, die andere läuft unruhig auf und ab, wieder andere beginnen ganz klar zu denken. Sie analysieren die Lage, fällen blitzschnell eine Entscheidung. Der Zusammenbruch kommt manchmal erst viel später. Manche Menschen beginnen zu weinen, andere werden wütend. Eine andere Reaktion: der Ausstieg aus der Realität, die totale Verleugnung.»Ich fühlte mich wie in einem bösen Traum«. Wieder andere verstummen, wirken wie versteinert. Jede dieser und der vielen anderen Reaktionen hat ihr Recht. Es geht nicht um richtig oder falsch.

Die erste Reaktion auf eine Gefahr ist der Schreck.»Der Schreckreflex ist die fundamentale Antwort auf jeglichen unbekannten Reiz, sei er schmerzhaft oder lustvoll« (Stanley Keleman, Verkörperte Gefühle, Kösel-Verlag, München 1992, S. 88). Während wir den Körper versteifen, versuchen unsere Fernsinne die Gefahr einzuschätzen und mit Kampf oder Flucht zu reagieren. Dabei läuft dieses Reaktionsschema bei einer realen äußeren Gefahr genauso ab, wie bei einer »nur vorgestellten«. Im Extremfall kann der Schreck zum Schock, die Blockade zur Lähmung werden. Die Lähmung schließlich kann im schlimmsten Fall zum Kollaps führen.

Eigentlich brauchen wir Zeit und Ruhe zur Verarbeitung. Doch genau diese Zeit lässt man Krebspatienten häufig nicht. In einer solchen psychischen Situation werden vom Patienten Entscheidungen verlangt. Entscheidungen von großer Tragweite, mit weitreichenden Konsequenzen. Von einer Sekunde auf die andere ist die weibliche Brust böse, weil sie einen Tumor beherbergt. Deshalb soll sie abgeschnitten werden. Plötzlich ist die Gebärmutter – Quelle des Lebens – ein höchst überflüssiges Organ, das man prophylaktisch entfernt, nach dem Motto: »Was raus ist, kann nicht krank werden.« Patienten sind in dieser Situation hoffnungslos überfordert.

Stellen Sie sich einmal folgende Szene vor: Sie liegen in einem Zimmer, mit Ihnen fremden Menschen. Der Arzt teilt Ihnen die Diagnose mit und sagt Ihnen, dass Sie jetzt der Amputation Ihrer Hoden am nächsten Morgen zustimmen sollen. Wenn es nicht so furchtbar für die Betroffenen wäre, könnte man an absurdes Theater denken. Der Patient hat in dieser Situation nur eine Chance: Zeit gewinnen. Zeit um eine zweite ärztliche Meinung zu hören, Zeit um mit vertrauten Menschen zu sprechen, Zeit um sich psychisch auf den medizinischen Eingriff vorzubereiten. Der Zeitdruck, über den Patienten klagen, ist in den seltensten Fällen medizinisch begründet. Aber um den Zeitgewinn zu erreichen, muss der Patient eine hohe Hürde nehmen. Er muss sich der massiven ärztlichen Suggestion entziehen: »Sie müssen sofort behandelt werden.« Damit kommt der Patient in ein inneres Dilemma: Einerseits will er seinem Arzt vertrauen, andererseits muss er ihm sagen: »Herr Doktor, nehmen Sie es mir bitte nicht übel, aber ich möchte noch einen ihrer Kollegen konsultieren.« Die Befürchtung des Patienten ist dann: »Wenn ich das sage, ist der Doktor böse auf mich.« Ein vertrauter Mensch, der zum Arztgespräch mitkommt, wirkt manchmal Wunder. Er kann Stimme und Ohr des Betroffenen in einer so komplexen Stressphase sein. Ist die erste Lähmung und Erstarrung überwunden, tun sich plötzlich viele Möglichkeiten auf. Auch Möglichkeiten der medizinischen Behandlung. Aus dem ersten Schock kann plötzlich die heilsame Erkenntnis werden: Ich stecke in einer ernsten Lebenskrise.

3 Was ist eine Krise?

Das Wort Krise kommt aus dem Griechischen und bedeutet: Zwiespalt, Streit, Gericht, aber auch Entscheidung und Wahl. Diese Bedeutungen decken verblüffenderweise ein ganzes Feld von Gedanken und Gefühlen ab, die in uns auftauchen, wenn wir in einer »Krise« sind. Im Laufe unseres Lebens durchlaufen wir verschiedene Krisen. Sie tragen unterschiedliche Namen: Entwicklungskrisen, Reifungskrisen, Verlustkrisen, Übergangskrisen. Im zugefügten Hauptwort ist schon Anlass oder Ziel der Krise angegeben. Ohne Krise kein Wachstum. Die Lebenskrise, die durch die Krebsdiagnose ausgelöst wird, bringt viele Menschen zunächst in einen inneren Zwiespalt: Soll ich um mein Leben kämpfen? Oder bleibt mir doch nur die Resignation: »Hat ja sowieso alles keinen Zweck«? Im Inneren des Menschen streiten zwei oder mehrere Stimmen gegeneinander. Die Themen wechseln: Was ist die beste Behandlung? Ist es nicht das Beste, sich gleich umzubringen? Mich versteht sowieso keiner, mein Partner auch nicht, der ist ja auch gesund. Als Streit wirkt die Krise sowohl innen wie in Außenbeziehungen. Für die Angehörigen, Partner und Freunde ist das eine schwere Zeit. Der mit einer Krebsdiagnose konfrontierte Mensch wirkt völlig verändert. Heftige Gefühlsausbrüche wechseln mit totaler Versteinerung (Petrifizierung), scheinbare Normalität und Fassung (stille Krise) mit Depression und Suizidgedanken. Und alles, was die anderen machen, ist falsch. »Entweder nerven sie mit ihren ständigen Fragen oder sie nehmen gar keinen Anteil. Entweder macht es ihnen scheinbar gar nichts aus, wie arm ich dran bin, oder sie heulen mir dauernd was vor, wo es mir doch selbst schon schlecht genug geht. Keiner kann es mir recht machen.« Viele Patienten fühlen sich jetzt ganz einsam. Für ihre Umgebung sind sie oft unerträglich.

Die Bedeutung von Krise als Gericht wird im griechischen Denken bezogen auf das göttliche Strafgericht des Zeus. Später wurde die »krisis« als Gericht übertragen auf die Gerichtshandlung Gottes bzw. des Messias am Jüngsten Tage. Hier schimmert aus alter Zeit ein Denken herauf, das viele Krebspatienten unbewusst auf ihre Erkrankung übertragen: Krankheit als Strafe (Kap. 13.2). Ebenfalls aus dem gerichtlichen Feld kommt die Bedeutung von »krisis« als Entscheidung. Für den Patienten enthält diese Bedeutung beides: Wie kann ich die Entscheidung über mein Leben beeinflussen? Und die Frage: Von wem wird die Entscheidung gefällt? Damit kommt eine weitere Bedeutung von »krisis« in den Blick: die der Wahl.

»Wahl – komisch, was soll das heißen? Ist doch wohl klar, dass man sein Leben wählt, wenn man eine Wahl hat.« – Ja, so klar und einfach ist das nicht mit der Wahl. Erstens gibt es bei dieser Wahl keine Garantie. Zweitens gibt es Situationen, in denen uns das »Ja« zum eigenen Leben sehr schwer fällt. Wir haben uns so eingesponnen in unseren Kokon aus Stress, Verantwortung, Sorgen und »normaler Depression«, dass wir fast vergessen haben, wie das Leben auch noch schmecken kann. So wie es uns manchmal mitten im Herbst an einem dunklen und regnerischen Novembertag schwer fällt zu glauben, dass es einen sonnigen Mai gibt. Oder wie es einer meiner Söhne mit fünf Jahren einmal formuliert hat: »Papa, werden die Bäume auch ganz bestimmt wieder grün?« Das Singen der Vögel an einem warmen Sommertag, das üppige Grün der Pflanzen und das Tanzen der Schmetterlinge vor den bunten Blumen: Das tiefe Wissen, ein Teil dieses Werdens zu sein, gerät manchmal in uns in Vergessenheit. Die Chinesen verwenden für das Wort Krise zwei Schriftzeichen, sie heißen:»wei – ji«; sie bedeuten beides: Gefahr und gute Gelegenheit. Im medizinischen Sprachgebrauch bezeichnet das Wort Krise den Höhepunkt einer Krankheit und damit zugleich auch ihren Wendepunkt.

Psychodynamisch findet in einer Krise eine »Labilisierung auf existentieller Ebene statt. Die leibliche, emotionale und geistige Balance ist gestört«, formuliert der Gestalttherapeut H. Petzold. Er will nicht nur den Höhepunkt der Entwicklung als Krise verstanden wissen, sondern:»Die Krise hat Anfang und Ende. Die Krise beinhaltet die Labilisierung und dann auch die Stabilisierung« (H. Petzold, Psychodrama – Therapie, Junfermann 1979, S. 337). Jede Krise wird durch einen Impuls ausgelöst. Die Krise kann einen destruktiven oder konstruktiven Verlauf nehmen. Sie kann zum Zusammenbruch oder zum Wachstum führen. Dies gilt auch für die Krise, die durch die Krebsdiagnose ausgelöst wird. Auch diese Krise kann als Chance zum Leben begriffen werden, so verrückt das zunächst auch klingen mag.

4 Krise als Chance – Das innere Parlament

Die Mittel zur Bewältigung der Krise sind im Menschen vorhanden, ohne dass er dies auch nur im Entferntesten ahnt. Die Krebsdiagnose bedeutet nicht den nahen Tod. Sie ist jedoch wie ein großes Stoppzeichen.»Krebs, das ist die Weise, wie ich lebte«, sagt mir eine Patientin.»Das war nicht nur der Knoten in meiner Brust.

Plötzlich hatte meine trostlose Situation einen Namen. Ich hatte ganz allmählich meine Lebensfreude verloren, nur noch Stress. Der Haushalt, Beruf, die Kinder. Für jeden hatte ich ein offenes Ohr. Aber ich? – Als der Arzt zu mir sagte, dass ich Krebs habe, hatte ich plötzlich überhaupt keinen Boden mehr unter den Füßen. Und niemand war da, mit dem ich wirklich reden konnte. Mein Mann fing immer gleich an zu weinen, obwohl ich ihn noch nie vorher hatte weinen sehen. Auch bei meinen Kindern spürte ich ihre Angst. Da traute ich mich schon nicht mehr, irgendwas zu sagen. Aber in mir hat es gekocht. Ich habe nur noch gemalt, mehr gekritzelt, irgendwas, stundenlang, und immer diese quälende Angst. Am liebsten wollte ich mich verkriechen.«

Um den Boden unter den Füßen zu spüren, müssen wir uns hinstellen. Nur so können wir einen Schritt tun, der uns aus der Krise führt. Aber das ist schwer. »Der aufrechte Gang wird aber zuletzt gelernt«, sagt der Philosoph Ernst Bloch. Wenn er diesen Satz auch im Zusammenhang mit der Emanzipation des Menschen und seiner Entwicklung zur Freiheit gemeint hat, so birgt er doch eine entwicklungspsychologische Wahrheit. Wir haben schon eine Menge in und über diese Welt gelernt, bevor wir uns auf die eigenen Füße stellen. Wie haben wir den aufrechten Gang gelernt? Durch Versuch und Irrtum. Wir schauen, welche Unterstützung wir bekommen können, welche Hand sich uns entgegenstreckt, welcher Tisch oder Stuhl uns Halt gibt. Und dann geht's los. Um eine Krise als Chance zur Ent-wicklung, zum Wachstum nutzen zu können, braucht es den Boden unter den Füßen und eine helfende Hand.

»Und niemand war da, mit dem ich wirklich reden konnte.« Die Angehörigen zu nah: »Die will ich doch nicht auch noch mit meiner Angst belasten.« Der Arzt zu beschäftigt oder überfordert mit den Gefühlen, die ihm da entgegenkommen. Viele Therapeuten schlicht nicht ausgebildet für psychoonkologische Psychotherapie. Eine schwierige Situation für die Betroffenen. Dabei ist eine professionelle Begleitung für sie eine absolute Notwendigkeit – im wahren Sinn des Wortes: um die Not zu wenden.»Allein finde ich keinen Weg aus dem Gestrüpp meiner Gedanken und Gefühle. Allein bin ich gefangen in meinen Ängsten und Problemen. Allein habe ich immer versucht, klar zu kommen. Allein bin ich am Ende meiner Möglichkeiten.« So sprechen Betroffene, nachdem sie Hilfe erfahren haben.

In der Krise, deren Bestandteil der Diagnoseschock ist, steht für die Betroffenen die Entscheidungsfindung zur medizinischen Behandlung im Vordergrund. Wenn es gelingt, zu dieser Behandlung »Ja« zu sagen, steigen die Aussichten zur Verbesserung der Situation erheblich. Sowohl Operationsverläufe wie die Nebenwirkungen einer Chemotherapie hängen entscheidend von diesem »Ja« des Patienten ab.

Im Gespräch mit einem Seelsorger oder Therapeuten ist zunächst nur eine Frage wichtig: Was löst diese Erkrankung alles in mir aus? Welche Gefühle und Gedanken kommen in mir auf? – Wichtig ist: Ich darf all das denken und aussprechen und beweinen und beschreien und anklagen und nichts verstehen. Alle Gefühle, die in mir aufkommen, sind ein Versuch meiner Seele, eine Antwort auf diese neue Situation zu finden. Alles ist erlaubt. Sogar der oft noch nie eingestandene Todeswunsch darf geäußert werden. »War das eine Erleichterung, als ich da jemandem gegenübersaß, der nicht nur das Eine von mir erwartete: zu kämpfen, für mein Leben, meine Genesung. Und Ratschläge hat er mir auch nicht gegeben, sondern nur gefragt: Willst du leben? Da war ich wie vom Donner gerührt. Wollte ich wirklich leben? Wozu, für wen? Bloß für mich? Das erschien mir alles sehr komisch und neu, aber ich bin weiter hingegangen.« So schildert eine Patientin die ersten Gespräche mit ihrem Therapeuten, den sie auf Empfehlung einer Bekannten nach ihrer Krebsdiagnose aufgesucht hatte. »Ich brauchte nicht zu erklären, warum ich so viel weinen musste. Er hat mich nur angeschaut und gesagt: ›Du kannst nur die Tränen weinen, die du noch nicht geweint hast.‹ Das war eine riesige Erleichterung für mich. So bin ich langsam Schritt für Schritt gegangen. Zuerst die Operation, dann die Frage: Chemotherapie, ja oder nein? Immer wenn ich versucht habe, einen Rat von ihm zu bekommen, hat er gesagt: ›Geh nach innen. Du weißt die Antwort‹. Dabei habe ich immer ganz verschiedene Stimmen in mir gehört.«

Wie diese Einflüsterungen uns beeinflussen, unser Selbst bestimmen, beschreibt der Familientherapeuth Gunther Schmidt sehr anschaulich mit dem Bild des inneren Parlamentes (Konferenz mit der inneren Familie, Audiocassette, ZIST, Penzberg). Die unterschiedlichen Bedürfnisse, Absichten, Ängste und anderen Gefühle wirken in uns wie die Fraktionen eines Parlamentes. Sie bilden Koalitionen, streiten sich, diskutieren. Nur wenn alle Fraktionen reden dürfen, keine in den Untergrund abgedrängt wird, kann es zu einer angemessenen Außenvertretung des Ich kommen. Dazu gilt es, die Zweideutigkeit, vielleicht auch Mehrdeutigkeit auszuhalten: im Vertrauen darauf, dass es eine gute Kraft im Inneren gibt, die eine Lösung bringt, mit der alle leben können. Andernfalls verschaffen sich die unterdrückten Fraktionen in Form von körperlichen Symptomen einen Ausdruck.

Ich arbeite gerne mit diesem Bild des inneren Parlaments, weil es uns ermöglicht, unterschiedlichen Gedanken und Gefühlen Raum zu geben. Die entscheidende Aufgabe des Parlamentspräsidenten in mir ist es, für einen Rahmen zu sorgen, in dem die Diskussion stattfinden kann. Die Gefahr ist, dass sich dieser Diskussionsleiter mit einer der Fraktionen verbündet, gewöhnlich mit der »vernünftigen«. Dann ist die Diskussion schnell vorbei, die unterdrückten Fraktionen verlegen sich auf Sabotage und Terrorismus. Um dieses Parlament aktiv zu erhalten, müssen wir die Vorstellung eines kohärenten Ich aufgeben. Eine Vorstellung, die vielen von uns Angst macht. Dabei ist es außerordentlich erfrischend, der inneren Debatte zuzuhören. In der Krise wird uns plötzlich deutlich wie viele verschiedene Kräfte in uns wirken. Ein erfahrener Begleiter kann die Funktion des Parlamentspräsidenten immer wieder stärken. Allmählich lernt man, selbständig diese Konferenzen zu leiten. Damit hat man ein hervorragendes Instrument, seine inneren Konflikte durchzuleben. Jeder neue Kontakt mit anderen Menschen hat natürlich eine Auswirkung auf die innere Konferenz. Fraktionen, die eigentlich schon überstimmt waren, finden außen Verbündete. Die Debatte beginnt von vorn. Je flexibler die einzelnen Fraktionen innen werden, desto akzeptierender, freundlicher ist auch der Kontakt in der Außenwelt. Eine gute innere Konferenz hat einen unbestechlichen Gradmesser: den Körper. Je zufriedenstellender die innere Konferenz verläuft, desto größer ist das Wohlbefinden und umgekehrt.

Doch leider ist der Kontakt eines mit der Diagnose Krebs konfrontierten Menschen mit irgendeiner Form von Psychotherapie oder Seelsorge eher die Ausnahme. Die Not ist offensichtlich, aber die Betroffenen scheinen lieber bei ihrem »Allein-Programm« zu bleiben, als sich Hilfe zu organisieren. Psychosomatische Initiativen, die »Gesellschaft zur Bekämpfung der Krebskrankheiten«, Beratungsstellen und Selbsthilfegruppen versuchen tapfer, eine Alternative anzubieten. Das Echo bleibt, trotz der hohen Zahl der Neuerkrankungen, in jedem Jahr eher bescheiden. Woran liegt das?

2

Medicus curat – natura sanat: »Der Arzt behandelt, die Natur heilt«

1 Tumor raus – geheilt entlassen?

Es gibt ein merkwürdiges Phänomen, wenn man Patienten fragt, ob sie in psychotherapeutischer Begleitung sind. »Meinen Sie etwa, ich hätte jetzt auch noch eine Macke im Kopf. Der Krebs reicht doch wohl.« So oder ähnlich lauten spontane Aussagen. »Sie sind jetzt wieder vollkommen gesund. Lassen Sie sich noch eine gewisse Zeit krankschreiben, und dann können Sie wieder arbeiten gehen. Kommen Sie regelmäßig zur Kontrolle.« Das war's. So berichten Patienten von ihrem Abschlussgespräch in der Klinik, in der sie behandelt wurden. Kein Wort von Ernährungsberatung, Immunstimulierung, psychoonkologischer Nachsorge. Ach ja, vielleicht noch der Hinweis auf eine Selbsthilfegruppe, »weil die auch regelmäßig Sport machen. Schaden kann es ja nicht.«

Übereinstimmend teilt dieses Denken den Menschen in seinen Körper, seinen Verstand und seine Psyche ein. Letztere ist ein komisch Ding und spielt einem höchstens böse Streiche, weil sie Stimmungen auslösen kann, die von sehr angenehm (Verliebtheit) bis zur Depression reichen können. Letztere ist dann ein Fall für den Psychiater. Der Gedanke einer Interdependenz von Körper-Psyche-Ratio, also der Satz »Alles hängt mit allem zusammen«, gehört für dieses Denken in das Reich der Fabel. So hält die klassische Medizin bei einer Krebserkrankung drei Methoden bereit: Stahl, Strahl, Chemie. Für entsprechende Tumore werden die Erfolgsaussichten der drei Methoden oder ihrer Kombination genau berechnet und statistisch ermittelt. »Mittlere« Überlebenszeit heißt das dann. Häufig wird diese Statistik dem Patienten auf seine Frage mitgeteilt: »Herr Doktor, wie lange geben Sie mir denn noch?« Die Anwort lautet dann ungefähr so: »Also bei diesem Karzinom haben Sie schlechte Karten. Die mittlere Überlebenszeit liegt bei drei Monaten. Ordnen Sie mal Ihre Sachen. Fahren Sie in Urlaub, solange das noch geht.«

Es gibt sicherlich auch ganz andere, einfühlsame MedizinerInnen, die ihre eigenen Ängste nicht hinter betonter Sachlichkeit und distanzierter Professionalität verstecken müssen, die Mitgefühl und Anteilnahme zeigen und ihre PatientInnen spüren lassen. Das Merkwürdige ist, dass solche Aussagen, so schrecklich sie sind, häufig die Erwartungshaltung des Patienten treffen. Eine bessere Prognose als die obige verführt zu dem Denken: Tumor raus – ich bin gesund. Das Alltagsbewusstsein und die klassische Medizin gehen hier eine unausgesprochene Allianz ein. Für die klassische Medizin ist es das oberste Ziel, den Tumor aus dem Körper zu entfernen. Dies trifft exakt das Bedürfnis des Patienten. Die seelische Dimension einer Erkrankung ist ihm unheimlich, weil nicht rational erfassbar. Einfacher ist es, »den Doktor machen zu lassen«. Dieses Bewusstsein reduziert die menschlichen Wahrnehmungsmöglichkeiten in der Erkennung und Behandlung von Krankheiten auf das, was man wiegen, messen und zählen kann. Das sind dann die so genannten »harten Fakten«. Das Wort »Fakten« kommt aus dem Lateinischen und bezeichnet eigentlich etwas, das »gemacht« worden ist, im Unterschied zu ewigen Wahrheiten. Aber: Diese Fakten werden dennoch geglaubt wie ewige Wahrheiten. Als solch eine Glaubensrichtung hat die moderne Wissenschaft viele Anhänger. Sie ist populär.

Das Alltagsbewusstsein ist eine merkwürdige Mischung aus Zeitgeist, Gelerntem, gesicherten und verkürzten wissenschaftlichen Ansichten, Glaubensinhalten und Meinungen. Es vergehen durchschnittlich fünfzig bis hundert Jahre, bis wissenschaftliche Erkenntnisse ins allgemeine Bewusstsein eingehen. Das Alltagsbewusstsein hat unterschiedliche Ausprägungen, die von Ausbildung, Zugehörigkeit zu einer gesellschaftlichen Schicht und Gruppe und frühkindlicher Prägung abhängen. In seiner Schnittmenge sichert es das Überleben innerhalb der Gesellschaft ganz leidlich. Mit Hilfe dieses Alltagsbewusstseins kann ich Autofahren, Einkaufen, einen Beruf ausüben, einer Kirche angehören oder eben nicht. Ich kann mich »in Gesellschaft« über die Mondlandung unterhalten, und dass die Welt mit einem Knall begonnen haben soll. Ich kann die Existenz Gottes ablehnen oder bejahen, genauso wie menschliches Leben auf fernen Galaxien oder die heilsame Wirkung von Sauerkraut bei Krebs.

Ein Mensch, der an Krebs erkrankt, bleibt zunächst der, der er geworden ist, d.h. er hat genau diese Art Alltagsbewusstsein entwickelt. Und bequemer ist es alle Mal, sich nicht mit den »Botschaften der Krankheit«, der »Krise als Chance«, dem »ganzheitlichen Denken« beschäftigen zu müssen. Zumal die Erfolgsaussichten nicht garantiert werden können. Diejenigen, die sich angesichts ihrer Erkrankung dennoch aufmachen, ihr Leben noch einmal neu zu finden, sind in der Minderzahl. Sie haben schwere Kämpfe gegen verkrustete klinische Strukturen und altes medizinisches Denken zu bestehen. Sie ernten Unverständnis und höchstens ein Lächeln. Sie kämpfen mit totalem Einsatz, ihrem ganzen Mut und lassen dabei viele hinter sich, die sie nicht verstehen. Sie sind die wahren Heldinnen und Helden des modernen

Zeitalters: Menschen, die ihre Krebserkrankung nicht als Todesurteil begreifen; die sich nicht damit abfinden, ein Objekt medizinischer Fürsorge zu sein; die sich aufmachen, ihr Leben zu finden: ihr Leben als Subjekte, ihr Leben als Individuen, ihr Leben als ihrer selbstbewusste Menschen. Es liegt ein Zauber in ihren Augen und eine stille Achtung vor allem Lebendigen in ihren Gesten. Bernie Siegel, der amerikanische Arzt, nennt sie die »außergewöhnlichen« Krebspatienten. Ich habe Männer und noch mehr Frauen vor meinem inneren Auge, denen es gelungen ist, diesen Lebensmut, diesen »élan vital«, neu in sich zu entdecken. Sie sind es, denen meine tiefe Bewunderung, Anerkennung und Respekt gilt. Und wenn sie diese Welt dann verlassen – und ich hatte die Gnade, einige von ihnen zu begleiten –, dann ist da eine wirkliche Ruhe, innere Gelassenheit und Würde.

➤*Hinweis:*
Wenn Sie sich auch für die medizingeschichtlichen und biologischen Aspekte der Krebserkrankung interessieren, sollten Sie hier weiterlesen. Wenn Sie sich lieber sofort mit spirituellen Fragen beschäftigen wollen, blättern Sie bitte weiter zu Kapitel 6 (S. 101).

2 »Wer sündigt, fällt in die Finger des Arztes«
– Ein Exkurs zu Geschichte(n) der Heilkunst

Krankheiten gehören zur Geschichte der Menschheit seit mehr als hunderttausend Jahren. Skelettfunde von Neandertalern zeigen zum Beispiel, dass der Mensch der Vorzeit an chronischem Rheumatismus, Kieferfäule, Zahnkaries, Kopfschmerzen und anderen Erkrankungen litt. Ägyptische Mumien weisen Spuren tuberkulöser Entstellungen auf. Selbst die Götter blieben nicht verschont: Von Isis erzählt die Sage, dass sie entzündete Brüste hatte; der griechische Mythos beschreibt die Krankheit des Herakles. Immer stellten sich Menschen die Frage nach der Ursache von Krankheit und Leiden. Die erste Erklärung für das Entstehen von Krankheiten ist in dem Einwirken einer unsichtbaren Geisterwelt gesehen worden. Nur ein Dämon, ein böser Geist ist in der Lage, aus einem gesunden Menschen ein krankes, hilfloses Wesen zu machen. Dabei ist für das magische Denken die Existenz dieser Geister allgegenwärtig. Sie wohnen in Büschen und Bäumen, wehen über das Land, regnen auf die Erde. Um ihr Eindringen in den Körper zu verhindern, behängte man sich mit Amuletten, bemalte sich mit Tätowierungen, die bannen sollten. Als sich der Götterhimmel in der Entwicklung der Religionen mehr strukturierte, wurden Krankheiten als Strafe für die Übertretung göttlicher Gebote gedeutet.

In der gesamten Geschichte der Menschheit gehörten die Fragen von Gesundheit und Krankheit also in den Bereich der Religion. Dementsprechend kann heilend auch nur der wirken, der mit diesen Urgewalten in Verbindung steht. In den Anfängen der Kulturentwicklung war das zunächst die Frau. In den frühen Gesellschaftsformen war sie als Oberhaupt der Sippe zugleich auch die erste Ärztin. Dies spiegelt sich noch im Ursprung des Wortes »Medizin«, das »Weisheit der weisen Frau« bedeutet. Auch nach dem Ende des Matriarchats bleibt die Frau als Heilerin in allen Kulturen wichtig. Allerdings ist ihr Einfluss in der offiziellen Medizingeschichte leider gering. In Deutschland erhielten erst im Juli des Jahres 1901 die ersten »legitimen weiblichen Ärzte« ihre Approbation. Bis dahin waren sie, von einigen wenigen Einzelfällen abgesehen, von ihren männlichen Kollegen als Kurpfuscherinnen bezeichnet und vom Medizinstudium ausgeschlossen worden.

In den alten Kulturen Ägyptens und Mesopotamiens, also im 2. und 3. Jahrtausend vor Christus gab es Ärzte. Der Ärztestand wird unterschieden in Chirurgen und Internisten. Die Chirurgen werden den Handwerkern zugeordnet, die Internisten der Priesterschaft. Sie studieren Heilpflanzenlisten und Rezepttafeln. Auf verschiedenen Tontafeln und Papyri finden sich umfangreiche Verzeichnisse von Heilmitteln, medizinische Anweisungen und Diagnosen. Im 2. Jahrtausend vor Christus werden in Ägypten bereits komplizierte Kopfoperationen durchgeführt. Die Wirkung von Narkotika wird als bekannt vorausgesetzt. Das zu den größten Heiligtümern gehörende »Lebenshaus« ist wahrscheinlich als Ärzteschule zu deuten. Dabei handelt der Arzt gemeinsam mit dem Zauberer und Priester als der Heilkundige.

Vom magischen Denken führt der Weg zur astrologischen Medizin. Wenn der Sternenhimmel im menschlichen Körper seine Entsprechung findet, so entsprechen auch einzelne Organe den Gestirnen. Man bemühte sich, die gestörte Harmonie im Mikrokosmos des menschlichen Körpers durch die Anwendung der richtigen Mittel wiederherzustellen. Spuren dieser »astrologischen Medizin« finden sich noch im Denken unserer Zeit, sei es in der Anthroposophie oder in esoterischen Bemühungen, individuelle Krankheitsverläufe in den kosmischen Kontext einzuordnen. Ptolemäus beschreibt im Altertum Zusammenhänge zwischen den Planeten, menschlichen Erkrankungen und entsprechenden Heilpflanzen. Eine der wesentlichen Schlussfolgerungen der astrologischen Weltbetrachtung liegt in der Annahme, dass es möglich sei, aus dem Stand der Sterne, den günstigsten Zeitpunkt für eine medizinische Behandlung herauszulesen. Im gesamten Mittelalter nahm man den Aderlass nach astrologischen Kriterien vor. Auch in der Sprache der Medizin unserer Tage finden sich Einflüsse der astrologischen Medizin. Das Wort »Influenza« deutet eine Massenerkrankung als »Ergießung des Gestirns« auf die betroffene Gegend.

Ein ganz anderes Bild bietet sich uns im Alten Testament. Das Judentum geht ganz nüchtern davon aus, dass die Zeit des Menschen in dieser Welt immer auch bedrohte und gefährdete Zeit ist. Gefährdungen sind Unfälle und Krankheiten. Jahwe kann Rettung und Heilung schenken. Das Leben ist von einer Trennungslinie durchzogen, die in »heilig« und »profan«, »rein« und »unrein« unterscheidet. Im Einzelfall ist es Aufgabe der Priester, die Entscheidung über »rein« oder »unrein« zu fällen. »Das waren nicht Fragen von spitzfindigen Skrupulanten ... und in der so oder so getroffenen Entscheidung stand implicite der ganze Jahweglaube und die ganze kultische Existenz des Einzelnen vor Gott auf dem Spiel« (G. v. Rad, Theologie des AT, 6. Aufl. 1969, S. 286). Auch alle schweren Krankheiten unterstanden einer solchen sakralen Bewertung. Es gab für die äußeren Verletzungen wohl Wundärzte in Israel, aber für die schweren Krankheiten war der Priester zuständig. »Ein eigentlicher Ärztestand ist innerhalb des Alten Testaments für Israel nicht eindeutig belegt« (Hans Walter Wolff, Anthropologie des Alten Testaments, Gütersloh, 6. Aufl. 1994, S. 215). Es galt wohl bis in die neueren Texte des Alten Testaments hinein der alte Satz aus der Geschichte des Auszugs aus Ägypten: »Ich, Jahwe, bin dein Arzt« (Exodus 15,26). Wenn du meine Gebote hältst, lege ich, Jahwe, dir keine Krankheiten und Plagen auf, wie ich es mit den Ägyptern getan habe. »Heilen konnte nur Gott (2 Könige 5,7); es war Unglaube, der Hilfsbereitschaft Jahwes zu misstrauen und Ärzte zurate zu ziehen (2 Chronik 16,12) ... Schlimm war es, wenn sich der Kranke an eine fremde Gottheit wandte (2 Könige 1,2–8). Eine so radikale Einstellung schloss nun freilich nicht jede Therapie aus. Wenn man sich Jahwe anvertraut hatte, kamen auch die Heilmittel zu ihrem Recht (2 Könige 20,1–7)« (a.a.O., S. 287 f.). Mit dieser Fixierung auf ihren Gott Jahwe entzogen sich die Israeliten allen dämonischen und kosmologischen Ängsten, die in den Völkern ihrer Umgebung sehr lebendig waren. Über das Wesen des Unreinen wurden in Israel keine weiteren Betrachtungen angestellt. In der jüngeren Weisheitsliteratur (2. Jahrhundert vor Christus) finden wir Hinweise auf die Rolle des Arztes und Hinweise zu einer gesunden Lebensführung. Jesus Sirach verdanken wir folgenden Text, der uns in das Denken des späten Judentums einführt. In Bezug auf Gesundheit und ihre Erhaltung schreibt er (Jesus Sirach 37,30–34):

»Mein Kind, prüfe, was für deinen Leib gesund ist; und sieh, was für ihn ungesund ist, das gib ihm nicht.
Denn nicht alles ist jedem nützlich, auch mag nicht jeder alles.
Überfriss dich nicht, wenn es dir schmeckt, und sei nicht gierig bei leckeren Speisen.
Denn viel Fressen macht krank, und ein unersättlicher Vielfraß wird sich erbrechen.
Viele haben sich zu Tode gefressen; wer aber mäßig isst, der lebt desto länger.«

Abgesehen von der drastischen Übersetzung Martin Luthers, der selbst dem guten Essen gar nicht abgeneigt war, könnte dieser Text jedes moderne Fitnessbuch zieren. Die Rolle des Arztes bleibt zwiespältig. Das theologische Problem liegt in der oben erwähnten Radikalität einerseits: »Ich, Jahwe, bin dein Arzt«, und der offensichtlichen Tatsache, dass mit der Existenz des Arztes gerechnet werden muss und darf.

»Ehre den Arzt mit gebührender Verehrung, damit
du ihn hast, wenn du ihn brauchst;
denn der Herr hat ihn geschaffen, und die Heilung
kommt von dem Höchsten,
und Könige ehren ihn mit Geschenken.
Die Kunst des Arztes erhöht ihn und macht ihn groß
bei Fürsten und Herren.
                    (Jesus Sirach 38,1–3, Übersetzung: M. Luther)

Auch die Kunst des Arztes dient der Erhöhung Gottes. Er ist nicht allein verantwortlich für sein Tun. Das ist entlastend. So kann menschliche Hybris erst gar nicht entstehen. Heilmittel sind Gaben des Schöpfers, ebenso wie die Kunst des Arztes. »Von Gott ist der Arzt unterrichtet, und vom König erhält er Geschenke«, lautet eine andere Übersetzung von Vers 2.

»Mein Sohn, in der Krankheit säume nicht,
bete zu Gott, denn er macht gesund.
Fliehe den Frevel und reinige die Hände,
von allem Bösen reinige dein Herz.
Spende Weihrauch und ein Gedächtnisopfer,
mache reichlich die Gabe, so gut du vermagst.
Doch auch dem Arzt gewähre Zutritt,
nicht soll er weichen, denn auch er ist nötig.
Denn es gibt Zeiten, da hat seine Hand Erfolg,
denn auch er betet zu Gott, dass er ihm die
Untersuchungen gelingen lasse und die Heilung
zur Erhaltung des Lebens.
Wer gegen seinen Schöpfer sündigt,
der fällt in die Finger des Arztes.«

(Jesus Sirach 38,9–15; Übersetzung: H.W. Wolff)

In der Krankheit begegnet der Mensch also sich selbst im Angesicht Gottes. Der Kranke ist das Subjekt dieses Geschehens. Die Gaben des Arztes haben ihre Berechtigung, aber auch ihre Grenzen, vor allem sind sie nicht jederzeit verfügbar. Auch der Arzt ist auf das Gebet angewiesen, sollen seine Untersuchungen und Therapien gelingen. In jüngster Zeit sind es vor allem amerikanische Ärzte, die von der Wirkung des Gebetes in der ärzlichen Praxis erzählen (vgl. B. Siegel, H. Benson, L. Dossey). Hier scheinen Spuren eines alten Wissens wieder aufzuleuchten, die in der Euphorie der medizinischen Entdeckungen der letzten 150 Jahre schlicht vergessen wurden. Allerdings hat sich das noch nicht bis in jede Praxis herumgesprochen. Jede/r von einer Krankheit Betroffene hat neu hinzuhören, sein/ihr Leben neu zu ordnen. »Von allem Bösen das Herz zu reinigen«, würden wir heute vermutlich so ausdrücken: Lass allen Stress los, vergleich dich nicht ständig, dein Leben ist mehr als dein Konto! Verzichte auf Intrigen und löse dich vom Hass! Er ist nur die andere Seite der Liebe. Vertraue ihr, denn sie führt dich zu einem neuen Leben!

Um die Mitte des ersten Jahrtausends vor Christus entstand in Griechenland eine ganz neue Art zu denken. Sie wurde »Philosophie« (= »Liebe zur Weisheit«) genannt. War die Weisheitsliteratur des Judentums in ihrem Denken religiös gebunden, so war das Denken der griechischen »Philosophen« darum bemüht, natur-immanente Erklärungen für die großen Fragen des Lebens zu gewinnen. Für die Medizin bedeutete das, dass sie nun ebenfalls Gegenstand philosophischen Denkens wurde. Die Dämonen und der Kosmos hatten ausgedient. Religion und Medizin gingen getrennte Wege. Das Amt des Heilers ging vom Zauberer und Priester auf den Gelehrten über. Als Schüler des Naturphilosophen Empedokles trat der große Arzt Hippokrates (geb. 460 vor Christus in Kos) als »Vater der Heilkunde« in Erscheinung. Er sah als Ursache von Erkrankungen körperlich, stoffliche Vorgänge an, die es systematisch zu erforschen galt. Krankheiten waren nicht länger Strafen der Götter. Hippokrates sieht im Gehirn das Zentralorgan des Menschen. Im Gegensatz dazu baut Aristoteles (geb. 384 vor Christus) seine Physiologie auf der Polarität von Herz (rotes, warmes Blut) und Gehirn (heller, kalter Schleim) auf. Das Herz ist der Sitz der Seele. Die Physiologie des Aristoteles war bis zur Scholastik des Mittelalters die entscheidende theoretische und methodische Basis der Medizin.

Dabei ist es ein großes Rätsel, warum systematische Humansektionen nur während einer vergleichsweise kurzen Zeit im 3. Jahrhundert vor Christus durchgeführt wurden. In Israel entwickelte sich deshalb die innere Medizin nicht. Hier hatte die Weigerung zu sezieren zwei Gründe. Man scheute die kultische Verunreinigung durch die Leiche und konnte wegen der Sonderstellung des Menschen in der Schöpfung keine Rückschlüsse vom Tier auf den Menschen ziehen (vgl. Wolff, S. 216).»Obwohl Aristoteles im 4. Jahrhundert vor Christus und manch anderer in den folgenden Jahrunderten systematisch Tiere sezierten und vivisezierten, und auch wenn in Antike und Mittelalter Leichen gelegentlich geöffnet und zumindest teilweise in Augenschein genommen wurden, so sind doch bis zum 13. Jahrhundert Herophilos von Chalkedon (ca. 330–250 vor Christus) und sein jüngerer Zeitgenosse Erasistratos von Keos (ca. 320–245 vor Christus) anscheinend die Einzigen, die Leichen systematisch sezierten, ja sogar vivisektorische Experimente mit verurteilten Verbrechern unternahmen« (Heinrich von Staden, Alexandrien als das Zentrum der medizinischen Forschung; in: Meilensteine der Medizin, Dortmund 1996, Hrsg. H. Schott, S. 67 ff.).

Es sollte noch einmal über 1500 Jahre dauern, bis in der neapolitanischen Stadt Salerno eine erste weltliche medizinische Fakultät an einer Hochschule gegründet wurde. Zu Beginn des 12. Jahrhunderts entstand dort unter der Führung von vier Nicht-Priestern eine Ausbildungsstätte für Laien. Die vier werden in einer Chronik als: ein »Lateiner«, ein Grieche, ein jüdischer Rabbi und ein Araber beschrieben. Bis dahin waren die Grundsätze der Heilkunde hauptsächlich von Priestern, besonders Benediktinermönchen, gelehrt worden. Sogar Mädchen und Frauen konnten an dieser Hochschule lernen. Hier wurde das neue Wissen gelehrt, das durch die arabischen Ärzte in die Christenheit getragen worden war. Diese wiederum hatten sich mit den Schriften des Hippokrates und seines römischen Nachfolgers Galen beschäftigt. In ihrer Theorie war diese Medizin sowohl Heilkunst wie auch Gesundheitslehre. Sie gliederte sich in ihrer Praxis in die drei Gebiete: Chirurgie, Pharmacie und Diätetik (vgl. H. Schipperges, Arabismus und scholastische Medizin, in: Meilensteine, S. 159 ff.). Das Beispiel der »Civitas Hippocratica«, wie sich die Hochschule in Salerno nannte, machte bald in ganz Europa Schule. Die Universitäten lieferten die Grundlage für die Professionalisierung der Heilkunst.

Die Medizin des Hippokrates und Galens war ein Lehrgebäude, das versuchte, die wahrgenommenen Phänomene einzuordnen. Grundlage war dafür die Philosophie des Empedokles (5. Jahrhundert vor Christus) mit seiner Lehre von den vier Grundelementen: Erde, Feuer, Luft und Wasser und ihren Kardinaleigenschaften: Kälte, Wärme, Trockenheit und Feuchtigkeit. Genau genommen meinte Empedokles wohl mit seinem Verständnis der Elemente nicht deren Urstoffe, sondern bestimmte Elementarzustände der Materie. Er selbst nannte sie »Wurzeln«. Veränderung passierte nach seiner Meinung durch Mischen und Trennen dieser vier »Elemente«. Die Kräfte hinter diesen Veränderungen bezeichnete er als Liebe und Streit. Die Liebe verbindet die Dinge, der Streit trennt sie. Noch heute unterscheidet die Wissenschaft zwischen Grundstoffen und Naturkräften. In der Medizin des Hippokrates finden die vier Elemente ihre Entsprechung in den vier »Kardinalsäften« des Menschen: das Blut, die gelbe Galle, die schwarze Galle und den Schleim. Die Beschaffenheit und Zusammensetzung dieses humoralen (auf die Säfte bezogenen) Gleichgewichts entscheidet über Gesundheit und Krankheit. Eine Wortspur dieser Ansicht finden wir in dem Wort »Humor« (lat. Feuchtigkeit), ursprünglich eine Bezeichnung für die seelische Gestimmtheit, die von den im Körper wirksamen Säften (s.o.) abhängig ist.

43

Das Christentum des frühen Mittelalters hatte diese Ansichten adaptiert, sie gleichsam »getauft«. Damit waren sie das Lehrgebäude, nach dem über 1000 Jahre Heilkunst in Europa betrieben wurde. Was aber, wenn bestimmte Beobachtungen nicht in dieses System passen wollten? Die Reaktionen damals wie heute sind relativ ähnlich: Es darf nicht sein! Und: Die »Obrigkeit« will es so. Abweichler hatten es schwer. »Die Herren Medici sollen die uhralte, bewerte hippokratische Medicin exercieren, dieselbe nach bestem vermögen helffen vertheitigen, darneben keine andern lassen reireyssen, was namen die haben« (Augsburger Medizinalordnung 1582, in: Heilkunst, a.a.O., S. 84).

Hatte die scholastische Ausbildung der Mediziner vor allem in einer Disputation über die Texte der »Meister« bestanden, so veränderte die Renaissance (frz. Wiedergeburt) in einem Rausch die Bedingungen für das Wirken der Heilkunst. Die Befreiung von den ideologischen Fesseln des Mittelalters wirkte sich unmittelbar auf das Denken aus. Der Wert des einzelnen Menschen, die Neugier auf ihn und seinen Körper wirkten befreiend für Kultur und Wissenschaft in Europa. So waren es zunächst die Künstler mit ihrer anatomischen Sicht, die genaue Zeichnungen vom menschlichen Körper anfertigten. Dabei sezierten sie auch wieder, um ein genaues Bild der Muskeln und Gefäße zu erhalten. Die Empirie, die exakte Forschung öffnete neue Horizonte. Im Jahr 1542 zerspringt durch die Entdeckungen des Kopernikus das magisch-mythische Weltbild. Das markiert den eigentlichen Übergang in der Geistesgeschichte vom Mittelalter zur Neuzeit: Es gibt kein geschlossenes Weltbild mehr. Damit hat auch die »Medizin der Entsprechungen«, die »astrologische Medizin« zunächst ausgedient. Erforscht wird, was ist.

Eine Medizin der Sinne entsteht. Die Wahrnehmung des Patienten tritt für die Untersuchungen des Arztes in den Vordergrund. Dieser Umschwung ist nicht vom spekulierenden Geist des Philosophen, sondern vom schauenden Auge des Künstlers vollzogen worden. Leonardo da Vinci bezeichnet seine Zeichenkunst als »schauende Wissenschaft«. Für ihn gibt es keine andere Quelle der Erkenntnis als die Erfahrung. Klar, dass durch das Entstehen dieser neuen Erkenntnisse von Galilei, Kopernikus, da Vinci u.a. Macht und Einfluss der Kirche bedroht waren. Der Streit ist bekannt. Es blieb dem erst 23-jährigen Mathematiker René Descartes vorbehalten, eine konstruktive Wendung und damit auch eine Öffnung für die medizinische Forschung zu ermöglichen. Seine grundlegende Erkenntnis »cogito, ergo sum« (ich denke, also bin ich) gewann er so: »Einmal im Leben muss ich es unternehmen, an allem zu zweifeln, was ich geglaubt habe.«

Was für ein Schritt! Trauen sie sich das zu? – Mir wird ganz anders bei diesem Gedanken. Was heißt das für einen Menschen, der erkrankt ist? Alles bezweifeln, was ich geglaubt habe! Was für ein Mut!

Descartes entdeckt auf dem Nullpunkt aller Erkenntnis, dass es nur eines gibt, dessen er sich im Akt des Zweifelns sicher sein kann, nämlich dass er zweifelt. Deshalb steht das »ergo« auch in Klammern. In dem Augenblick, in dem mir mein Denken gewiss ist, ist mir auch mein Sein gewiss. Descartes erkennt nun, dass er nicht nur eine »denkende Substanz« ist, sondern dass er auch den Gedanken eines vollkommenen Wesens, das er Gott nennt, denken kann. Er will dessen Existenz beweisen, indem er sagt: Je einleuchtender etwas für die Vernunft ist, desto sicherer sei auch seine Existenz. Für unseren Glauben spielen die Gottesbeweise heute sicher keine Rolle mehr. Sie fallen unter das »Zeichen-Verbot« Jesu (vgl. Matthäus 12,38–42).

Descartes geht noch einen dritten Schritt: Wenn alle Vorstellungen von unserer äußeren Wirklichkeit (z.B. Sonne, Mond, Gestirne) nur Einbildungen wären, so bleibt ihnen doch etwas, das die

Vernunft erkennen kann: die Eigenschaften, die ich mathematisch messen kann. »Quantitative Eigenschaften« sind »objektiv« weil messbar, berechenbar. »Qualitative Eigenschaften« sind »subjektiv«, sie hängen von unserem Sinnesapperat ab. Für Descartes gibt es also zwei Formen der Wirklichkeit: das Denken (die Seele) und die Ausdehnung (die Materie). Alles Naturgeschehen folgt mechanischer Notwendigkeit. In seiner Vision am 10. November 1619 bekommt er vom »Engel der Wahrheit« das Bild einer total mechanisierten Welt geschenkt, in der alles logisch zu berechnen ist. Das hat weitreichende Konsequenzen.

»Die Seele, das belebende Prinzip, war der gesamten Natur und damit auch dem menschlichen Körper entzogen. Die Welt wurde buchstäblich entseelt, sie war ohne spontanes Leben. Tiere und Pflanzen wurden zu seelenlosen Maschinen, genau wie der menschliche Körper« (Rupert Sheldrake/Matthew Fox, Die Seele ist ein Feld, Scherz Verlag 1998, S. 24). Tiere sind Automaten. Im Menschen sind Denken (Seele) und Ausdehnung (Materie) verbunden. Die Wechselwirkung dieser beiden Substanzen im Menschen geschieht in der Zirbeldrüse. Descartes ist während der Ausarbeitung seiner Theorie des Menschen im Winter 1650 am Hofe der Königin Christina von Schweden, wo er sich seit 1649 aufhielt, im Alter von 54 Jahren an einer Lungenentzündung gestorben. Vielleicht wäre die Trennung von Körper und Seele nicht so mechanisch geschehen, wenn Descartes diese Theorie vom Menschen noch hätte ausarbeiten können. Jedenfalls wollte er sein Modell ursprünglich nicht auf Krankheiten angewendet wissen.

3 Maschine »Mensch«

Den Körper als Maschine zu betrachten hat zwei Konsequenzen: Einerseits kann der rein handwerkliche Eingriff punktgenau und zielgerichtet durchgeführt werden, andererseits schrumpft der Mensch in der Betrachtung auf die Größe seines erkrankten Organs: »der Blinddarm«, »das Rektumkarzinom«. Folgerichtig gilt die medizinische Bemühung der exakten Ausführung der gewählten Behandlung. Da bleibt dann in der Klinik noch nicht einmal Zeit für die gescholtene »Fünfminuten-Medizin«.

»Untersuchungen an internistischen Kliniken haben gezeigt, dass der Alltag der Ärzte primär von medizinischen Routineaufgaben wie Organisation, Besprechungen, Konsilien oder Arztbriefen bestimmt ist. Nur durchschnittlich 15% seiner Arbeitszeit wendet der Arzt für Visiten und kommunikativ orientierte Patientenbetreuung auf (Sigrist 1988)« (zit. in: Schweer, M.K.W. Hg. 1997, Interpersonales Vertrauen. Theorien und empirische Befunde. Wiesbaden, S. 167). »Bei chirurgischen Stationen beträgt die Dauer von Visiten (in Abhängigkeit von der Qualität der Station) zwischen drei Minuten und 48 Sekunden« (ebd.).

Viele an Krebs erkrankte Menschen werden zunächst chirurgisch behandelt. Sie befinden sich noch im Diagnoseschock. Wo bleibt da Raum für Zeit und Zuwendung, zwei wichtigen Bedingungen, um Vertrauen im Arzt-Patienten-Verhältnis wachsen zu lassen? Dieses Vertrauen wiederum entscheidet wesentlich über die postoperative Lebensqualität. »Besonders beeindruckend ist das Beispiel von Brustkrebspatientinnen: Entgegen einer weit verbreiteten Meinung war die Lebensqualität der Patientinnen nicht direkt davon abhängig, ob eine totale Brustentfernung oder eine brusterhaltende Operation durchgeführt wurde. Entscheidend war das Gefühl der Patientin, informiert worden zu sein und am Entscheidungsprozess teilgenommen zu haben. Die schlechteste Le-

47

bensqualität wiesen diejenigen Patientinnen auf, die sich ungenügend informiert und übergangen fühlten« (ebd.). Dabei ist das Auftauchen des Begriffes »Lebensqualität« schon als Erfolg zu sehen. Seit 1975 hat er Einzug in die Medizin gehalten – damals mit ca. 50 Fachpublikationen, 1992 waren es 1000, 1995 2169 Titel. Da Lebensqualität ein subjektives Empfinden ist, somit vom Patienten selbst gemessen und beurteilt wird, hat sie auch eine emanzipatorische Funktion. Das Empfinden des Patienten wird ernst genommen. »Seine Werte« bekommen das gleiche Gewicht wie die »Werte« der Medizin mit ihren Labors und Datensammlungen. Dagegen entfremdet uns die Sicht des Menschen als Maschine mehr und mehr von unserem Körper. Der Unterschied liegt in einem kleinen Verb: ich »habe« einen Körper oder ich »bin« mein Körper.

Juristisch betrachtet bin ich der Eigentümer meines Körpers, seit das Bürgerliche Gesetzbuch gegen Ende des 19. Jahrhunderts ausformuliert wurde. Philosophisch ist zu fragen: Wer ist dieses Ich, dieser Eigentümer? Wenn die Medizin an meinem Körper tätig wird, tut sie das in der Stellung eines von mir beauftragten Handwerkers? Auch hier trifft sich das Alltagsbewusstsein mit dem Denken der modernen Medizin. Am besten eine schnelle und erfolgreiche Reparatur und dann die Rückkehr zur »Normalität«. Was wir für »normal« halten, entspricht unserer Norm. Wir richten uns ein im Gewohnten und zahlen dafür einen hohen Preis. Wir lassen 90% unserer Möglichkeiten im Leben ungenutzt. Sie vermuten richtig, in diesen 90% ist zu einem wesentlichen Teil auch das Potential zur Heilung enthalten.

Über Jahrtausende hindurch war ärztliches Tun eingebettet in eine religiös-sprituelle Dimension. Der Kosmos, unsere Welt mit ihren Tieren und Pflanzen wurde als beseelt gedacht. Im 16. Jahrhundert dann wurde der religiöse Mantel zu eng. Er behinderte die freie Forschung. Das mechanistische Weltbild entwickelte sich. In ihm ist die Maschine (als Höhepunkt der Anthropozentrik) der zentrale Begriff. Aufgabe der Wissenschaft ist es, herauszufinden, wie diese Maschine funktioniert, im Fall der Medizin also die Maschine Mensch. Inzwischen stellen wir fest, dass uns die wesentliche Dimension im »Betrieb« Medizin fehlt: die seelisch-spirituelle. Das, was ganz lange selbstverständlich war, dass Körper und Seele nur zwei unterschiedliche Ausdrucksformen des gleichen Geistes sind, scheint heute vielfach vergessen. Jahrtausendelang war die Sicht der Medizin patientenspezifisch, seit dem Beginn unseres Jahrhunderts ist sie krankheitsspezfisch. Für Patienten hat das Folgen. Ohne genau zu wissen, welche Konsequenzen z.b. eine Operation für den Gesamtorganismus, also auch die Kommunikationswege von Körper und Seele hat, wird geschnitten. Sicher, es gibt Situationen, in denen für solche Fragestellungen kein Raum mehr ist. Aber für das medizinische Denken ist es eine absolute Notwendigkeit, die naturwissenschaftlich-mechanistischen Scheuklappen wieder abzulegen.

Um die Selbstheilungskräfte eines Menschen zu aktivieren, braucht es mehr als ein »tapferes Ertragen und gutes Mitspielen« im Vernichtungsfeldzug. Der Patient befindet sich ja in der schizophrenen Situation, dass sein Körper zugleich Schlachtfeld und Heilungspotential ist. Wir sind in einer paradoxen Situation: So kriegerisch wie sich der Krebs im Körper gebärdet, so brutal versuchen wir ihn zu bekämpfen. Psychosomatische Medizin erforscht die Wechselwirkungen zwischen Körper, Seele und sozialem Umfeld. Sie versucht herauszufinden, wie das körperliche Leiden in einen Bezug zur aktuellen Situation des Kranken gestellt werden kann. Dabei sind ihr drei Fragen wichtig: Warum jetzt? Warum hier? Warum so? Es geht also darum, krankhafte körperliche Zustände mit bestimmten, manchmal auch unbestimmten Lebenssituationen des Kranken in Verbindung zu bringen, um sie für therapeutische Prozesse nutzbar zu machen. Der

Arzt wird gemeinsam mit dem Kranken zum Beobachter dieses Prozesses.

Viktor von Weizsäcker (1886 – 1957) entwickelte in Deutschland das »Heidelberger Modell« psychosomatischer Medizin. Weizsäcker sah Krankheit als »eine Weise des Menschseins«. Seine Forschungen führten zur Gründung der Heidelberger Psychosomatischen Klinik. Sie wurde später von Alexander Mitscherlich, seinem Schüler, geleitet. Ihr Ziel ist es, diese Sicht von Krankheit und Gesundheit in den Klinikalltag und die Ausbildung der Mediziner zu überführen. Wenn ich Patienten zuhöre, scheint mir dies noch ein weites Feld zu sein.

Inzwischen arbeiten Forscher wie Helm Stierlin an einer systemischen Psychosomatik, die nicht ursachen- sondern lösungsorientiert ist. In den USA hat sich die Psychosomatik anders entwickelt. In den 80er Jahren entstand eine ganz neue Wissenschaft: die Psychoneuroimmunologie. In den letzten Jahren überschlagen sich die Nachrichten. Es wird endlich ansatzweise interdisziplinär geforscht. Biologen, Mediziner, Psychologen verfolgen die Informationsverarbeitung unseres Körpers bis in die Körperzelle hinein und finden Erstaunliches.

3
Wunderwelt Mensch

1 Was ist Psychoneuroimmunologie?

Die drei Bestandteile des Wortes Psychoneuroimmunologie stehen für das Forschungsthema:

Psycho -   Psychologie, die Wissenschaft vom seelischen
Erleben des Menschen;

Neuro -   Abkürzung für Neurologie, die sich mit dem Nervensystem des Menschen befasst;

Immunologie - sie erforscht das Abwehrsystem des Körpers
gegenüber Krankheitserregern.

Es fehlt noch das Wort Endokrinologie, die Lehre von den Hormo-
nen (gr. hormao = antreiben). Die Hormone werden im gesamten
Körper und auch im Gehirn gebildet. Sie sind wichtige Signal- und
Botenstoffe.

     Der amerikanische Psychologe Robert Ader hat das Wort
Psychoneuroimmunologie gebildet. Er hat in den 70er Jahren in
Experimenten mit Ratten Folgendes herausgefunden: Er gibt seinen Ratten Zuckerwasser zu trinken und einmalig eine Injektion
mit dem Wirkstoff Cyclophosphamid (verursacht Übelkeit und
Erbrechen). Den Ratten wird darauf auch ohne die Injektion übel,
sobald sie Zuckerwasser trinken. Da Robert Ader wissen will, wie
lange es dauert, bis dieser bedingte Reflex wieder gelöscht ist, gibt
er ihnen jeden dritten Tag Zuckerwasser. Nach ein paar Tagen

taucht keine Übelkeitsreaktion mehr auf. Allerdings passiert etwas Dramatisches: Ungefähr 40 Tage später sind die ersten Ratten tot. Andere sterben später und zwar in dem Maße, wie sie von dem Zuckerwasser getrunken hatten. Je öfter der konditionierte Reflex ausgelöst wurde, desto eher sterben sie. Ader ist entsetzt und forscht weiter. Bekannt ist, dass Cyclophosphamid neben der Übelkeit auch eine Schwächung des Immunsystems verursacht. Das heißt, es muss eine Verbindung zwischen dem Gedanken an Übelkeit beim Trinken von Zuckerwasser und der Schwächung der Körperabwehr geben. Die Wissenschaft nennt das »biochemischen Kontaktschluss«. Dann wären die Ratten an den ganz normalen Laborkeimen gestorben. Den Immunologen erschien dieser Zusammenhang absurd. Doch Ader konnte gemeinsam mit dem Immunologen Nick Cohen nachweisen, dass ein Zusammenhang zwischen Denken und Immunsystem besteht. Viele Forscher haben in vielen Experimenten ähnliche Schlüsse gezogen. Hier nur einige Beispiele: Die Psychologin Janice Kiecolt-Glaser entdeckte in einer Studie an der Universität von Ohio, dass »kleine Wunden« bei gestressten Studenten schlechter heilten als in der Kontrollgruppe, die sich nicht gestresst fühlte.

»F. Fawzy und Kollegen untersuchten eine Gruppe von Hautkrebspatienten, die nach der chirurgischen Entfernung eines malignen Melanoms einen sechswöchigen psychologischen Kurs mitmachten, in dem Problemlösefertigkeiten, Stress-Management und soziale Unterstützung gefördert werden sollten. Sechs Monate nach der Operation fanden sich bei diesen Personen – verglichen mit einer Kontrollgruppe – tatsächlich Hinweise auf eine stärkere Aktivierung des Immunsystems. Sechs Jahre nach dem Eingriff war diese Immunreaktion zwar nicht mehr nachzuweisen, doch hatten in der psychologisch unterstützen Gruppe mehr Personen überlebt und wurden weniger Hautkrebs-Neubildungen gezählt als in der Kontrollgruppe« (Psychologie Heute Nr. 1/1997, S. 11).

Sheldon Cohen von der Universität Pittsburgh konnte nachweisen, dass Menschen mit einem intakten Freundeskreis und einem unterstützenden familiären System seltener an Infekten erkranken als eine Kontrollgruppe.

Heute arbeitet man daran, die Fähigkeit des menschlichen Geistes zu benutzen, um z.b. die Abstoßungsreaktionen bei Organtransplantationen zu verringern. Trotzdem ist die PNI-Forschung umstritten und zwar von zwei Seiten. Die Psychologen und Psychotherapeuten befürchten, dass der Mensch auf der Strecke bleibt. Wie viel Biologie verträgt die Seele? Geht es nur noch um Botenstoffe, Zellen und das Immunsystem? Immunologen, Neurologen, Psychiater und andere Mediziner fürchten eine Psychologisierung ihrer streng naturwissenschaftlichen Forschung. Dabei ist die Situation eigentlich verrückt. Spezialisten forschen in ihrem Spezialgebiet sehr detailliert, ohne aber den Gesamtzusammenhang des menschlichen Körpers ständig mit im Blick zu haben. Es ist wie in der Anekdote, in der Blinde einen Elefanten abtasten und je nachdem, was sie gerade fühlen, das Tier als Säule, Wurm oder Vogel beschreiben. Es wird sicher noch viele Jahre dauern, bis wir das komplexe Zusammenspiel in unserem Körper entschlüsseln. Es geht letztlich um die Frage, welche biochemischen und elektrophysiologischen Prozesse vermitteln Gefühle, und wie beeinflussen diese ursächlich unser Nervensystem, damit auch unser Immunsystem und umgekehrt? Welche Rolle spielen Stress und Depression beim Ausbruch von Krankheiten? Wie wirken innere Bilder auf physiologischer Ebene in unserem Körper? Wie beeinflusst unser Denken und Fühlen körperliche Vorgänge?

2 »Bitte Bedenkzeit!« – Ein wenig Biologie

Erinnern Sie sich noch an die Anfänge des Fernsehens? Da gab es in den 60er Jahren den Quizmaster Heinz Maegerlein. In seiner Quizsendung befragte er Kandidaten zu bestimmten Themen. Ein Gebiet hat mir besonders gefallen:»Was man weiß, was man wissen sollte.« Wenn ein Kandidat die Antwort nicht sofort wusste, konnte er sagen:»Bitte Bedenkzeit.« Ich möchte Ihnen jetzt etwas von dem erzählen, was mich als medizinischer und biologischer Laie am wunderbaren »Netzwerk Mensch« so fasziniert. Wenn es Ihnen zu viel wird, sagen Sie sich einfach »Bitte Bedenkzeit« und legen das Buch für eine kleine Weile zur Seite.

Die Ausdehnung des Kosmos kann ich mir nicht vorstellen. Er ist eine Trillion Galaxien groß, von denen jede aus einer Milliarde Sternen besteht. Und der Ausdehnungsprozess dauert immer noch an. Dann diese gigantischen Entfernungen ... Sterne sind schon verglüht, wenn ihr Licht die Erde erreicht. Fünfzehn Milliarden Jahre Geschichte ... Unvorstellbar.

Die Wunderwelt meines Körpers kann ich mir auch nicht vorstellen, selbst wenn ich Bilder von Zellen in einer Zeitschrift sehe. Diese Mikroorganismen in ihrem Zusammenspiel: Das bin ich? – Unser Körper besteht aus einer gigantischen Zahl von Zellen: ca. 100 Billionen Einzelzellen, die sich in ungefähr 100 verschiedene Zelltypen unterscheiden. Sie sind wahre Wunderkinder. Sie arbeiten wie kleine Fabriken. Produzieren bestimmte Stoffe, verarbeiten andere, transportieren Signale und Materie in einem oft atemberaubenden Tempo. Ein ständiger Sterbe- und Erneuerungsprozess findet in meinem Körper statt. Was heißt es, das zu realisieren? Was bedeutet das für mein Denken über Geborenwerden und Sterben, Körper und Seele? Was bedeutet dies für unser Nachdenken über die Frage: Wer bin ich?

Neue Zellen entstehen durch Teilung. Aus einer Einzelzelle entstehen zwei Tochterzellen. Woher wissen die nun aber, was sie tun sollen? Wie lernt die Zelle in meiner Niere ihre Aufgabe und die in meiner Haut auch? – Jede lebende Zelle besitzt einen Zellkern und eine Zellmembran. Im Zellkern sind alle Erbinformationen, die in der befruchteten Eizelle festgelegt wurden, gespeichert. Das heißt, eine omnipotente Stammzelle hat viele Möglichkeiten, sich zu entwickeln. Sie soll aber nur eine spezielle auswählen. Durch ihre Vorläuferzelle wird sie mit intakten Steuermechanismen ausgestattet. Die blockieren nicht benötigte Gene. Außerdem enthalten sie Regler zum An- und Ausschalten der speziellen Funktionen dieser Zelle. Die Zellen müssen aber neben der Spezialisierung noch eine weitere Funktion entwickeln: die Fähigkeit zur Kommunikation. Sie müssen sich über ein bestimmtes System »unterhalten« können. Sonst würde ja jede nur so vor sich hin wursteln.

Unser Gefühlsleben entsteht weitgehend im limbischen System, den ältesten Teilen unseres Gehirns. Hier sind die meisten Rezeptoren für die Botenstoffe, die unser Gefühlsleben prägen. Ein Beispiel eines solchen Stoffes sind die Endorphine, deren Wirkung ich selbst schon oft beim Joggen erlebt habe. Während eines intensiven Laufes verschwindet nach einiger Zeit die Schmerzempfindlichkeit fast ganz. Manchmal spüre ich eine kleine Wunde am Fuß erst unter der Dusche. Das limbische System ist verantwortlich für die Bewertung von Sinneseindrücken und deren Abspeicherung im Gedächtnis. Es ist das »Tor zum emotionalen Bewusstsein«. Die emotionale Bewertung eines Ereignisses bestimmt unseren Zugriff im Gedächtnis auf seine Speicherung. Wenn uns etwas sehr beeindruckt, gleich ob positiv oder negativ, können wir es leichter abspeichern und erinnern, als wenn uns etwas kalt lässt. Können Sie sich erinnern, wann Sie das letzte Mal richtig rot geworden sind? Oder an die feuchten Hände vor einer schwierigen Prüfung? – Wenn wir auf unser Leben zurückblicken, sind es häufig nur einige Minuten, die wir wirklich genau erinnern. Die letzte Backpfeife oder der erste Kuss, das Zittern vor dem ersten öffentlichen Auftritt oder das Gelächter in der Schulklasse.

Hierzu eine kleine, anschauliche Übung:

 Nehmen Sie bitte ein Blatt Papier und versehen Sie es mit einer senkrechten und einer waagerechten Linie (Koordinatensystem), die sich im Nullpunkt treffen. Jetzt markieren Sie die waagerechte Linie (x-Achse) entsprechend ihres Lebensalters mit Jahreszahlen. Die senkrechte Linie (y-Achse) mit Zahlen von 0 bis 10. Die zehn soll den stärksten emotionalen Eindruck in ihrem Leben symbolisieren. Dabei gibt es keine Bewertung. Die erste Liebe kann ebenso eine 10 bedeuten, wie der Tod der Eltern. Markieren Sie nun spontan die Ereignisse, die Ihnen jetzt einfallen. Verbinden Sie die Punkte anschließend zu einer Kurve. Sie können jetzt eine Weile diese Kurve betrachten und sich alle Ihre Assoziationen dazu aufschreiben.

Gibt es Zeiten, in denen die Lebenskurve flach und gleichmäßig ist? Wo sind die stärksten Ausschläge?

Jetzt bedenken Sie bitte, dass dieses ganze Leben auch in ihrem Körper als Erleben gespeichert ist. Nicht nur in der bewussten Erinnerung, sondern in jeder Zelle.

Die verschiedenen Systeme unseres Körpers arbeiten auf geheimnisvolle Weise zusammen. Nerven-, Hormon- und Immunsystem ebenso wie Verdauung und Kreislauf. Über Neurotransmitter geschieht ein ständiger Kommunikationsprozess. Das Gehirn hat keineswegs ein Monopol in der Herstellung dieser Botenstoffe, sondern vom Darm, Magen, Nieren und sogar aus den Immunzellen werden diese Signalstoffe ebenfalls ausgeschüttet. Kommunikation total. Das alles geschieht in einem Tempo und einer Präzision, die unvorstellbar ist.

Ein Phänomen hat mich so begeistert, dass ich Ihnen unbedingt davon erzählen muss. Wir finden es in unserem Nervensystem: der »synaptische Spalt«. Er ist nur 0,2 Millionstel Millimeter breit und mit einer Flüssigkeit gefüllt. Ich lasse hier gerne eine Expertin zu Wort kommen, die Wissenschaftsjournalistin und Biologin Gaby Miketta in ihrem sehr instruktiven Buch »Netzwerk Mensch«: »Eine einzige Nervenzelle kann mit bis zu 25000 anderen – zum Teil weit entfernten – verbunden sein. Damit ist die Zahl der möglichen Verknüpfungen astronomisch. Nervenzellen kommunizieren untereinander mit Hilfe elektrischer und chemischer Signale. Auf der Senderseite – also dem Axon – laufen mit einer Geschwindigkeit von 300 Kilometer pro Stunde elektrische Impulse entlang ... Die Synapse ist die Kontaktstelle zwischen zwei Neuronen. Wenn ein Impuls sich über den Fortsatz (Axon) der Nervenzelle ausbreitet, gelangt er am Ende an eine Verdickung – die Synapse. Bei diesen chemischen Kontaktstellen kann der Impuls nicht direkt auf die nächste Nervenzelle überspringen, sondern er muss den synaptischen Spalt überwinden. Aus den synaptischen Vesikeln, kleinen Bläschen, die als Reservoir dienen, werden Botenstoffen (Neurotransmitter) frei, die durch den Spalt diffundieren und Rezeptoren auf den Signale empfangenden Fortsätzen (Dendriten) der benachbarten Nervenzelle besetzen. Durch diese Wechselwirkung entsteht ein elektrischer Impuls, der dann weitergeleitet wird, um an der nächsten Synapse wiederum die Freisetzung von Neurotransmittern auszulösen« (Gabi Miketta, Netzwerk Mensch, Hamburg 1997, S. 44 f.).

Bisher hat man mehr als fünfzig Neurotransmitter idenitifiziert. Jede Synapse (jede Nervenzelle besitzt zwischen 1000–500 000 Synapsen) kann mit unterschiedlicher Stärke kommunizieren. Sie kann über den Ausstoß der Neurotransmitter ganz exakt die Intensität der Botschaft modulieren. Unser Gehirn besteht aus ungefähr 100 Milliarden Neuronen oder Nervenzellen. Es ist schlicht nicht vorstellbar, wie diese Billionen von Signalen in jeder Sekunde jeden Sinneseindruck, jedes Gefühl, jeden Gedanken übertragen. So weit das Nervensystem.

Bis vor einigen Jahren glaubte man noch, dass das Immunsystem ganz autonom mit der Abwehr eindringender Feinde (so genannter Antigene) beschäftigt sei. Wer damals behauptete, dass Krankheit auch eine Folge psychischer, sozialer oder gar spiritueller Prozesse sei, erntete nur Lächeln. Doch »the times they are a changing«, die Zeiten ändern sich (Bob Dylan).

Ich frage jetzt zwei Fachleute, um uns die Arbeit des Immunsystems zu verdeutlichen.

Frage: Wo in unserem Körper hat das Immunsystem seinen Platz? Kann man beschreiben, wie viel es z.B. wiegt, welche Organe dazugehören?

G. Miketta: »Insgesamt wiegt das Immunsystem eines Menschen ein bis zwei Kilogramm. Es besteht aus Organen, wie dem Thymus und der Milz, aus Geweben wie dem Knochenmark, den Lymphknoten, den Mandeln, dem lymphatischen Gewebe des Darms und den Gliazellen des Gehirns. Die verschiedenen beweglichen und festsitzenden Immunzellen sind im Blut, in der Lymphflüssigkeit und im Gewebe ständig auf der Suche nach Eindringlingen. Jedes Organ und jede Immunzelle hat dabei spezielle Aufgaben« (ebd., S. 76 f.).

Frage: Von Ihnen stammt der Satz, dass das Immunsystem wie ein zweites Gehirn im Körper arbeitet, Herr Dr. Varela. Wie ist das gemeint?

F. Varela: »Genau wie mit Hilfe des Nervensystems eine Identität aufgebaut wird, ein eigenes, erkennendes Ich mit Erinnerungen, Gedanken und Neigungen, so hat auch der Körper eine Identität oder ein Ich mit ähnlichen Erkenntnisfähigkeiten wie Gedächtnis, Lernen und Erwartungen. Der Aufbau dieser Identität geschieht durch das Immunsystem. Die Forschungen auf dem Gebiet des Immunsystems wurden in den letzten hundert Jahren vor allem durch die nach außen gerichteten Abwehrmaßnahmen des Immunsystems beherrscht, während die Wahrnehmung der inneren Verteidigung – anders als in der Neurologie – erst allerjüngsten Datums ist. ... Die Frage ist also: Was geht im Immunsystem vor sich, wenn keine Immunreaktion stattfindet? Gibt es dort eine Entsprechung zur Erkenntnistätigkeit? Zellen und Gewebe haben ihre Gruppen-Identität aufgrund des Netzwerks aus B- und T-Zellen, die andauernd herumwandern, in ihren Kontakten mit anderen Molekülen im Körper andocken und wieder ablegen. Außerdem heften sie sich auch aneinander und lösen sich wieder. Etwa achtzig Prozent aller B-Zellen-Kontakte spielen sich mit anderen B-Zellen ab. Die Zellen bauen ein kompliziertes Gewebe von Wechselwirkungen auf, genau wie es eine ganze Gesellschaft tut. Durch die gegenseitigen Einflüsse finden sich einzelne Zellen gehemmt oder verstärkt, wie ja auch der Lebensweg der Menschen manchmal leichtgängig, manchmal dagegen verbaut ist oder wie Familien sich vergrößern oder verkleinern. Diese Tätigkeit ist keine Abwehrreaktion, sondern der positive Aufbau einer System-Identität, eine Art Selbstbeweis, kurz: das eigene ›Ich‹ auf der Ebene der Moleküle und Zellen« (»Das Ich des Körpers«, in: Die heilende Kraft der Gefühle, Hrsg. D. Goleman, München 1998, S. 67).

3 Wenn alles mit allem zusammenhängt, dann ...

Ja, was ist denn dann, wenn alles mit allem zusammenhängt: unser Denken mit dem Immunsystem, jede einzelne Zelle mit allen anderen? Sie »unterhalten« sich in unvorstellbarer Präzision und Geschwindigkeit. Wir können uns davon kein Bild machen, die Kraft dahinter nur erahnen. Vielleicht gewinnen wir aber wieder etwas unser Staunen über diesen Mikrokosmos, der wir sind, zurück. Es ist wohl deutlich geworden, dass, wenn wir »Ich« sagen, damit unendlich viel mehr als das kleine Bisschen Ratio gemeint ist. Das System Mensch funktioniert auf eine verblüffend perfekte Weise, wenn wir es denn lassen. Es funktioniert, sichert das Überleben, und das alles ohne einen »vernünftigen« Gedanken. Die alte Frage nach Leib und Seele wird mit der Entdeckung der Kommunikation auf Zellebene und ihrer Verbindung zum bewussten Denken in eine neue Dimension geführt. Die Frage menschlicher Identität kann nicht mit dem Auffinden der Seele im Zellkern beantwortet werden. Die Identität liegt im Zusammenspiel, in der Kommunikation in und außerhalb unseres Körpers. Mir gefällt das Bild der wachsenden Seele sehr gut, das Matthew Fox in Anlehnung an Mystiker wie Meister Eckhart, Thomas von Aquin und Hildegard von Bingen entwickelt. »Wenn du von den Seelen aller anderen Tiere und Pflanzen und Wesen und Sterne abgeschnitten bist, versteckst du dich bloß in deinem eigenen kleinen, von Menschen gemachten Raum. Es ist nicht mal ein Raum, es ist bloß ein Ort« (M. Fox, a.a.O., S. 89). Wir leiden an unserem Kleinmut, seit wir die Vorstellung entwickelt haben, wir Menschen seien die Mitte der Welt (anthropozentrisches Weltbild). Dieser Gedanke ist eine Weigerung, »sich mit anderen, dem größeren Universum, der Kosmologie, zu verbinden« (M. Fox). »Der Körper ist nicht in der Seele, die Seele ist im Körper«, sagen die Mystiker. Dann kann unsere Seele wachsen. »Wenn wir glauben, dass unser Körper in unserer Seele ist, dann heißt das, dass die Seele so groß ist wie die Welt, in der wir leben, wie die Felder, in denen unser Geist spielt, und wie das Feld, in dem unser Herz herumschweift. So groß ist unsere Seele« (M. Fox, a.a.O., S. 90).

Unser Körper und unser Verstand sind geprägt durch genetische Veranlagungen und Anpassung an unsere Lebenserfahrung.

Der Mensch ist ein lernendes System; dabei werden unsere Neurosignaturen von jenen beiden Elementen gestaltet. Neurosignaturen sind die Schaltkreise unseres Gehirns, die es uns ermöglichen, über uns, unseren Körper, unser Dasein nachzudenken. Wenn also diese Kommunikation in beide Richtungen funktioniert, können wir auch mit Hilfe unserer Gedanken die Arbeitsweise unseres Gehirns beeinflussen. Ja wir können sogar unseren Nervenzellen Erfahrungen und Ereignisse aufprägen. Es gibt so etwas wie ein Leibgedächtnis. An einem Beispiel lässt sich erläutern, wie die genetische Programmierung unseres Gehirns und seine Plastizität, seine Veränderbarkeit, seine Lernfähigkeit arbeiten. Menschen, denen ein Körperglied amputiert wurde, berichten über den so genannten »Phantomschmerz«. Sie haben Empfindungen in dem nicht mehr vorhandenen Körperteil. Man hat herausgefunden, dass die Region im Gehirn, die für die Wahrnehmung der Sinneseindrücke aus dem fehlenden Glied zuständig war, erst allmählich verschwindet. Andere Nervenzellen und Regionen unseres Gehirns bewahren aber die Erinnerung an das amputierte Glied, sodass manchmal noch nach Jahren dieser Phantomschmerz wieder auftritt.

»Viele Gehirnforscher glauben, dass Menschen mit einem Gefühl für Gliedmaßen zur Welt kommen – als angeborenes Programm des Gehirns. Mit anderen Worten, unser Gehirn liefert uns das Bild unseres Körpers, sagt uns, dass wir einen Körper haben. Das Gehirn bringt die Körpererfahrung hervor, nicht nur indem es Reize aus Körper und Umwelt interpretiert, sondern auch indem es eigene Wahrnehmungen erzeugt, unabhängig von Körper und Umwelt, und damit auch unabhängig von dem, was wir immer für die »Realität« gehalten haben ... Wir erkennen uns also nur, weil das Gehirn existiert, das uns sagt, wer wir sind, das Signale aus der Umwelt, Signale aus unserem Körper und Signale aus unseren Gedanken und Phantasien interpretiert und selbst

Signale übermittelt. Unser Gehirn betrachtet alle diese Komponenten als ›real‹ und wichtig. Unsere Emotionen und Phantasien sind für es nicht weniger bedeutsam als unser Blutkreislauf und unser Tastsinn« (Dr. Herbert Benson, Heilung durch Glauben, München 1997, S. 114).

4 Sind wir auf Gott genetisch programmiert?

Der amerikanische Arzt und Medizinprofessor Dr. Herbert Benson (s.o.) stellt diese Frage. Er hat bei seinen Untersuchungen bemerkt, wie heilsam meditative Versenkung, der Glaube an Gott und das Gebet sind. »Es genügt zu sagen, dass das ›Heilige‹ ein Element in der Struktur des Bewusstseins ist und keine Stufe in der Geschichte des Bewusstseins« (M. Eliade, zit. in: E. Drewermann, Tiefenpsychologie und Exegese II, 5. Aufl. Olten 1989, S. 505, Anm. 93). Sobald sich der Mensch als personales Wesen erkannte, entwickelte sich seine Religiosität (vgl. H. Müller-Karpe, Geschichte der Steinzeit, zit.: ebd.). Im Stamm des Wortes »Spiritualität« steckt das lateinische: spiritus (= Geist).

Im Alten Testament heißt er »ruach Jahwe«, »pneuma« im griechischen Neuen Testament. Dieser »ruach Jahwe« schwebt am Beginn der Schöpfung auf dem Wasser (Genesis 1,2). Er ist nicht zu verwechseln mit dem »Lebensodem« (nischamath), mit dem Gott den Menschen zu einer lebendigen Seele (näphäsch) macht (Genesis 2,7). Im Gegensatz zum Lebensodem, der eher das innermenschliche Lebensprinzip meint, kann »ruach Jahwe« auch mit »Gottesturm« (Westermann) übersetzt werden. Er ist gewaltig, ergreifend, unverfügbar, ebenso wie im Neuen Testament »pneuma«. »Der Körper und die Seele gehören uns, nicht aber der Geist. Wir sind Körper und Seele, doch der Geist ist nicht unser –

er ist größer als unser Körper und unsere Seele« (M. Fox, a.a.O., S. 91).

Besonders im Johannes-Evangelium und bei Paulus wird dieser Geist beschrieben. Er weht, wo er will (Johannes 3,8). Nach Tod und Auferstehung Jesu bekommt er im Johannes-Evangelium die Funktion des Parakleten (= des Trösters). Paulus war es wichtig, die Verbindung des Geistes zur Liebe zu betonen. Der Gemeinde in Korinth machte er klar, dass dieser Geist Gottes sich nicht als Besitz, Machtanspruch oder zur Prahlerei eignet (1 Korinther 13). Es fällt auf, dass die Begriffe ruach, pneuma, spiritus, wie auch das deutsche Wort Geist einen mehrdeutigen Sinn haben. Die ersten drei bezeichnen zugleich auch einen Lufthauch, manchmal Sturm.»Geist« meint von Gespenst bis Verstand ein weites Feld. Ursprünglich ist die Bedeutung »Erregung, Ergriffenheit«. Wenn wir der Spur der Sprachen folgen, führt sie uns über den Hauch zu unserem Atem. In der Atmung sind wir in permanentem Austausch mit der Welt. Atmen heißt: teilhaben am Lebensodem. So verwenden fast alle meditativen Übungen, Entspannungstechniken und religiösen Rituale den Atem als Wegweiser und Führer nach innen.

Haben Sie Lust auf eine kleine Übung?

 Spüren Sie bitte einen Augenblick, wie Ihr Atem jetzt kommt und geht. Stößt er irgendwo in Ihrem Körper an eine Grenze des Haltens?

Wenn Sie wollen, dann lassen Sie bei jedem Ausatmen ein wenig mehr los.

Legen Sie das Buch zur Seite und konzentrieren Sie sich auf Ihren Atem.

Wenn Ihre Augendeckel sich langsam senken, darf das sein.

Was ist passiert?

Haben Sie eine oder zwei oder mehr Minuten auf Ihren Atem geachtet?
Sind die Gedanken für einen Augenblick zur Ruhe gekommen?
Wie fühlen Sie sich jetzt?
Wenn Sie noch keine Erfahrung mit Meditation haben, sollten Sie
einmal den Versuch unternehmen. Eine Atemübung ist ein erster
Schritt, sich für die inneren Kraftquellen zu öffnen, das Wirken des
Heiligen Geistes zu erfahren. Es kann der Beginn einer spirituellen
Erfahrung sein.

In allen Religionen gibt es Rituale, die den Menschen in tiefe
Trance-Erlebnisse führen und ihn so in Kontakt mit Tiefenschich-
ten seines Bewusstseins bringen. Dabei ist unser individuelles Bewusstsein über »morphische Resonanz« (»das Gedächtnis der Natur«, R. Sheldrake) mit dem kollektiven Unbewussten (Jung) verbunden. Der Geist Gottes ist dabei innere wie äußere Wirklichkeit.
»Nur weil Gott auch im Menschen ist, kann der Mensch nach Gott
fragen und kann Gottes Antwort vom Menschen vernommen werden. Die Begriffe innen und außen verlieren ihren Gegensatz in
der Beziehung von Gott und Mensch« (Paul Tillich, Systematische
Theologie III, Berlin/New York, 4. Aufl. 1987, S. 151). Für jemanden, der in der Wüste verdurstet, ist der Durst der Beweis, dass
es Wasser gibt, sagt E. Drewermann.
    Das Christentum ist seltsam körperlos geblieben. Gestritten
wurde über richtigen und falschen Glauben, letztlich über gedankliche Konstrukte. Der christliche Glaube ist so vielfach zu einem
»Für-wahr-Halten« theologischer Lehrsätze verkommen. Die Vitalität und Kreativität, aber auch der Reichtum und die Tiefe der
persönlichen Gotteserfahrung wird anderen Religionen, esoterischen Gemeinschaften, auch Scharlatanen, die die Sehnsucht der
Menschen ausbeuten, überlassen. Warum glauben wir Jesus
Christus nicht seinen Gott? Warum müssen wir beschreiben, erläutern, verzerren, analysieren und vor allem be-greifen? – Das

erinnert sehr an den Versuch, das Meer mit einem Fingerhut aus-schöpfen zu wollen. Nur einer entzieht sich diesen ängst-lich-hybriden Anwandlungen: der Heilige Geist. In der Geschichte der Christenheit haben sich immer wieder Randgruppen auf diesen »Spiritus« berufen. Sie wurden von der offiziellen Kirche schnell zu »Schwärmern« erklärt. Doch immer folgen menschliche Versu-che, das Unfassbare zu fassen. Dabei gilt auch hier das Pau-lus-Wort aus dem ersten Brief an die Korinther: »Wir sehen jetzt wie in einem Spiegel ein dunkles Bild, dann aber von Angesicht zu Angesicht« (1 Korinther 13,12).

Wie aber nun in Kontakt kommen mit diesem Unfassbaren? Wie den »Geist« bekommen? – Schon die Frage enthält die Ant-wort: Gott ist souverän. Die Gabe des Geistes ein Geschenk, sein Wirken nicht herstellbar, machbar.

»Ich meditiere und bete jetzt schon eine ganze Zeit«, erzählt mir eine Patientin. »Aber der Vorhang zwischen meinem Denken und der Erkenntnis Gottes will einfach nicht aufgehen.« Sie ist fast verzweifelt und kurz davor, der Stimme der Resignation ganz zu folgen: »Es bringt ja doch alles nichts« »Wie beten Sie denn?«, frage ich sie. »Ich knie mich hin, spreche ein freies Gebet, dann das Glaubensbekenntnis, das Vaterunser. Aber immer wieder kommen die Gedanken und stören mich.« Wir probieren gemein-sam unsere Aufmerksamkeit auf den Atem zu richten. Als das gut gelingt, sie ganz konzentriert auf ihre Atmung ist, ihren Atem kommen lässt in seinem eigenen Rhythmus, frage ich sie, was sie jetzt wahrnimmt. Sie fühlt sich entspannt, aber die Bilder in ihr stören sie. Sie will sich doch »konzentrieren«. »Lassen Sie die Bil-der kommen und wieder vergehen und begrüßen Sie diese mit Achtsamkeit als kleine Geschenke, auch wenn Sie ihren Sinn nicht verstehen.« Sie schaut mich mit großen Augen an. »Sie meinen, diese Bilder wären nicht schlimm?« »Nein, sie dürfen sein. Sie las-sen Sie wieder los und vergehen. Die große Leere hinter allen Bildern und Gedanken ist ein Geschenk. Der Atem kann uns bereit-machen, es zu empfangen, aber es bleibt unverfügbar.« Ich erzähle ihr noch die Geschichte von Jesu Wüstenerlebnis (Markus 1,12 f.):

»Bevor Jesus das erste Mal ein öffentliches Wort gesagt hat, ist er vierzig Tage und Nächte in die Wüste gegangen. Er tat das nicht freiwillig, sondern er wurde ›vom Geist getrieben‹. Die äußere Wüste lässt ihn seine innere Wüste erleben. Er begegnet den Schatten seiner Seele genauso wie den guten, heilsamen Kräften. Er trifft auf den Versucher in ihm und bleibt bei den wilden Tieren. Symbol für unsere Aggressivität, Gewaltbereitschaft, zerstörerische Kraft. Sie werden nicht ins Abseits, in den Schatten gedrängt. Jesus nimmt sie an, und so verwandeln sich ihre zerstörerischen Kräfte in die heilende Energie der Engel. Der Weg führt nur über das Lassen.«

In Christus begegnet uns ein Mensch, der ernst gemacht hat mit diesem Vertrauen auf die guten Kräfte, diesem Wirkenlassen des Heiligen Geistes. Und wir? Es gilt wohl der alte Satz: »Ein bisschen Wissenschaft führt dich von Gott weg, ganz viel Wissenschaft führt dich zu ihm zurück.« Gleich ob im Makrokosmos des Universums oder dem Mikrokosmos unseres Leibes, wenn wir die Sinne öffnen, begegnen wir dem Wirken des lebendigen Gottes. Ohne die körperliche Erfahrungsdimension stößt der Glaube nicht zur tieferen Dimension des Vertrauens vor. Alle Meditationsanleitungen, gleich ob religiös oder »nur rein funktional«, legen Wert darauf, das Bewusstsein zu erweitern, das bewusste rationale Denken für eine Weile zum Schweigen zu bringen, die große Leere zu erleben. Denn allein in ihr wird das Wehen und Wirken des Geistes spürbar.

5 Gipfelerlebnisse

Der bedeutende amerikanische Psychologe und Harvard-Professor Abraham Maslow ist gemeinsam mit Carl Rogers und anderen der Begründer der Humanistischen Psychologie. Seine Arbeit hat eine neue Sicht des Menschen hervorgebracht. »Es ist, als hätte Freud uns die kranke Hälfte der Psychologie geliefert, die wir jetzt mit der gesunden Hälfte ergänzen müssen. Vielleicht räumt uns diese Psychologie der Gesundheit mehr Möglichkeiten ein, unser Leben zu kontrollieren, zu verbessern und aus uns bessere Menschen zu machen. Vielleicht ist das fruchtbarer, als danach zu fragen, ›wie man nicht-krank wird‹« (A. Maslow, Psychologie des Seins, Frankfurt 1997, S. 23). Konsequent untersuchte Maslow Menschen, die er »selbstverwirklichend« nannte. Alle hatten mindestens einmal in ihrem Leben, einige öfter, so genannte »peak experiences« (Gipfelerlebnisse). Diese Gipfelerlebnisse oder Grenzerfahrungen waren das Größte, was diese Menschen erlebt hatten. Sie nehmen ihren Ausgangspunkt von einer veränderten Wahrnehmung aus: Ein Objekt wird als Ganzes ohne Bewertung, Hintergrund so wahrgenommen, »als wäre die Welt vergessen und das Wahrgenommene für den Augenblick zum Ganzen des Seins geworden«.

Wir alle kennen solche Augenblicke. Es ist, als ob sich der Himmel für einen Augenblick öffnet. Ich kann mich an einen solchen Augenblick erinnern, als ich zum ersten Mal das Herz meines ältesten Sohnes im Ultraschall als kleines Licht blinken sah. Dieses beginnende Leben berührte mich so tief – ein Gipfelerlebnis! Wir treten in solchen Augenblicken aus den Dimensionen von Zeit und Raum heraus. Es ist als hätten wir einen Ort in einer anderen Welt gefunden, wo die Zeit gleichzeitig stillsteht und sich mit großer Geschwindigkeit fortbewegt.

Auch in der Bibel gibt es Schilderungen von solchen »peak experiences«. Der jüdische Eiferer Saulus von Tarsos hat ein solches Erlebnis auf dem Weg nach Damaskus. Drei Tage mit Blindheit geschlagen, hört er plötzlich eine Stimme, die zu ihm sagt: Saul, Saul, warum verfolgst du mich? – Er ändert seine Lebensrichtung und wird zum Paulus, dem ersten christlichen Theologen.

Es gibt solche Gipfelerlebnisse auch in unserem Alltag, nehmen wir sie ernst? Trauen wir uns diese Form des Schauens mit anderen auszutauschen? Auch wenn wir nicht genau verstehen, was da vor sich geht. Sich für die spirituelle Dimension des Lebens zu öffnen ist ausgesprochen heilsam. Doch es zeigt sich auch, dass dieser Weg ein ganz eigener für jeden Menschen ist. Vorsicht vor Rezepten, schnellen Lösungen, immer neuen, tieferen Erfahrungen! Vorsicht vor vermeintlichen Heilslehrern und Heilern! Trotz ihrer großen Versprechungen bleibt der Mensch oft nur das Objekt von scharlataneskem Heilungsversuchen.

Aber: Wir können lernen, wie sich ein Leben in innerer Achtsamkeit und Bewusstheit bis auf die Zellebene auswirkt. Selbstregulation, Selbstverwirklichung, Kreativität, sein Wesen entwickeln, es gibt viele Namen für diese Weise zu leben. »Der Himmel erwartet uns das ganze Leben hindurch, jederzeit bereit, betreten und genossen zu werden, bevor wir wieder in unser gewöhnliches Leben des Strebens zurückkehren müssen. Und wenn wir ihn einmal betreten haben, können wir uns an ihn für immer erinnern, uns von dieser Erinnerung nähren und von ihr in Zeiten der Beanspruchung gestützt werden« (A. Maslow, a.a.O., S. 157).

4
Krebs und Person

1 »Krebs« – ein ungewöhnlicher Name

Der Ursprung für die Bezeichnung »Krebs« für eine bestimmte Krankheit liegt im Dunkel. Schon Hippokrates sprach von »karkinoma«, die Römer kannten dann »cancer«, woraus das medizinische Fachwort »Karzinom« wurde. Mit »karkinoma« wurden aber auch Geschwüre bezeichnet. Der Krebs aber ist kein Geschwür. Ein Geschwür – Ulkus – ist ein Defekt, verbunden mit einem Gewebe- und Substanzverlust. Eine Geschwulst ist das genaue Gegenteil, eine Substanzvermehrung, Wucherung, unkontrolliertes Wachstum. Das Wort »Krebs« für diese Geschwülste zu benutzen ist auffallend. Nur noch eine andere Erkrankung wird mit dem Namen eines für gefährlich gehaltenen Tieres bezeichnet: der Wolf. Lupus vulgaris – eine Erscheinungsform der Tuberkulose. Es ist wohl die unregelmäßige Form eines Tumors, die rundherum gelegenen Blutgefäße, die an die gebogenen Beine eines Flusskrebses erinnern, die zur Namensgebung führten, meint der Psychiater W. König. Aber noch ein anderer Aspekt schwingt bei dem Namen des Meerestieres mit. Das dem Menschen so fremde Krustentier dient hervorragend als Projektionsfläche: Bösartig, kalt, zerstörerisch, unberechenbar, willkürlich, hinterhältig, kaltblütig sind einige der Attribute.

Es ist wohl kein Zufall, dass ausgerechnet in den Industrienationen der westlichen Welt der Krebs in der Todesstatistik trotz einer inzwischen im Schnitt 50%igen Heilungschance an zweiter Stelle steht – mit steigender Tendenz. Natürlich kann man einwenden, dass das vielleicht mit unseren Ernährungsgewohnheiten zusammenhängt, mit einer sitzenden Lebensweise, mit allen möglichen Einzelfaktoren ... Es bleibt hinter all dem die Frage: Warum breitet diese Erkrankung sich so aus, die genau unseren verdrängenden Umgang mit dieser Welt im Mikrobereich kopiert? Wie haben uns wohl die so genannten primitiven Völker bei ihrer »Entdeckung« erlebt? Oder wenn die Schreie der Tiere und die Atemnot der Pflanzen hörbar wären, wie würde sich diese Todesmelodie wohl anhören?

2 Krebsentstehung (psycho-)somatisch

Wie entsteht aber nun die Erkrankung Krebs? Wenn die Regulations- und Steuermechanismen, die sich im Wesentlichen im Zellkern befinden, defekt werden, gerät das normale Wachstums- und Ausreifungsverhalten der Zelle außer Kontrolle. Bis zu einem gewissen Grad sind die Zellen in der Lage, einen Defekt im Zellkern selbst zu reparieren. Ist dieser Punkt jedoch überschritten, kommt es zu einer fortwährenden Zellteilung, damit Vermehrung, es entsteht ein Tumor. Die Zellteilung ist die Grundvoraussetzung für Leben. Sie findet permanent in unserem Körper statt. Die einzige Ausnahme sind die Neuronen im Gehirn. So wird klar, dass wir an allen Stellen unseres Körpers einen Tumor bilden können. Wir unterscheiden gutartige und bösartige Tumoren. Die gutartigen sind gut von dem umgebenden Gewebe abgegrenzt. Sie wachsen zumeist in einer Kapsel. Sie bilden keine Tochtergeschwülste (Metastasen) und verbreiten sich nicht in Nachbarorgane. Ihre Zellen sind denjenigen, aus denen sie hervorgegangen sind, noch relativ ähnlich. Sie sind »reif«. Gefährlich sind sie nur, wenn sie durch ihre Ausdehnung Druck auf das umliegende Gewebe ausüben. Die bösartigen Tumore verlieren ihre Fähigkeit, die normale Zellfunktion auszuüben. Wie geschieht das? Hier ist der angesprochene Aspekt der Kommunikation von großer Bedeutung. Wir haben gesehen, dass die Zellen permanent miteinander in Kommunikation sind. Zwei Botenstoffe sind besonders bekannt: die Interferone und die Interleukine. Die Krebszelle nun verliert diese Fähigkeit zur Kommunikation, weil sie eine andere Membranoberfläche hat. Sie wird »blind« und »taub«. Sie steigt völlig aus dem System Körper aus und hat nur noch eines im Sinn, sich ständig zu teilen. Für normale Zellen sind Organgrenzen »geheiligte« Schranken. Die Krebszelle interessiert das nicht. Am Anfang ist das noch anders, doch nach einer längeren Zeit des Wachstums (manchmal 4 bis 5 Jahre) gelten diese Regeln nicht mehr. Manche Forscher meinen, dass es vielleicht der Hunger der wachsenden Zellen ist, der sie dazu treibt. Sie brauchen durch die hohe Zellteilungsrate später enorm viel Energie. Patienten kennen das, wenn der Arzt davon spricht, dass der Tumor »explodiert«.

Krebszellen regredieren, d.h. sie entwickeln sich rückwärts. Oft weisen sie Merkmale ihrer unreifen Vorstufen auf. Das kann bis zu embryonalen Merkmalen führen. Kehren die Krebszellen vielleicht auf die Stufe des räuberischen Einzellers zurück (vgl. W. Weber, 4.8)? Wie aber kann das geschehen? Was ist mit dem Immunsystem los? – Grundsätzlich kann das Immunsystem Krebszellen erkennen und vernichten. Das tut es auch im Normalfall jederzeit, denn es kommt immer wieder zu einem Zelldefekt. Manche Forscher sprechen von der so genannten Immunüberwachung, also der permanenten Kontrolle des Immunsystems auch über die Krebszellen. Die Krebszellen müssen als Antigene aber auch identifizierbar sein, damit Antikörper gebildet werden können. Es sind bisher erst wenig spezifische Tumorantigene bekannt. Trotzdem reagieren Immunzellen auf Tumorzellen. Killerzellen, Makropha-gen, die großen, lappigen Fresszellen, Botenstoffe und auch der Tumor-Nekrose-Faktor beteiligen sich daran. Dieser Tumor-Nekrose-Faktor (TNF) ist ein Protein, das von den Fresszellen pro-duziert wird. Damit werden T- und B-Zellen aktiviert. Einige Tu-morzellen haben einen Rezeptor für den TNF, nehmen ihn auf und in der Krebszelle führt er dann zur Zerstörung der DNS, zur Ver-nichtung.

Einige Forscher versuchen das Immunsystem zu stimulieren, indem sie die Botenstoffe (Hormone) – Interferon, Interleukine und andere – gezielt einsetzen. Aber der große Vorteil des Immun-systems, seine totale Kommunikationsfähigkeit, erweist sich für die externen Manipulationen auch als Problem. Man kann häufig nicht genau abschätzen: was hat welche Wirkung?!

Neue Chemo- und Strahlentherapien versuchen die Krebs-zelle daran zu hindern, ihre Erbsubstanz zu vervielfältigen und sich zu teilen. Auch einzelne Gene in den Krebszellen werden ge-zielt attackiert, um das Signal zum Wachstum zu stoppen. Doch bevor Tumoren überhaupt klinisch nachweisbar sind, bestehen sie bereits aus Millionen Krebszellen.

Die Stimulierung des Immunsystems ist auch auf innere Art möglich, wie die Psychoneuroimmunologie erforscht. Dabei hat man entdeckt, dass es besonders die inneren Bilder sind, die diesen Prozess in Gang setzen können. Viele Jahre lang war die medizinisch-biologische Forschung darauf ausgerichtet, canze-rogene – krebsauslösende – Substanzen zu ermitteln. Doch jetzt verständigt man sich darauf, die Krebserkrankung als ein »mul-ti-faktorielles« Geschehen zu sehen. Die Veränderung in der ge-netischen Struktur der Krebszelle kann durch chemische Sub-stanzen wie Dioxin ebenso wie durch schlafende Viren im Erb-gut, Radioaktivität und UV-Strahlung verursacht werden. Wenn man die Immunüberwachung mit ins Kalkül einbezieht, taucht die Frage auf, wodurch das Immunsystem in seiner Wirkung beeinträchtigt wird.

3 Immunsystem und Stress

»Ich bin im Stress.« Eine der häufigsten Antworten auf die Frage: Wie geht es dir? – Wir sind alle im Stress, und wenn wir es mal nicht sind, schämen wir uns fast dafür. Der Kalender muss voll, das Herz leer sein. Der Kopf muss summen, dann ist alles »in Ordnung«. Erwachsene, Männer, Frauen, aber auch Kinder und sogar Tiere, haben Stress. Eigentlich sollten wir ja alle mehr Zeit haben durch den technischen Fortschritt. Wir kommen immer schnellen von A nach B. Wir brauchen für die Zubereitung unserer Nahrung viel weniger Zeit, Tiefkühltruhe und Mikrowelle sei dank (frühere Generationen waren damit täglich viele Stunden beschäftigt). Ach ja, und der Computer, der spart erst richtig Zeit. Wo bleibt diese gesparte Zeit eigentlich? Sie verwandelt sich jedenfalls nicht in so etwas wie »Muße«. Dabei ist die Ideologie des Zeitsparens überall präsent. Dazu eine kurze Geschichte, die ich gerade jetzt erlebt habe: Ich sitze mit einem meiner Söhne, Florian (17 Jahre alt), und meinem Neffen Moritz (12 Jahre alt) in Harlingen, einem Nordseehafen und schaue aufs Wasser. Wir unterhalten uns übers Segeln, als plötzlich eine superschnelle Inselfähre Kurs auf den Hafen nimmt.

Ich: »Wozu gibt es diese Dinger eigentlich? Schnell, gefährlich, teuer? Wenn ich in den Urlaub fahre, habe ich doch Zeit.« Florian, begeistert von der Technik, dem Speed, den Motoren: »Wieso, Zeit ist doch Geld.« Moritz: »Quatsch, Zeit ist Spaß.«

So hetzen wir »von Sinnen«, aber enorm wichtig und beschäftigt durch unser Leben und klagen über Stress. Was ist das für ein Phänomen, dem wir den Namen Stress gegeben haben? –

Stress ist ein ganz subjektives Geschehen: Was der eine als Stress empfindet, ist für den anderen eine anregende Abwechslung. Weil das Stressempfinden so subjektiv ist, wie übrigens auch das Schmerzempfinden, lässt sich Stress nur schwer erfassen. Grundsätzlich kann man sagen, dass Stress dann entsteht, wenn der Organismus eine Anpassungsleistung an sich verändernde Umweltbedingungen leisten muss.

Stress heißt zu Deutsch Spannung. Eine Spannung baut sich auf, wenn zwei gegensätzliche Impulse in mir wirken. »Gehe ich jetzt joggen oder schreibe ich noch ein bisschen weiter?« Wenn mein inneres Parlament diese Frage nicht ausdiskutieren darf, weil sich z.b. der Schreiber durchsetzen will, entsteht Spannung. Dabei sind diese beiden Impulse ja noch bewusst. Schwieriger wird es, wenn einer der beiden unbewusst oder verdrängt ist. Längst nicht jeder Stress ist schädlich. Wir unterscheiden Eu-Stress (gesunder Stress) und Dys-Stress (ungesunder Stress). Nur Letzterer ist schädlich. Eu-Stress kann das Immunsystem stärken. In Tierexperimenten ist klar geworden, dass die Stressdosis und ihre Kontrolle eine große Bedeutung haben. Wenn die Stressdosis gering genug ist oder noch kontrollierbar erscheint, sind die verschiedenen Anpassungsleistungen des Körpers, auch eine erhöhte Abwehrbereitschaft gegen Infekte, ausgesprochen immunstimulierend.

Es ist sinnvoll, physischen und psychischen Stress zu unterscheiden. Physischer Stress entsteht, wenn man sich z.B. in den Finger schneidet, Atemnot bekommt oder sonst ein Schmerz eine Störung signalisiert. Stress ist lebenswichtig. Er stellt eine Alarmreaktion dar, bei der im Körper blitzschnell Veränderungsprozesse ablaufen. Der Pulsschlag, die Hormonkonzentration und der Blutdruck verändern sich.

Das Wort Stress hat der Stressforscher Hans Selye bereits in den dreißiger Jahren kreiert. Sein Stresskonzept unterscheidet in Stresssituation, den Stressor, die Stressreaktion und die Stressbewältigungsstrategie. Das eigentliche Stresshormon ist das Cortisol. Es wird von der Nebennierenrinde in den Blutkreislauf abgegeben. Die Nebennieren sind Drüsen auf der Niere. In der Umgangssprache kennen wir den Spruch:»Das geht mir an die Nieren«. Ein Hinweis auf diesen Zusammenhang der vermehrten Cortisolausschüttung? – Cortisol stellt dem Menschen kurzfristig mehr Energie zur Verfügung. Es beeinflusst aber auch den Kreislauf (vgl. Puls und Blutdruck), den Wasserhaushalt und den Muskeltonus. Ist der Spiegel des Cortisol über längere Zeit hoch, dann hat das negative Auswirkungen im gesamten Körper z.b. auf das zentrale Nervensystem und das Immunsystem. Auch das Schlafverhalten verändert sich und bei zu wenig Schlaf wird auch wieder das Immunsystem geschädigt.

Woher weiß aber nun die kleine Drüse auf der Niere, dass sie vermehrt diesen Zauberstoff Cortisol ausschütten soll? Der Befehl kommt aus dem Gehirn, verantwortlich dafür ist das limbische System. Die Hormone der Nebennierenrinde werden über den Hypothalamus und die Hypophyse geregelt. Über verschiedene Neuropeptide und Transmitter wird die Botschaft weitergegeben. Zurzeit wird intensiv daran geforscht herauszufinden, welche Bedeutung das Cortisol für den Menschen hat. Es beeinflusst offensichtlich unsere Gefühle. Bei Patienten mit schweren Depressionen ist überwiegend ein erhöhter Cortisolspiegel festgestellt worden.

Es gibt noch eine zweite Hormonachse, die zur Stressbewältigung benötigt wird. Zu ihr gehört das vegetative Nervensystem und die Transmitter Adrenalin und Noradrenalin. Steigt der Adrenalinspiegel, werden die Organe stärker durchblutet, der Blutzucker- und Blutfettspiegel steigen. Der Körper tut alles, um die neue Situation zu bewältigen. Vielleicht wird jetzt deutlich, was es heißt, wenn ständig falscher Alarm gegeben wird. Die Muskeln verbrauchen die Energie nicht, die bereit gestellt ist. Die Bereitstellung dieser Möglichkeiten lässt das System Mensch wie einen Formel-1-Rennwagen im Leerlauf seinen Motor hochjagen. Wenn Stress chronisch und unkontrollierbar ist, wird er zum Dysstress. Das Gefühl, einer Situation hilflos ausgeliefert zu sein, verursacht diesen Dysstress. Dabei ist es völlig gleichgültig, ob diese stressige Situation real bevorsteht oder nur in der Phantasie besteht. Physiologisch reagiert der Körper gleich. Es gibt keinen Gedanken und kein Gefühl ohne eine elektrochemische und biochemische Beteiligung.

Die allgemeine Krankheitsanfälligkeit zum Beispiel nach Trennung oder Verlust einer langjährigen Beziehung ist inzwischen bekannt. Aber auch hier gilt die Regel: Stress ist subjektiv. Was für den einen »die Katastrophe des Lebens« ist, erlebt der andere als Befreiung. Verlust des Arbeitsplatzes, Umzug, Kinder bekommen, das jüngste Kind verlässt das Haus, Prüfungen: das ganze Leben kann zum Stress werden – wenn ich will. Dabei sind es die ständigen inneren Dialoge, die auf die Dauer mürbe machen. Das innere Parlament kann keine Lösung finden, weil einzelne Fraktionen sich nicht an der Diskussion beteiligen und hinterher Sabotage betreiben. Der Möglichkeiten gibt es viele, sich selbst »fertig zu machen«.

Paul Watzlawick, der Meister der paradoxen Intervention, hat in seinem inzwischen zum Kultbuch avancierten Buch sehr humorvoll diese Mechanismen dargestellt: »Anleitung zum Unglücklichsein« heißt es. Dabei spielen natürlich »die anderen« eine wichtige Rolle. Da ist ein Paar. Eigentlich möchte sie beim Frühstück gern die obere Hälfte vom Brötchen, er die untere. Sie denkt: »Bestimmt will er die obere Hälfte. Dann verzichte ich eben.« Er denkt: »Bestimmt will sie die untere Hälfte. Ich liebe sie doch, also verzichte ich darauf.« Jeder will es dem anderen recht machen. Lange nach der Silberhochzeit machen sie sich das »Geständnis« und können endlich in Ruhe frühstücken.

Aus nicht durchgelebten Konflikten, versteckten Kränkungen und Verletzungen, einer Unfähigkeit zu streiten, entsteht eine Menge Stress. Beliebte Spiele dabei sind auch: »Ich lese meinem/meiner Mann/Frau jeden Wunsch von den Augen ab«; »Ich bemühe mich, es allen recht zu machen«; »Schuld sind eigentlich die anderen, wenn es mir schlecht geht«; »Wenn du ein bisschen verständnisvoller wärst, ging es mir auch besser«.

»Bin ich im Stress!?« – ein persönlicher Check-up

 Ich möchte Ihnen im Folgenden 10 Fragen stellen, die Sie für sich möglichst mit Papier und Bleistift beantworten. Ziel ist, eine kurze Bestandsaufnahme in Ihrem Leben zu machen. Je spontaner Sie antworten, umso besser.

1. Welche Eigenschaftswörter fallen mir zum Begriff »Stress« ein?
2. Welche körperlichen Veränderungen nehme ich wahr, wenn ich im Stress bin?
3. Was nehme ich überhaupt noch wahr?
4. Die drei wichtigsten Stressauslöser zurzeit in meinem Leben?
5. Die drei stressigsten Situationen in der letzten Woche?
6. Die drei stressigsten Beziehungen zurzeit?
7. Drei Gedanken, die mir Stress machen ...
8. Ich brauche Stress, damit ich ...
9. Ich baue Stress ab, indem ich ...
10. Ein Leben mit weniger Stress ist für mich?

4 Krebspersönlichkeit – ein umstrittener Begriff

Damit eine Krebserkrankung entsteht, müssen viele Faktoren zusammenkommen. Mit Stierlin und Grossarth-Maticek unterscheiden wir fünf Gruppen von Risikofaktoren (vgl. Helm Stierlin und Ronald Grossarth-Maticek, Krebsrisiken – Überlebenschancen, Heidelberg 1998, S. 80 f.):

Erbliche Belastung, »... wenn mehrere in direkter Erbfolge verbundene Familienmitglieder an Krebs erkrankten. Das wären dann bei einem Individuum dessen beide biologischen Eltern und vier Großeltern« (ebd.). Das *fortgeschrittene Lebensalter* mit Abnahme der Immunresistenz ist ein weiterer Risikofaktor, *Organvorschädigungen, Karzinogene* und als fünfter der *psychologische Faktor* wie der oben erwähnte Stress mit Immunsuppression sind weitere Risikofaktoren.

Besondere Bedeutung kommt der Synergetik, also der Potenzierung mehrerer Faktoren zu. Bei der gigantischen Zahl von Zellteilungen im Laufe eines Lebens passieren Fehler. Die Erbinformation muss richtig auf die beiden Tochterzellen verteilt werden. Wenn es der Zelle nicht gelingt, den Defekt zu reparieren, und das Immunsystem sie nicht eliminieren kann, entsteht ein bösartiger Tumor. Die Anwendung der Psychoanalyse innerhalb der Medizin führte zu einer psychosomatischen Medizin, die auf die Analyse innerer Konfliktszenarien ausgerichtet war. Ganz anders die aus großen prospektiven Studien gewonnene systemische Psychosomatik mit ihrer Typenlehre von Stierlin und Grossarth-Maticek. Sie verstehen ihre Typologien nicht als Festlegungen, sondern kontextgebunden und dynamisch. »Greifen wir wieder auf das Bild eines inneren Parlaments zurück, dann spiegelt unsere Typologie Weisen des Funktionierens oder Nichtfunktionierens dieses Parlaments wider« (a.a.O., S. 54).

Typ I, der jetzt skizziert wird, konnte als Risikotyp für Krebserkrankungen auch predikativ (= vorhersagend) nachgewiesen werden: »Menschen, deren Verhalten dem Typ I entspricht, zeigen sich vor allem bei der Befriedigung und Aktivierung solcher Bedürfnisse und Antriebe gehemmt, die sie selbst und wichtige andere als selbstsüchtig und eigennützig empfinden und bewerten. Es handelt sich etwa um das Bedürfnis, sich frei von allem Druck entspannen und regenerieren zu können, aber auch um das Bedürfnis, eigene Wege zu gehen, über sich selbst zu bestimmen, sich gegen wichtige andere abzugrenzen und durchzusetzen. Sie sind hier gehemmt, weil die Befriedigung dieser Bedürfnisse in ihrer inneren Landkarte einen Verrat, ein Versagen, eine Abkehr von den Menschen oder Zielen bedeuten würde, an deren Anerkennung und Erreichung ihren alles gelegen ist. Um solchen Erwartungen gerecht zu werden, nehmen sie vieles in Kauf. Dabei verzweifeln sie, verlieren sie alle Hoffnung, oder sie werden hyperaktiv bis zur Erschöpfung. Innerlich fühlen sie sich leblos und gestresst, nach außen hin aber zeigen sie sich harmonisierend, verständnisvoll, überfleißig und überbesorgt. Dadurch vermögen sie zwar ihre Angst einzudämmen, aber nicht den Folgen zu entgehen, die aus der eigenen chronischen Überlastung resultieren« (ebd.).

Dass ein Mensch an Krebs erkrankt, ist oft der vorläufige Endpunkt in einer Reihe von verschiedenen Krankheitssymptomen. Zwei Phänomene fallen auf: Es gibt PatientInnen, die ganz regelmäßig zur Vorsorgeuntersuchung gegangen sind – und wie ein Blitz aus heiterem Himmel, plötzlich der Befund. Meistens war jedoch der Himmel vorher keineswegs heiter, das Grau war nur so vertraut. Das andere Phänomen äußert sich in dem Satz: »Ich war doch nie krank.« Immunologen sagen: »Wer nicht dreimal pro Jahr Fieber hat, hat ein fünffach höheres Krebsrisiko«. Wie also gehen wir mit »harmlosen Erkrankungen« um? – Unternehmerstatistiken werten einen niedrigen Krankenstand als Erfolg. Wie viele Menschen schleppen sich aus Angst um den Arbeitsplatz mit Krankheitssymptomen zur Arbeit? – Eine Erkrankung ist immer der Versuch des »System Mensch«, ein Problem zu lösen. Aber wie lange kann man die eigenen Ahnungen und den sauren Geschmack der Hoffnungslosigkeit, der Traurigkeit »ohne Grund«, der stillen Verzweiflung bei großem Engagement verdrängen? Dethleffsen gebraucht das Bild von der Ölwarnlampe bei laufendem Motor. Das alles erinnert fatal an die Geschichte, die nach dem Beinahe-Supergau im Atomkraftwerk in Harrisburg erzählt wurde: Irgendwann hatten die Techniker die Warnhupen abgestellt, weil die sie so nervten.

5 Beachtung als Grundbedürfnis

Das Bedürfnis nach Beachtung ist in allem Lebendigen zu Hause, selbst Pflanzen gedeihen besser bei liebevoller Pflege. Für uns Menschen ist die Beachtung »das Lebenselexier« schlechthin. Alles, was Menschen tun, ist mit dem Austausch von Beachtung verbunden. Trotzdem ist das Bedürfnis nach Beachtung in unserer Gesellschaft kollektiv verdrängt. Stimmen Sie mir nicht zu schnell zu: Ich meine Beachtung, nicht Anerkennung. Anerkennung ist Verdienst für Leistung, davon haben wir eine Menge erworben. Beachtung ist ein Geschenk, ohne jeden Hinterhalt. Wenn wir noch ganz schutzlos und bedürftig sind, kann ein Mangel an Beachtung uns töten. Im weniger schlimmen Fall macht uns der Mangel empfänglich für andere süße Ersatzstoffe. Daran wurden wir schon als Baby gewöhnt. Auf den Schrei folgte die Flasche mit süßem Tee, »damit das Kind schön ruhig ist«. Wenn es dann immer noch zu laut ist, kann man den Stubenwagen ins andere Zimmer schieben. Außerdem »soll ein Kind nicht verwöhnt werden«.

»Hinterher tyrannisiert es uns noch.« Aber: Haben Sie schon mal zwei Stunden am Stück geschrien, bis Sie blau werden? Ein höchst anstrengender »Erpressungsversuch«. Was lernt ein »kleines Wesen« daraus? »Wenn du dein primäres Bedürfnis nicht befriedigt bekommst, nimm das Surrogat. Irgendwann merkst du den Unterschied nicht mehr, und das Bedürfnis nach Beachtung taucht gar nicht mehr auf.« Scheinbar! Später gibt es dann eben Anerkennung für Leistung. Das ist der Ersatzstoff. Also Anerkennung für »sauber« werden, aufrecht gehen, sprechen; dann für die Kulturtechniken: anständig essen, höflich sein, keine Widerworte geben, überhaupt brav sein und vor allem gute Laune haben, gerne zur Schule gehen und alle Aufgaben pünktlich erfüllen, die einem übertragen werden. Bei Zuwiderhandlungen erfolgt Liebesentzug.

Was ein Kind wirklich braucht, ist dagegen ganz einfach. Es will gesehen werden um seiner selbst willen, eben beachtet. Es will das Gefühl spüren, willkommen zu sein, Nähe, Wärme und Geborgenheit zu bekommen, ohne jede Leistung. In dieser Form von Kontakt, die aber das Setzen von Grenzen explizit einschließt, kann sich Leben ent-wickeln. Die Weise, in der wir diese Beachtung bekommen haben, ist prägend für unseren Umgang mit diesem Bedürfnis. Zu viel Beachtung kann ebenso schaden wie zu wenig. Es hängt auch hier von der Dosis ab. Wer nach Beachtung hungert, ist leicht anfällig für Manipulationen durch »Beachtungsgeber«. Das können einzelne Menschen oder auch Organisationen sein.

Eine selbst gebaute Falle ist: Ich möchte Beachtung spontan geschenkt bekommen. Das ist ungefähr so logisch wie der Satz: »Mal abwarten, ob ich heute etwas zu essen bekomme«. Das Bedürfnis nach Beachtung ist wie jedes andere primäre Bedürfnis ständig im Fluss. Es kann wachsen und abnehmen. Viele Paarbeziehungen scheitern daran, dass das Bedürfnis nach Beachtung unbewusst bleibt. Der Mangel wird vermeintlich behoben, indem man sich einen neuen Beachtungsspender sucht. Doch häufig wird daraus das alte Spiel, nur mit einem neuen Partner. Wenn zwei Beachtungshungrige zusammen sind, heißt das dann oft:»Wenn ich nicht satt werde, darfst du auch nicht satt werden«. Sich in einer Beziehung wirklich als Mann und Frau zu beachten, bedeutet, einander ohne die ausgefüllten Rollen und übernommenen Funktionen zu sehen: als Mann und als Frau: nicht als Mutter der Kinder, Klagemauer oder Ersatzmutter; nicht als Vater der Kinder, Geldroboter oder Arbeitstier. Die Bibel hat dafür den poetischen Begriff geprägt:»Die zwei werden ein Fleisch sein«. Sich das Bedürfnis nach Beachtung einzugestehen, heißt dann auch eine Möglichkeit zu haben, es wirklich zu realisieren – jeden Tag aufs Neue.

6 »Die nicht gezündeten Kinder«

Wird diese Beachtung dem Säugling an seinem Lebensbeginn nicht geschenkt, findet kein echter Kontakt statt. Daraus entsteht das, was wir narzistische Störung nennen, der Versuch der Anpassung des Säuglings an die Bedürfnisse der Eltern. Alice Miller bezeichnet dies als die »Als-ob-Persönlichkeit«. D. Winnicott beschreibt es als »falsches Selbst«. Dabei entwickelt der junge Mensch eine innere Haltung, die darauf ausgerichtet ist, das zu zeigen, was von ihm erwartet wird. Irgendwann geht er sogar noch darüber hinaus und konfluiert (verschmilzt) mit diesen erwarteten oder von ihm imaginierten Bedürfnissen. Der Mensch verliert selbst jeden Kontakt zu seinem inneren Kern, seinem »Wesen«, wie Dürckheim sagt (vgl. 7.2, S. 125). Jenes »Willkommen im Dasein« aber bezeichnet Büntig mit der »Zündung« der Kinder. Erfolgt diese nicht, kann sich das wahre Selbst nicht entwickeln. Es gibt keine Konflikte und keine Reibungen. Fritz Zorn beschreibt das in seinem Buch Mars so:»Ich bin jung und reich und gebildet;

und ich bin unglücklich, neurotisch und allein. Ich stamme aus einer der allerbesten Familien des rechten Zürichseeufers, das man auch die Goldküste nennt. Ich bin bürgerlich erzogen worden und mein ganzes Leben lang brav gewesen. Meine Familie ist ziemlich degeneriert, und ich bin vermutlich auch ziemlich erblich belastet und milieugeschädigt. Natürlich habe ich auch Krebs, wie aus dem vorher Gesagten eigentlich selbstverständlich hervorgeht. Mit dem Krebs hat es nun aber eine doppelte Bewandtnis: einerseits ist er eine körperliche Krankheit, an der ich mit einiger Wahrscheinlichkeit in nächster Zeit sterben werde, die ich vielleicht aber auch überwinden und überleben kann; andererseits ist er eine seelische Krankheit, von der ich nur sagen kann, es sei ein Glück, dass sie endlich ausgebrochen ist. Ich meine damit, dass es bei allem, was ich von zu Hause auf meinen unerfreulichen Lebensweg mitbekommen habe, das bei weitem Gescheiteste gewesen ist, was ich je in meinem Leben getan habe, dass ich Krebs bekommen habe« (Fritz Zorn, Mars, Frankfurt 1982). Es ist einem solchen Menschen nicht möglich, seine eigenen Gefühle zu spüren, weil die Gefahr eines Konfliktes mit seiner Umwelt darin bereits als Möglichkeit enthalten ist. Was bleibt, ist die Verschmelzung mit dem geliebten Objekt. Wenn dieses früh stirbt, wird das als massive Verunsicherung erlebt. Später suchen sich diese Menschen ein Ersatzobjekt, mit dem diese Verschmelzung wieder so gelebt werden kann. Wenn dieses dann wegstirbt oder geht, erfolgt der Zusammenbruch des Systems. Es kann zum Krankheitsausbruch kommen. Der Prozess der Individuation schafft Leben. Verschmelzung schafft »Als-ob-Leben«.

7 Krebs als »vereiteltes kreatives Feuer«

Der Dichter W.H. Auden bezeichnet den Krebs mit dieser Formulierung. – »Krebs ist die Krankheit der ›netten Leute‹«, sagt der amerikanische Arzt und Krebstherapeut Bernie Siegel. Dabei konnte man inzwischen nachweisen, dass sich die Krebszellen weniger schnell bei den Patienten teilen, die ihren Ärger, ihre Wut ausdrücken können. D.h. der Tumor wächst langsamer. »Streiten ist gesund«, sagt der Volksmund. Die Fähigkeiten zu streiten setzt voraus, dass ich »Ich« sagen kann und auch eine Wahrnehmung damit verbinde, woraus vielleicht ein Gefühl und ein Bedürfnis entstehen kann. Den Krebs als unterdrückte Kreativität zu sehen, heißt, ihn im wahrsten Sinne des Wortes als schöpferische Kraft zu betrachten. Und in der Tat ist es immer wieder erstaunlich, wie viel Kraft plötzlich schwer kranke Patienten entwickeln.

Ich werde zu einer Patientin mittleren Alters ans Bett gerufen. Wir kennen uns schon von einem vorigen Aufenthalt. Jetzt geht es ihr ganz schlecht, sie ist traurig, liegt im Bett. Die Ärztin sagt auf dem Flur zu mir: »Eigentlich sind ihre Werte noch ganz in Ordnung, jedenfalls habe ich keine Erklärung für ihren plötzlichen Abbau.« Im Laufe unseres Gesprächs erzählt sie mir, wie sie nach dem letzten Klinikaufenthalt nach Hause gekommen ist. Voller Elan, für ihre Familie zu sorgen, in begrenztem Maße wieder Hausarbeit und Garten zu machen. Zu Hause ist inzwischen ihre Schwiegermutter eingezogen und hat das Regiment übernommen. »Alles nur zu deinem Besten, Kind. Es ist dir doch recht, dass ich euch den Haushalt mache. Du musst dich ja noch schonen.« So geht das drei Monate. Ihr Mann steht nicht ihr zur Seite, sondern seiner Mutter. Die Kinder lassen sich von Oma verwöhnen. Sie wird wirklich immer schwächer. Will wieder in die Klinik. Jetzt liegt sie vor mir mit eingefallenen Wangen und stumpfem Blick. Nur wenn sie von der Schwiegermutter erzählt, ist da ein leichtes

Funkeln in ihren Augen. Nach einiger Zeit der Schilderung schaue ich mich im Zimmer, sie hat Gott sei Dank ein Einzelzimmer, nach einem geeigneten Objekt für eine kleine Übung um. Ich entdecke ein Handtuch, rolle es zusammen und bitte sie, ein Ende des Handtuchs mit beiden Händen zu fassen. Sie schaut mich verwundert an, tut es. Ich nehme das andere Ende und beginne daran zu ziehen. Sie ist verdutzt, stutzt, sagt: »Warum wollen Sie mir das Handtuch jetzt wieder wegnehmen?« Ich: »Halten Sie es doch fest.« Sie bekommt Spaß an dem Spiel und zieht kräftiger, immer kräftiger. Ihr Atem wird schneller und tiefer, fast zerre ich sie aus dem Bett. Da rufe ich ihr zu: »Lassen Sie jetzt noch einen Ton kommen.« Aus ihrem Stöhnen wird ein Knurren, dann ein Schrei. Erschrocken hält sie inne. »Was machen wir denn hier?« Ich frage: »Wem gilt der Schrei?« »Meiner Schwiegermutter, die soll endlich verschwinden. Ich kann selbst für mich und meine Familie sorgen.« »Wer soll ihr das sagen?« »Ich natürlich. Bin ich denn verrückt oder hinfällig. Ich habe doch nur Krebs!« Mit roten Wangen liegt sie da, erstaunt und auch stolz auf die Kraft, die sie gespürt hat. Noch am Abend rief sie zu Hause an. Bei einer gemeinsamen Sitzung mit ihrem Mann haben wir dann Verabredungen getroffen. Unter anderem die, dass die Schwiegermutter einen Tag vor ihrer Rückkehr nach Hause die Heimreise antritt. Diese Arbeit liegt jetzt schon über fünf Jahre zurück. Die Frau kommt nur noch ganz selten in die Klinik, nur »zum Aufbauen«, wie sie sagt.

Alle meinen es nur gut miteinander, und gerade das muss schief gehen. Wenn die Seele nicht mehr weiter weiß, versucht der Körper einen Weg zu finden. Notfalls über den Krebs.

8 »Der räuberische Einzeller«

Wenn die Krebszelle weit genug regrediert, kehrt sie zu ihrem ursprünglichsten, einfachsten Programm zurück. Sie wird zum Einzeller, der sich ohne Rücksicht auf Verluste teilen und damit vermehren will. Dafür braucht sie eine Menge Energie, die sie aus seinem »Wirt« abzieht. Der Hamburger Internist Dr. Walter Weber versucht in seinem Buch »Hoffnung bei Krebs« diese Zellentwicklung in Korrelation zur sozialen Entwicklung eines Menschen, der an Krebs erkankt, zu bringen. »Allein« ist das Schlüsselwort. Aber nicht in der Bedeutung von all-ein: alles ist in mir, ich bin in Kontakt mit allem; sondern von einsam. In der Tat habe ich viele Patienten kennen gelernt, die sofort bereit waren, soziale Verantwortung in einer Gruppe zu übernehmen, aber andererseits für sich selbst nur schlecht sorgen konnten. Im Rückblick auf ihr Leben schilderten sie sich, als wenn sie notwendigerweise alles hätten allein tun müssen.

Wie alt ist dieses Programm? Wann ist es entstanden? Wie viel Unsicherheit und Lebensangst steckt hinter diesem Versuch, alles im Griff zu haben? Dabei soll die Kontrolle möglichst perfekt sein. Aber das Leben lässt sich nicht kontrollieren. Es fließt wie ein Fluss und das Sinnvollste, was wir tun können, ist, uns diesem Lebenstrom zu überlassen. »Allein« kann zum verzweifelt-tödlichen Programm werden. Dieses »allein« ist nicht zu verwechseln mit der Art von Autonomie, die weiter unten von Wolf Büntig vertreten wird. »Allein« meint die aus Verzweiflung geborene Weigerung, in wirklichen, existenziell berührenden Kontakt einzutreten. Sich in der Seele von einem Kontakt berühren zu lassen birgt das Risiko der Verletzung, die Möglichkeit abgewiesen zu werden. Dann lieber Augen zu und durch. Wenn der aktuelle Schmerz nur die Aktualisierung einer alten Wunde ist, baut sich schnell das Muster einer sich selbst erfüllenden Prophezeiung auf. »Ich hab's ja gleich gewusst«, ist dann die bittere Erkenntnis.

5

»Wer heilt, hat Recht« – Vier Pioniere

1 Lawrence LeShan – »Lebensmelodie«

Man kann den Psychologen Lawrence LeShan ruhig als den Wegbereiter der modernen Psychoonkologie bezeichnen: Seit mehr als 35 Jahren arbeitet er therapeutisch und wissenschaftlich zu den psychischen Aspekten der Krebserkrankung. In seinem Buch »Diagnose Krebs. Wendepunkt und Neubeginn« (Stuttgart 1993) schildert er die Anfänge seiner Forschungen und berichtet sehr beeindruckend von seiner Arbeit. Zunächst war ihm Anfang der 50-iger Jahre bei der Lektüre medizinischer Fachbücher folgendes Phänomen aufgefallen: Bis zum Beginn unseres Jahrhunderts war in der Medizin der Zusammenhang zwischen Psyche und Krebs allgemein anerkannt. Dabei wiesen die Autoren immer darauf hin, dass vor dem Auftreten der Krebserkrankung die Patienten sich rückblickend häufig in einer hoffnungslosen, belasteten Situation befunden hatten. LeShans Erklärung, warum dieser Zusammenhang anschließend nicht mehr wahrgenommen wurde, ist einfach. Da die Ärzte noch keine so ausgefeilte technische Diagnostik hatten, mussten sie ihren Patienten zuhören, erfuhren so deren Lebensgeschichte und allgemeine Lebenssituation. Mit dem Aufkommen der antiseptischen Chirurgie, der Narkose, Bestrahlung und Chemotherapie wurde der Krebs nur noch als lokales Geschehen im Körper betrachtet. Da die psychosomatische Medizin eng verbunden mit der entstehenden Psychoanalyse keine brauchbaren Behandlungskonzepte entwickeln konnte, waren ihre Auffassungen mehr und mehr verpönt.

LeShan stieß mit seinen Forschungsvorhaben in Amerika zunächst auf unverhohlene Ablehnung durch die etablierte Schulmedizin. Als er sich um einen Arbeits- und Forschungsplatz in einem Krankenhaus bewarb, passierte Folgendes: »Zu meiner großen Überraschung wurde ich von den ersten fünfzehn Krankenhäusern, bei denen ich mich beworben hatte, abgelehnt, und zwar manchmal sogar postwendend. Der leitende Chirurg einer großen Klinik teilte mir mit: ›Selbst wenn Sie es in zehn Jahren beweisen (dass es da einen Zusammenhang [Krebs und Psyche – erg. v. Verf.] gibt), werde ich es nicht glauben!‹« (LeShan, a.a.O., S. 23). Le Shan begann in einem Institut für angewandte Biologie Patienteninterviews durchzuführen. Schließlich bemerkte er, dass die beste Methode, die Lebenssituation eines Patienten kennen zu lernen, die ist, mit dem Patienten psychotherapeutisch zu arbeiten. Ihm fiel auf, dass die Lebensumstände, unter denen sich eine Krebserkrankung entwickelt, einen wichtigen Faktor darstellen. Er entdeckte das »Muster der Hoffnungslosigkeit« bei 70 bis 80 Prozent seiner Krebspatienten, aber nur bei rund 10 Prozent der Kontrollgruppen (vgl. LeShan, a.a.O., S. 26). Dieses »Muster der Hoffnungslosigkeit« meint den Verlust der Hoffnung, jemals ein Leben führen zu können, das den Menschen wirklich befriedigt.

LeShan arbeitete damals noch klassisch freudianisch. Keinem seiner Patienten ging es trotz seiner Psychotherapie besser. Bei seinem therapeutischen Ansatz arbeitete er mit den drei klassischen Fragen: 1. Was fehlt dem Patienten? 2. Wie kam es dazu? 3. Was kann getan werden? (vgl. LeShan, a.a.O., S. 34 f.). Er zog diesen Ansatz radikal in Zweifel, da er sich nicht als geeignet erwies, eine Stimulierung des Immunsystems zu erreichen. Krebs als

Symptom einer psychischen Verletzung und Traumatisierung entwickelt eine so starke somatische Eigendynamik, dass von dem Erkennen der vermeintlichen seelischen Bedingtheiten keine stimulierende Wirkung ausgeht. Euphorie und Lebenslust sind starke Wirkkräfte, die aber vor allem durch Erleben entstehen und weniger durch intellektuelle Einsichten. So entwickelte er seine Methode, der er den poetischen Namen Entdeckung der »Lebensmelodie« gab. Jedes Leben hat seinen eigenen unverwechselbaren Klang, den es herauszuhören gilt. Nehmen sie eine bekannte Melodie wie »Hänschen klein«. Egal ob ein philharmonisches Orchester oder eine Rockband diese Melodie spielen, sie bleibt doch unverwechselbar. So ist es auch mit dem Leben eines Menschen. Es geht darum, das »wahre Selbst« zu finden und zu leben, Autonomie entgegen allen fremden Einflüsterungen zu entwickeln (s. unten Wolf Büntig).

Oft ist diese Lebensmelodie fast nicht mehr hörbar, nur noch ganz leise tief drinnen. Die therapeutische Arbeit nimmt dann ihren Ansatzpunkt bei den Fragen: 1. Was ist bei diesem Patienten richtig und in Ordnung? Was würde seinem Leben Freude, Begeisterung und Sinn geben? 2. Wie können wir miteinander arbeiten, um diese Formen zu finden? Es ist deutlich, dass eine solche Psychotherapie eine aufregende Erfahrung werden kann. Das Schönste dabei ist für den Patienten, dass er irgendwann gar keine Zeit mehr für Psychotherapie hat, weil sein Leben wirklich erfüllt ist. Allerdings entdeckte LeShan auch, dass es verschiedene Formen von Widerstand vonseiten seiner Patienten gegen seinen nicht am Pathologischen orientierten Ansatz gab. Er enttäuschte die Erwartung der Patienten, psychische Ursachen für ihren Krebs hin und her zu wälzen, ohne wirklich etwas in ihrem Leben zu verändern. In Bezug auf ihre Lebensmelodie reagierten die Krebspatienten mit Aussagen, die LeShan in drei Kategorien einteilte:

»1. ›Wenn ich wirklich meine Melodie fände, wäre sie so schräg, dass weder ich noch irgendjemand sonst sie ausstehen könnte. Meine natürliche Art ist einfach furchtbar, und ich habe schon sehr früh gelernt, sie zu verstecken, wenn ich überhaupt irgendwelche Beziehungen haben und mit mir selbst klar kommen will.‹ 2. ›Wenn ich so lebte, wie ich bin und wie ich es mir wünsche, würde ich bald merken, dass es für jemanden wie mich auf der Welt keinen Platz gibt, wo er hinpasst ... Und es wäre so bitter, meine Melodie genau zu kennen, aber nicht danach leben zu können, also kenne ich sie lieber nicht.‹ 3. ›Meine eigene Melodie wäre so voller Widersprüche – ganz einfach unmöglich‹ ›Am liebsten wäre ich ein Einsiedler mit einem Harem!‹ « (a.a.O., S. 56 f.) Das Ergebnis der Therapie beschreibt LeShan als genaues Gegenteil dieser Befürchtungen. »Jeder, der lernte, nach seiner eigenen Melodie zu leben, erfuhr soziale Akzeptanz und positive Reaktionen. Von einer Ausnahme zu dieser Regel ist mir bis heute nichts bekannt« (ebd.). Ziel der Therapie ist es immer, dass der Klient sich selbst annimmt, wie er ist, und nicht wie er sich gerne hätte. Die Macht der »Suggestion zum Leben« genutzt zu haben, ist LeShan gelungen. Respekt und Anerkennung gebühren ihm für die Konsequenz, mit der er sein Konzept entwickelt und verfeinert hat. Wir verdanken ihm viel.

2 Carl Simonton – Selbstheilungskräfte durch Hoffnung

Dr. Carl Simonton war Radiologe, als er gemeinsam mit seiner damaligen Frau Stephanie, Psychologin, Zusammenhänge zwischen ihrer psychologischen Arbeit und der Remission von Tumoren bei seinen Patienten bemerkte. Dies war Anfang der siebziger Jahre. Angeregt durch Lawrence LeShan, begannen die Simontons in

Fort Worth, Texas, gemeinsam mit Mitarbeitern ein Programm für Krebspatienten zu entwickeln. Dabei stand für sie weniger die psychotherapeutische Arbeit im engeren Sinne im Vordergrund, als vielmehr die Anleitung zur Selbsthilfe für die Betroffenen. In einem relativ kurzen Trainingsprogramm lernten die Patienten, die möglichst mit ihren Angehörigen an dem Kurs teilnehmen sollten, Entspannungstechniken und die Methode der Visualisierung. Visualisierung heißt, ich lasse vor meinem inneren Auge ein Bild entstehen. Dies ist ähnlich einem Traumbild.

Am Anfang stand immer die Frage: Willst du leben? Das automatische:»ja natürlich« reichte den Simontons als Motiv nicht aus. Sie wussten, nur wenn es gelingt, alle innere Kraft des Patienten zu einem für ihn sinnvollen Leben zu aktivieren, bestünde die Chance, eine Besserung herbeizuführen. Weil Einsichten und Absichten allein noch wenig nützen, war es den Simontons wichtig, die Angehörigen einzubeziehen. Mit einer Erkrankung ändert sich ein Beziehungs- und Familiensystem. Wo bleiben die Angehörigen mit ihrer Angst und ihren Problemen?

Es gab viele Patienten, denen das Simonton-Training sehr geholfen hat. Aber die z.T. sehr aggressiven Phantasiebilder zur Zerstörung des Krebses machten anderen auch Schwierigkeiten. Außerdem fühlten sich viele trotz der dem Buch beigefügten Kassette allein gelassen mit ihren Ängsten und Fragen. Ernst genommen wurden die Simontons in der Welt der Medizin am Anfang überhaupt nicht. Carl wurde als Abtrünniger behandelt, bekam große Schwierigkeiten, seine Approbation überhaupt zu behalten. Es waren dann Studien, die eigentlich beweisen sollten, dass die Simonton-Methode Unfug ist, die ihr zur Seriosität verhalfen. Es stellte sich nämlich heraus, dass die Überlebenszeit in den mit dem Simonton-Programm arbeitenden Patientengruppen deutlich höher war als in Kontrollgruppen. Dabei legten die Simontons eigentlich auch damals schon Wert darauf, ihre Methode nicht als alleiniges Allheilmittel verstanden zu wissen. Dazu war Carl viel zu sehr Mediziner. Als Ergänzung zu klassischen Krebsbehandlungsmethoden wie Chemotherapie und Bestrahlung sollte die Methode vor allem die Selbstheilungskräfte und die Hoffnung auf Heilung beim Patienten wecken.

Gegen eines waren die Simontons allerdings nicht gefeit: Mit dem Buch in der Hand entwickelten manche Patienten eine Heilungseuphorie, die sie umso tiefer stürzen ließ, wenn sich die Krankheit trotz täglicher Visualisierung verschlimmerte. Es gibt keine Heilungsgarantie und keinen Heilungsautomatismus, auch nicht im seelischen Bereich. Es wurde deutlich, was abläuft, wenn sich Patienten allein die Visualisierungsübungen aus der Simonton-Methode herauspickten und davon Heilung erwarteten. Der Schaden, sprich die Verzweiflung, war oft nach kurzer Zeit viel größer als der Nutzen. Der etwas reißerische deutsche Titel des ersten Buches:»Wieder gesund werden« schien zudem eine Suggestion in Richtung Heilung zu sein.

Carl Simonton arbeitete in den letzten 10 Jahren vermehrt an ergänzenden Strategien. Er bemerkte den Stress, den sich Patienten mit der Anwendung seiner Methode machten und legte in seinem neuen Buch»Auf dem Wege der Besserung«, das er gemeinsam mit einem Patienten schrieb, viel Wert auf Spaß und Freude im Leben.»Schreiben Sie mal 40 Tätigkeiten auf, die Ihnen Freude machen«, empfiehlt er seinen Patienten. In seinem Gesundheitsplan sollen die Ziele so gesetzt werden, dass es schwer ist, sie zu verfehlen. Was mich jedoch am meisten beeindruckt hat, war seine Betonung der Spiritualität für den Lebens- und Sterbeprozess.»Der macht ja meinen Job«, dachte ich, als ich bei ihm in der psychoonkologischen Weiterbildung war. Und immer wieder:»change your belief system« (= Ändere dein Glaubenssystem). »Beruht die Ansicht über dein Leben und deine Erkrankung auf einer Tatsache? Hilft sie dir, dein Leben so zu führen, wie du es führen möchtest?« Die spirituelle Dimension in seinem Leben zu entdecken bedeutet für einen Menschen auch, sich mit seiner Sterblichkeit auseinander zu setzen. Und so entlässt Simonton den Patienten in die Selbstverantwortung, wenn er sagt:»Ich bin bereit, mit dir die Schritte zum Leben zu gehen, aber es ist in Ordnung für mich, wenn du stirbst.«

Von dem oft etwas simplen Optimismus des ersten Buches ist Simonton jetzt zu einem tieferen Verständnis des Lebens vorgedrungen. Schade, dass er dem »Lockruf des Goldes« nicht widerstehen kann und seine Seminare in Deutschland zu Preisen anbietet, die völlig überzogen sind. Denn in einem derart teuren Seminar wirkt das bezahlte Geld als sekundäre Suggestion. Wehe, wenn es dann doch nichts wird mit der Heilung. Carl Simonton gebührt jedoch das Verdienst, die psychische Dimension in der Krebserkrankung populär gemacht zu haben. Seine konkreten, lebenspraktischen Anregungen geben Patienten, die sich vorher noch nie in ihrem Leben mit der seelischen Dimension der Erkrankung beschäftigt haben, einen guten Einstieg. Ich habe allerdings auch die Erfahrung gemacht, dass die Arbeit mit der Simonton-Methode in einer Patientengruppe – ergänzt durch ein solides psychotherapeutisches Angebot – die Wirkung erheblich steigern kann.

3 Jeanne Achterberg – »vivid clear images«

Begeistert und ein bisschen euphorisch schildert uns Jeanne Achterberg ihre Arbeit. Wir schauen in unserer Weiterbildungsgruppe ganz gebannt auf die Dias mit Patientenzeichnungen, die sie uns mitgebracht hat. Je klarer und lebendiger das Bild von den Zellen des Immunsystems, desto größer die Chance auf Zerstörung des Tumors, sagt sie. Dieser Behauptung, die sie auch prognostisch

versteht, liegt eine umfangreiche, langjährige Forschungstätig-
keit zugrunde. In ihrem 1985 in der amerikanischen Originalaus-
gabe erschienenen Buch »Imagery Healing: Shamanism and Mo-
dern Medicine« (Hamburg 1990: »Gedanken heilen«) schildert
sie beeindruckend, wie unser Immunsystem durch die Arbeit mit
inneren Bildern beeinflussbar ist. Als Medizinerin ist es ihr immer auch wichtig, ihre Ansichten naturwissenschaftlich zu fun-
dieren. »Unsere Seele denkt in Bildern«, das ist die Grundlage ihrer Arbeit, gleichgültig, ob es sich um innere oder äußere Bilder
handelt.

Über das limibische System reagiert der Körper; er ist also,
allgemein gesagt, durch Phantasie beeinflussbar. Beispiele gibt es
zuhauf. Manche Allergiker z.B. reagieren schon auf das Bild einer
Katze, wenn sie gegen Katzenhaar allergisch sind. So unternimmt
Jeanne Achterberg ausgedehnte Studien zur Wirkung der inneren
Bilder auf das Immunsystem. Sie findet sie in der Geschichte der
Heilkunde als »goldenen Faden«. Zuerst muss der Patient ein inneres Bild der Heilung entwickeln, das dann in ihm wirken kann. Dabei hat Jeanne Achterberg für die Beurteilung der inneren Bilder
Kriterien entwickelt. Der Patient wird gebeten, drei Hauptbestand-
teile des Vorstellungsprozesses zeichnerisch darzustellen: die
Krankheit, die Behandlung, das Abwehrsystem. »Diese Bilder
werden dann wie folgt geprüft und bewertet:

1. Die Vorstellung von der Krankheit wird nach der Lebendigkeit des Bildes beurteilt und auf Stärke und Durchsetzungs-
   vermögen hin überprüft.
2. Die Vorstellung von der Behandlung wird auf Lebendigkeit
   und Effektivität des Heilungsmechanismus hin überprüft.
3. Die Vorstellung des Abwehrsystems wird auf die Lebendigkeit der Beschreibung und Effektivität ihrer Funktionsweise
   hin überprüft.

Der Gesamtzusammenhang dieser drei Komponenten, die Art und Weise, in der das Bild integriert wurde, und der Grad an Symbolik haben sich ebenfalls als wichtige Faktoren erwiesen. Die symbolhaften Bilder sind, im Gegensatz zu den eher realistischen oder anatomisch korrekten Bildern, die besseren Propheten für einen Heilerfolg« (J. Achterberg, a.a.O., S. 146 f.). Dabei betont sie, dass die Vorstellungsbilder der menschlichen Physiologie entsprechen sollten, auch wenn sie verfremdet sind. Wenn sich eine Patientin mit einer Autoimmunstörung wie rheumatischer Arthritis ganze Bataillone von weißen Blutkörperchen als weiße Ritter vorstellt, verschlimmert sich ihre Erkrankung durch diese Hyperaktivität. »Aufklärung über die Krankheit ist deshalb in diesem Stadium des Vorstellungstrainings besonders wichtig, denn die Krankheit verstehen zu lernen, ist manchmal bereits der Beginn der Genesung« (ebd., S. 149). Der Begriff »Arbeit« mit Inneren Bildern ist übrigens wörtlich gemeint. Es reicht nicht, »ein bisschen so zu meditieren«. Ein geistiges Heiltraining durchzuhalten erfordert wie jedes Training Ausdauer, Disziplin und den entsprechenden Willen. Es dauert eine gewisse Zeit, bis die Entspannungsformeln internalisiert sind und jederzeit abrufbar schnell in die Tiefenentspannung führen. Viele Patienten berichten dann von Körpersensationen in den Körperzonen, die sie imaginieren. Immer bildet auch ein heilender Ort einen wichtigen Bestandteil der Imagination.

Vor einiger Zeit kam eine über achtzigjährige Frau zu mir in die Beratung. Sie klagte über Schwindelzustände bei ansonsten gutem Allgemeinbefinden. Sie ist immer noch in ihrem Geschäft gemeinsam mit ihrem Mann selbständig. Den Konflikt mit ihrer Tochter und die Sorge um ihren krebskranken Sohn hatte sie mangels anderer Erklärungen in Zusammenhang mit diesem Schwindelanfällen gebracht. Deshalb kam sie letztlich zu mir. Neurologisch hatte sie alles bereits abklären lassen. Alle medizinische Diagnostik blieb ohne Befund. Sie war mir gegenüber sehr skeptisch.

»Eigentlich glaube ich ja nicht an so einen Quatsch, mit der Seele und so.« Wir arbeiteten nicht im eigentlichen Sinne therapeutisch, sondern führten intensive Gespräche über ihr Leben. Im Laufe eines Gespräches fragte ich sie irgendwann, ob sie einen Ort erinnere, an dem sie sicher sei, dass dieser Schwindel nicht aufgetreten sei und auch nicht auftreten werde. Spontan fiel ihr der Mailänder Dom ein, den sie mehrfach mit ihrem Mann besucht hatte. Obwohl nicht besonders gläubig, liebte sie die ganz besondere Atmosphäre an diesem Ort. Ich ließ sie ausführlich erzählen und ermunterte sie dann, die Augen zu schließen und sich einen Platz in diesem Dom genau vorzustellen. Die Suggestion wirkte sofort. Kein Gedanke mehr an Schwindel. Nach einer Weile verabredeten wir, dass sie diesen guten Ort jederzeit in ihrer Phantasie aufsuchen könne, wenn der Schwindel wieder auftrete. Sie war überrascht und verwundert, aber unser kleines Experiment hatte ihr eingeleuchtet. So konnte sie mit Hilfe dieser Autosuggestion lernen, mit ihrem Schwindel zu leben. Natürlich war es auch in diesem Fall wichtig, zunächst mittels medizinischer Diagnostik die körperliche Situation abzuklären. Schwindel kann ja durchaus Symptom für krankhafte körperliche Veränderungen sein.

Entwickelt ein Patient zu verschwommene, unklare Bilder z.B. von seinen Makrophagen, den Großfresser-Zellen, erarbeitet Jeanne Achterberg mit ihm ein neues Bild. Eine ganz direktive Vorgehensweise, die uns non-direktiv zurückhaltenden europäischen Therapeuten schon fast als manipulativ erschien. Aber wenn es doch nützt? – In ihren neueren Forschungen beschäftigt sich Jeanne Achterberg verstärkt mit der Rolle der Frau in der Heilkunst. Gemeinsam mit ihrem Mann Frank Lawlis hält sie gelegentlich Vorträge in Europa. Es ist außerordentlich anregend, diese kompetente Frau über ihre Arbeit sprechen zu hören und sie zu erleben.

4 Wolf Eberhard Büntig – »Das gute Leben«

Dr. med Wolf Büntig ist Arzt und Psychotherapeut. Als Gründer und Leiter von ZIST (Zentrum für Individual- und Sozialtherapie) ist er seit über zwanzig Jahren in der therapeutischen Arbeit mit Krebspatienten und der Ausbildung von Therapeuten sehr erfahren. Er war der Erste, der bereits in den Anfängen der Humanistischen Psychotherapie zwei Aspekte in seine Arbeit glaubwürdig einbezogen hat: den ökologisch-umweltpolitischen Aspekt und die Arbeit mit körperlich schwer erkrankten Menschen. Vor 25 Jahren war das in der »Szene« mehr als ungewöhnlich. Für Büntig war Psychotherapie immer schon mehr als die neurotische Betrachtung des eigenen Bauchnabels und Rückzug aus der Welt. Ich verdanke ihm viel. In seinen Seminaren »Krankheit als Chance« begegnet er Menschen, die an Krebs oder einer anderen lebenbedrohlichen Krankheit leiden. Häufig wird die Teilnahme an einem solchen fünftägigen Seminar zu einem existentiellen Wendepunkt für sie. Dabei ist die paradoxe therapeutische Haltung von Wolf für jeden Therapeuten empfehlenswert, besonders für den, der mit Krebspatienten arbeitet. »Solange du lebst, rechne ich damit, dass du lebst; ich bin einverstanden, dass du stirbst, wenn es Zeit für dich ist; und wir wissen beide nicht, wann das sein wird.« Diese Haltung erlaubt dem Patienten, all das auszusprechen, was er sonst vielleicht nicht einmal zu denken wagt. Sie lenkt seinen Blick auf das Leben im Hier und Jetzt und befreit vom Starren auf das Ende. Sie setzt anstelle zwanghafter Lebensverlängerung um jeden Preis auf Lebensqualität. Sie überlässt es ganz dem Patienten, wie viel Kraft und Intensität er in seine Heilung investiert.

Dabei setzt die »Erlaubnis zum Sterben« erstaunlich viel an Lebenskraft frei. Die psychotherapeutische Arbeit Wolf Büntigs kann als Weg von der Normopathie zur Autonomie beschrieben werden. Was heißt Normopathie? Das Wort kommt aus dem Griechischen und heißt wörtlich übersetzt »Leiden an der Norm«. Wolf Büntig bezeichnet damit die Charakterstruktur, die zum Krebs disponiert. Es ist die verinnerlichte Gewohnheit, durch Liebsein, Gutsein, Vernünftigsein die eigene Daseinsberechtigung zu bestätigen. Außerdem sichert diese scheinbar altruistische Haltung die Kontrolle über die sinngebenden Objekte. Frei nach dem Motto: »Wenn ich immer lieb bin, kannst du mich nicht verlassen« (Wolf Büntig I., Die Arbeit mit Krebskranken aus der Sicht der Humanistischen Psychologie, nachgedruckt aus Beiträge zur Psychoonkologie, Wien, S. 8). Dahinter wirkt die ständige innere Drohung: »Wenn du nicht gut bist, wirst du verlassen.« Das bedeutet, jeder Zuneigung zu misstrauen. »Die anderen lieben mich ja nur, wenn ich lieb (erfolgreich, charmant, gesellig) bin.« Die lebenslängliche Angst vor dem Verlassenwerden, die Anstrengung, die Berechtigung zum Dasein verdienen zu müssen (vgl. »Die nichtgezündeten Kinder«), schaffen einen solchen Stress, dass das Immunsystem bei einem realen Verlust des Sinn gebenden Objektes zusammenbricht.

Wie führt nun der Weg zur Autonomie, und was ist das überhaupt? Die beiden griechischen Wortbestandteile »auto« und »nomos« heißen »selbst« und »Gesetz«. Ein autonomer Mensch ist dementsprechend einer, der sich »sein Gesetz selbst gibt«. Autonom zu sein bedeutet, aus sich selbst heraus zu wissen, wer man ist. Büntig formuliert treffend: »Autonomie heißt nicht, ich tue, was ich will, sondern ich weiß, was zu tun ist.« Dieses Wissen um meine Eigenart, meine eigene Art, ist in mir vorhanden. Es wird nur ständig durch die auf Anpassung bedachten Einflüsterungen stumm geschaltet. Dabei ist wichtig, dass Anpassung an sich nichts Schlimmes ist. Die entscheidende Frage ist nur, ist diese Anpassung aus Angst, verlassen zu werden, geschehen, also vom »falschen Selbst« (s.o.) entwickelt worden, oder liegt ihr die souveräne Entscheidung des autonomen Menschen zugrunde.

Natürlich hat auch dieser autonome Mensch Ängste, erlebt Trauer bei Verlust, entwickelt seine ganz persönlichen Macken. Der Unterschied: Er sagt ja; er sagt zu sich selbst ja; er durchtrauert seine Trauer, brüllt dazu seine Wut heraus, schluchzt seine Tränen heraus und lebt seine Lust.

Wir können uns als autonome Individuen anderen zu-neigen oder von anderen ab-wenden, können Kontakt als dynamischen Prozess erleben. Wir haben eine Wahl und sind nicht aus Angst auf das mörderische Spiel von Konfluenz (Verschmelzung) oder Isolation fixiert. Für Wolf Büntig führt ein solches Leben automatisch zu einem guten Leben. Er übersetzt die Kennzeichen des Lebendigen aus einem Lehrbuch der Pathologie von der anatomischen auf die psychische Ebene. Die Kennzeichen des Lebendigen sind: radikaler Stoffwechsel, Gestaltwandel bei Gestaltpermanenz, Verjüngung durch Fortpflanzung.

Auf der psychischen Ebene heißt das: radikale Kommunikation, d.h. Liebe, Schauen, Spüren, Sich-Zeigen und -Ausdrücken, permanente Entfaltung des Potentials; Wesenstreue; Verjüngung durch Sexualität und Kreativität. Getreu seiner Devise: »Wir lernen nicht durch Einsicht, sondern sehen nur manchmal ein, was wir gelernt haben«, lässt Wolf Büntig seine Patienten Erfahrungen über Bewegung machen.

Zwei Übungen sollen zum Schluss die Arbeit von Wolf Büntig lebendig werden lassen: das Stehenlernen auf dem Seil (dazu legt er ein ca. 22 mm starkes Tau von ca. 3 m Länge auf den Boden) und TaKeTiNa °R (eine rhythmische Körperarbeit, entwickelt von dem Percussionisten Reinhard Flatischler). »Menschen stehen im Kreis und entwickeln miteinander rhythmische Strukturen von steigender Komplexität durch Silbensprechen, Schreiten, Klatschen und Singen. Das wirkt auf den unterschiedlichsten Ebenen des Erlebens. Die Personen rechts und links im Kreis können wie Vater und Mutter wahrgenommen werden, die einem die

Schritte zeigen, wenn man selber rausfällt. Wenn man rausfällt und meint, jetzt wäre alles aus, weil man etwas nicht richtig gemacht hat, dann sieht man, dass die andern lachen, und sie lachen einen nicht aus, sondern sie lachen mit einem. Wenn man selber rausfällt, dann geht das Leben doch weiter und das ist eine wunderbare Metapher gegen die Angst vor dem Sterben. Wenn ich rausfalle – das Leben geht weiter ... Die zweite Übung, die ich ungern lassen möchte, ist das Stehenlernen auf dem Seil. Das ist wunderbar. Der Ehrgeiz und die Zwanghaftigkeit treiben uns immer wieder drauf, aber die Rigidität im Ehrgeiz und in der Zwanghaftigkeit lässt uns immer wieder runterfallen und der Organismus, die Person, der Mensch, der Körper lernt so ganz von selbst, sich zu lösen, Aufregung zuzulassen, Spaß zuzulassen, ganz gegenwärtig zu sein und durchlässig zu werden für bewegtes Leben ... Ich habe ja herausgefunden, dass es nicht schwierig ist, Traumen zu identifizieren und auch zu bearbeiten, dass es viel schwieriger ist, Menschen an das gute Leben zu gewöhnen« (Wolf Büntig, Krebs aus Sicht der Humanistischen Psychologie, in: Jahrbuch der Psychoonkologie 1995, Wien 1995, S. 145 f.).

6

»Die Angst ist mein ständiger Begleiter«

1 Angst

Angst gehört zum Leben. Sie gehört zu allem Lebendigen. Sie gehört zu Menschen und Tieren; für die Angst der Pflanzen haben wir vielleicht nur keine Wahrnehmung. Es gibt unterschiedliche Angstauslöser, aber die Angst als Urphänomen begleitet die Geschichte der Menschheit. Sie entsteht im ältesten Teil unseres Gehirns: im Hirnstamm. Hier werden die primären Reflextätigkeiten gesteuert. Dazu gehören die Urgefühle wie Angst, Wut und Angriffsbereitschaft. Priester und Philosophen, Theologen und Psychotherapeuten haben sich mit der Angst beschäftigt. Die Methoden zu ihrer Bewältigung wechselten, die Angst blieb. Gleichgültig ob es sich um eine reale äußere Bedrohung handelt oder nur um die gedankliche Vorstellung einer solchen, die körperlichen Prozesse laufen gleich ab. Unsere Sprache weiß um diesen komplexen Vorgang und bündelt ihn eben in dem Wort Angst. Die Angst ist das vorletzte Glied einer Kette, deren Ende die Erstarrung im Schock ist. Im Wort Angst ist das mittelhochdeutsche »aengh« enthalten: Als ein Gefühl der Enge, das bis zur Erstarrung gehen kann, beschreiben viele Menschen ihr Angstempfinden. Äußert vor der Erstarrung ein Mensch seine Angst, dann ist es das Schlimmste, die Anwort zu hören: Stell dich nicht so an! Davor braucht man doch keine Angst zu haben. – Das wirkt wie ein Schlag ins Gesicht. Man kann Angst haben und doch mutig sein. Angst hat nichts zu tun mit Feigheit, die eher eine moralische Kategorie darstellt.

Der Philosoph Sören Kierkegaard unterschied zwischen Angst und Furcht. Danach hat man Furcht vor bestimmten Objekten, Angst aber vor dem Unbestimmten, dem Nichts, der Sinnlosigkeit u. Ä. In der Furcht bleibt man als Person präsent, ja die Person wird durch die Furcht erst aufgerufen, eventuell sogar gestärkt. Angst dagegen liegt hinter der Person im Urgrund als auflösendes Moment der Existenz. Die Angst hat eigentlich eine lebenserhaltende Funktion. Durch den Reflex der Lähmung sollen wir an einem nächsten, möglicherweise lebensbedrohenden Schritt gehindert werden.

Natürlich ist uns im Normalfall unsere Angst nicht ständig bewusst, genauso wenig wie unsere Sterblichkeit. Das könnten wir ja gar nicht aushalten. Oder denken Sie ständig über Verkehrsunfälle nach, wenn sie Auto fahren? Im Leben mit einer Krebserkrankung verlieren wir die Unschuld in Bezug auf die Angst und unseren naiven Glauben, dass wir sicher sind in dieser Welt. Für Krebspatienten ist mit der Diagnosenstellung eine zentrale Angst gegenwärtig geworden: die Angst zu sterben. Sie begleitet von diesem Augenblick an den Menschen durch jede Behandlung, aber auch durch Phasen des Stillstandes der Krankheit, ja der Genesung: Was ist bei der nächsten Kontrolluntersuchung? Haben die sich auch nicht geirrt bei der Röntgenaufnahme? Wie lange hält der Erfolg? Ja, die Metastasen sind weg, aber was kommt dann? – Viele grausame Spiele spielt unser Geist mit uns: Wenn's jetzt nicht schlimm ist, dann vielleicht später ...

Da sitzt sie vor mir: eine gut aussehende Frau mittleren Alters. Ihre sechzig Jahre merkt man ihr auch auf den zweiten Blick nicht an. Nein, Metastasen hat sie keine, auch die in ihrer Leber sind wieder verschwunden. Ja, ihre Werte sind in Ordnung. Doch, ihr Leben mache ihr Freude. Eigentlich möchte sie mit ihrem Mann in den Süden ziehen. Aber was ist, wenn dann doch der Krebs wieder ausbricht? Das Risiko ist doch da, nach der mehrjährigen Krankengeschichte. »Soll ich mich nicht lieber auf den Tod vorbereiten?«

Aus lauter Angst vor dem Leben fragt man so. Nur nichts mehr wagen. Es könnte ja wieder ein tiefer Fall werden. Nur allzu verständlich. Das Leben wagen, heißt auch das Risiko von Schmerz und Enttäuschung einzugehen. Dann lieber in den altvertrauten, bekannten Lebensmustern bleiben, ja nichts riskieren. Ein an Krebs erkrankter Mensch muss lernen, mit seiner Angst zu leben; genauso wie jeder andere Mensch auch. Nur für den Krebspatienten hat diese tiefe Lebensangst plötzlich einen Namen: Krebs. Sonst hat er nur die Wahl, sie zu verdrängen.

Leider wissen wir inzwischen, dass unsere Seele viel Kraft braucht für diesen Verdrängungsprozess. Kraft, die uns für das Leben dann nicht zur Verfügung steht. Dieser Prozess des Lebens mit der Angst ist für Krebspatienten mit Sicherheit aktueller; existentiell wichtig für unseren Wachstumsprozess als Menschen ist er für jeden von uns. Wir müssen hart arbeiten, um ein Lebensmuster zu erkennen und dann zu ändern. Zumal der Erfolg nicht garantiert ist. Viele von uns sterben lieber als diesen radikalen Schritt zu wagen: den Schritt aus dem schwankenden Lebensschiff hinaus auf das Meer.

2 Der erste Schritt ist der schwerste: Petrus auf dem Wasser

Im Licht der untergehenden Sonne suchen zwei Männer ihren Weg abseits der großen Handelsstraße, die von Damaskus an Kapernaum vorbei bis an die Küste Palästinas nach Gaza führt. Ihre Schritte sind schwer geworden, sie sind augenscheinlich erschöpft von einem langen Marsch. Umso ungewöhnlicher ist es, dass sie nicht dem Weg zur nahen Siedlung folgen, sondern sich in östliche Richtung wenden. Sie tragen die übliche Kleidung ihrer Zeit. Über dem kurzen Lendenschurz eine Tunika aus Wolle, die von einem gefalteten Gürtel zusammengehalten wird. Ein viereckiges Tuch, mit einem Kreuz aus geflochtener Wolle bedeckt ihren Kopf. Verschwitzt gehen sie wortlos nebeneinander her. »Es kann nicht mehr weit sein«, sagt der Jüngere von beiden. »Ja, ja, ich kann schon das Plätschern der Wellen hören«, erwiderte sein Begleiter. Plötzlich taucht der See vor ihnen auf. In der Dämmerung wirkt er wirklich so groß wie sein Name vermuten lässt: das Meer. »Das Auge Gottes«, wie er auch genannt wird. Bekannt als See Genezareth, nach dem Namen der kleinen Fischerstadt an seinem Ufer. »Lass uns einen ruhigen Platz für die Rast suchen, dann will ich dir erzählen.« Der ältere der beiden Männer lässt seinen Blick über das Ufer des Sees gleiten, geht ein paar Schritte. Endlich ist er zufrieden. Er setzt sich in den Sand, lehnt sich an einen kleinen Felsen und schaut dem Spiel der Farben auf dem Wasser zu, das die untergehende Sonne in seinem Rücken rötlich färbt. Sein Begleiter stärkt sich mit einem Schluck Wein, den er aus dem ledernen Schlauch an seiner Seite nimmt und wartet bis der Ältere das Wort ergreift.

»Hier hat alles angefangen. Damals. Das kannst du dir nicht vorstellen, was für eine Kraft von diesem Mann ausging. Ich habe dir ja schon viel von Jesus erzählt, aber heute, hier am Ufer des

Sees, den er so liebte, möchte ich dir eine ganz besondere Geschichte erzählen. Eine Geschichte, die ich auch nach all den Jahren immer noch nicht richtig begreife. Du kannst sie dann später ruhig zu deiner Sammlung nehmen.«

Der junge Mann lauscht aufmerksam, um nur kein Wort zu verpassen. Manchmal hat er Mühe, den Älteren zu verstehen, wenn seine Stimme ganz leise wird. Der Wind weht sanft und bewegt die Wellen.

»Du musst nicht denken, dass es immer so ruhig und friedlich hier ist», beginnt der Ältere plötzlich. »Als ich hier noch als Fischer mit meinem Bruder Andreas arbeitete, wurden wir manche Nacht von einem plötzlichen Sturm überrascht. Das sind die Fallwinde, sagen die Alten. Das ›Auge Gottes‹ kann sich auch verdunkeln. Dann bist du beim Rudern schnell am Ende mit deiner Kraft und froh, wenn du den Wind im Rücken hast. Es baut sich eine Welle auf, die schon manches Boot in die Tiefe gerissen hat. Wir waren also den ganzen Tag an der anderen Seeseite mit Jesus zusammen gewesen. Es waren ihm so viele Leute in die Einöde gefolgt, dass wir überhaupt nicht wussten, was sie essen und trinken sollten. Aber er löste das Problem auf seine Art. ›Verteilt nur, was da ist. Es wird schon reichen.‹ Das tat es auch. Kaum hatten wir die letzten Krümel aufgesammelt, schickte er uns, seine engsten Freunde fort.

Er trieb uns förmlich, ins Boot zu steigen. Eigentlich wollten wir ja nicht. Der Wind hatte aufgebrist, wir wollten lieber die Nacht mit ihm an diesem unwirtlichen Ufer verbringen, als in der Dunkelheit über den See zu rudern. Immerhin eine Strecke von vielen Stadien (12 Kilometer). Aber seine Handbewegung duldete keinen Widerspruch. Wir schoben das Boot ins Wasser, einige von uns gingen an die Riemen, und schon bald mussten wir unsere ganze Kraft und Erfahrung einsetzen, um nicht vom Wind quergeschlagen zu werden. Ich weiß nicht mehr, wie lange wir gerudert haben. Jedenfalls wurde der Wind immer stärker. Wir drohten die Orientierung zu verlieren, obwohl einige von uns den See ganz genau kannten. Durch die Gischt hatten wir keinen klaren Blick mehr, sahen weder Ufer noch Lichter. Die jagenden Wolken ließen auch nur hin und wieder einen Blick auf den Mond zu. Wir lösten uns regelmäßig an den Riemen ab, aber gegen den Wind hatten wir keine Chance.

Ich muss wohl eingenickt sein, als ich plötzlich lautes Rufen hörte: Ein Gespenst, ein Gespenst. Träumte ich? Jedenfalls blickte ich genauso erstarrt wie die anderen in den Morgennebel und konnte einen Schrei nicht unterdrücken. Stand da nicht Jesus mitten in den Wellen und dem Wind? Instinktiv wollte ich zu ihm, aber die anderen hielten mich fest. Sprach er nicht zu uns: Habt keine Angst, ich bin es doch. Da gab es für mich kein Halten mehr: ›Wenn du es bist, dann befiehl mir über das Wasser zu dir zu kommen‹, rief ich in den Sturm hinein. Da, die Antwort: ›Komm‹. Ich sprang aus dem Boot, immer den Blick auf ihn gerichtet. Ich zitterte am ganzen Körper.«

Gepackt von der Schilderung hängt der junge Mann an den Lippen seines Begleiters, der selbst vor Erregung aufgesprungen ist. So sehr nimmt ihn die Erinnerung gefangen. »Irgendwann spürte ich plötzlich den Wind, der mir fast den Atem nahm, schaute auf die Wellen und schon schlugen sie über mir zusammen. Ich schrie, so laut es Angst und Wasser in meinem Mund zuließen.«

»Du bist doch Fischer, kannst du nicht schwimmen?«, fragt ihn der Jüngere.

»Kein Seemann oder Fischer lernt schwimmen. Da sind wir abergläubisch. –

Er hatte meinen Schrei gehört und streckte mir seine Hand entgegen. Zog mich zu sich und sagte: ›Warum hast du gezweifelt. Glaubst du mir nicht?‹ – Als ich wieder im Boot war, legte sich der Wind, so wie er gekommen war.

Weißt du, seit damals hat sich mein Leben noch einmal verändert. Ich habe meine Angst vor dem ersten Schritt verloren.« Damit rollt er sich auf die Seite, zieht seine Tunika enger um sich und schläft ein. Der junge Mann aber schaut in dieser Nacht noch lange auf den See und wartet auf den Morgennebel.

3 Die Angst zu versinken

In der Dunkelheit

Aus den Gesprächen mit Sterbenden weiß man, dass eine große Angst die vor dem Dunklen ist: im Dunklen versinken; orientierungslos, ausgeliefert an Kräfte, die zwischen Schmerz und Chaos uns zu verschlingen drohen; unfähig, selbst Einfluss zu nehmen. – Interviews mit Menschen, die so genannte »Nahtodeserlebnisse« hatten, berichten von zwei Elementen des Übergangs, die eigentlich außerordentlich ermutigend sind. Nach dem Erlebnis, durch einen tiefen Tunnel durch die Dunkelheit ins Licht zu gleiten, kam ein Lichtwesen auf den Sterbenden zu, um ihn zu begrüßen. Begleitet von einem Gefühl der Wärme und des Angenommenseins. Aber all diese Berichte helfen nicht gegen die Angst. Als genetischer Reflex scheint sie resistent gegen alle rationalen Aufklärungsversuche. Dabei haben wir alle einen vergleichbaren Übergang schon einmal erlebt: von dem angenehmen, warmen Paradies, in dem wir weder zu atmen noch zu essen brauchten, wo alle Farben und Geräusche angenehm gedämpft und gefiltert wurden; begleitet vom gleichmäßigen Pulsieren und Dröhnen einer mächtigen Trommel. Und dann wurde es eng. Zuerst verschwand das Wasser, dann wurde die Luft knapp und mächtige Wellenbewegungen schoben uns voran in ein ungewisses Dunkel. Handelt es sich bei der Angst vor dem *letzten* Übergang um eine Projektion unseres *ersten* Augenblicks in dieser Welt auf jenen letzten (vgl. S. Grof)?

Damit wäre zumindest die Bedeutung der Dunkelheit geklärt, denn für die alten Schöpfungsmythen ist die Dunkelheit für den Beginn der Welt konstitutiv. Die Griechen benannten es mit chaos, das hebräische tohu wabohu bezeichnet die öde Wüste, und Finsternis gehört dazu. »Am Anfang schuf Gott den Himmel und die Erde. Die Erde war noch öde Wüste, und Finsternis lag auf der Urtiefe, und Gottessturm bewegte sich über der Wasseroberfläche. Und Gott sprach, es werde Licht! und es ward Licht« (Genesis 1,1–3). Doch zunächst sind Licht und Finsternis noch eins. Einheit des Gegensätzlichen. Erst durch die Scheidung Gottes entsteht der Wechsel von Licht und Finsternis, entsteht die Grundordnung Zeit und ihre Gliederung von Tag und Nacht. Mit diesem Schöpfungsbericht will der Verfasser nicht erzählen, wie es bei der Schöpfung zugegangen ist. Das kann er nicht. Er will deutlich machen, dass die Grundordnungen von Zeit und Raum durch Gott festgesetzt sind, der Mensch mithin daran nichts ändern kann. In keiner anderen Schöpfungsdarstellung wird die Kategorie der Zeit der des Raumes vorgeordnet. Damit wird das Geschaffene wesentlich als Geschehendes geschildert und dann erst als Vorhandenes. Die moderne Kosmologie bestätigt diese Darstellung.

Es fällt noch die Bewertung des Lichts als »gut« auf. Die Finsternis ist damit per se negativ beurteilt. Welche alten Ängste und tief verankerten Befürchtungen der Menschenwesen haben sich hier eingeschlichen? Ist auch das in unserem Stammhirn gespeichert? – Im Neuen Testament wird die Bewertung von Licht und Dunkelheit am deutlichsten im Evangelium des Johannes. »Die Begriffe Licht, Wahrheit, Leben und Freiheit erläutern sich gegenseitig wie umgekehrt die Begriffe Finsternis, Lüge, Tod und Knechtschaft« (R. Bultmann, Theologie des NT, 1954, S. 367). Der Begriff des Lichts trägt überall in der religiösen Sprache die

Bedeutung des Heilsamen. Der Mensch orientiert sich im Licht, in der Finsternis ist er blind und findet seinen Weg nicht. »Licht« ist dabei nicht nur als Tageshelligkeit, sondern auch im Sinne von »Erhellung des Daseins« zu verstehen. Der Zustand der Erleuchtung ist den Mystikern aller Zeiten Ansporn und Ziel gewesen. Demgegenüber ist im Neuen Testament die Finsternis, die Nacht, nicht allein eine Zeitbestimmung, sondern beschreibt zugleich die seelisch-religiöse Zeit. Licht und Finsternis werden, besonders im Johannes-Evangelium, zu Metaphern für die Lebenssituation der Welt und des Einzelnen. Menschen, die sich mit ihrer Angst vor der Dunkelheit angesichts des Todes auseinander setzen, meinen damit eigentlich genauer den Sterbeprozess selbst. Sein Verlauf bleibt je individuell für den Lebenden im Dunklen. Andererseits sind aber die Nacht und oft der Übergang von Nacht zu Tag Zeiten der besonderen Offenbarung. Unter solchen Umständen erscheint Jesus z.B. Petrus und mehreren Jüngern am See Tiberias (Johannes 21). Im Auferstehungsbericht gehen die Frauen, »als es noch dunkel war«, zum Grab und finden es leer.

Im Seelenmeer

Seele ist ein germanisches Wort (gotisch »saiwala«), eine Ableitung des gotischen Wortes »saiws« (= Binnensee) und bedeutet ursprünglich »die zum See Gehörende«.

»Nach alter germanischer Vorstellung wohnten die Seelen der Ungeborenen und der Toten im Wasser.« (Duden, Das Herkunftswörterbuch, a.a.O., S. 662).

»Mir steht das Wasser bis zum Hals.« Gerade noch im Boot, das durch Wind und Wellen taumelt, und jetzt auf dem See. Hoch aufgerichtet steht die Frau vor mir, mit weit geöffneten, erschreckten Augen. Wir haben unsere kritische, reflektierende Distanz zum Text vom »Seewandel des Petrus« verlassen und sind hineingesprungen. Sind zum Boot und zum Sturm geworden, haben Wellen gepeitscht und die Luft ein- und ausgeatmet wie lange nicht mehr. Wir erleben biblische Geschichten, lassen sie lebendig werden, erfahren ihre Dramatik. Wir sehen uns in der Identifikation mit einzelnen Elementen körperlich und seelisch neu, verlieren die intellektuelle Distanz. Wir, das ist an diesem Abend eine Gruppe von 12 PatientInnen und ich. Wir haben die Kinikkapelle zur Bühne gemacht, spielen mit Lust und Schmerz das Drama unseres Lebens, gebündelt in der Geschichte vom »Seewandel«: Bibliodrama in einer Krebsklinik.

Im Kontakt mit einem biblischen Text sich selbst auf den Punkt bringen, eine Botschaft empfangen, vielleicht, und Lachen und Weinen und Staunen über das, was möglich ist in zwei intensiven Stunden, ist unser Vorhaben (vgl. 7.1): Wenn man sich mit einzelnen Elementen biblischer Geschichten identifiziert, wird ihr Symbolgehalt sofort ganz klar. »Welche Kraft ich als Wind habe. Ich habe gar nicht gewusst, dass ich trotz meiner Lungenmetastasen noch so schnaufen kann.« Mit roten Wangen und leuchtenden Augen steht eine Patientin vor mir, die zu Beginn unserer Arbeit voller Skepsis entschuldigend sagte: »Ich wollte mir das nur mal anschauen, was das ist: Bibliodrama. Ich kenne das nämlich nicht. Mitmachen kann ich leider nicht, weil ich so schlecht Luft bekomme.« »Ich bin ein Boot aus Eisen. In mir haben viele Menschen Platz. Ich trage sie alle. Egal wie es stürmt. So hab ich es immer gemacht. Bis mein Rumpf plötzlich Löcher bekam. Da wusste ich nicht mehr weiter. Aber das Boot verlassen?« – Das Boot als Symbol für die Kirche, so lesen viele Theologen diese Geschichte. Das Boot als Symbol für das eigene Lebensschiff, so erfahren die PatientInnen diesen Text. Da wird das Meer dann zum Wasser, das alles verschlingen kann. Zum Wasser als Synonym für alles, was im Leben nur an Haltlosigkeit, an Bodenlosigkeit, an Abgrund zu erfahren ist (vgl. E. Drewermann, Tiefenpsychologie und Exegese

Bd. II, S. 30 f.): die Angst vor dem Tod, die Angst vor der Sinnlosigkeit, die Angst vor der Macht des eigenen Unbewussten. Was kommt da alles in mir hoch? Wie kann man da das, wenn auch schwankende, Lebensschiff verlassen? Woher kommt die Kraft, der Mut zum ersten Schritt? Sie erwachsen aus dem Blick auf die schemenhafte Gestalt, die vom anderen Ufer auf uns zukommt. Auf das eine Wort »komm« hin verlässt Petrus das Schiff. Er wendet seine Unsicherheit in Vertrauen. »Herr, bist du es, so befiehl mir, zu dir zu kommen.« In diese Entscheidung werden wir durch das Leben gestellt. So etwas sucht sich niemand freiwillig aus. Lebenskrisen, Krankheiten sind solche Entscheidungssituationen. Traue ich dem »komm«? – Eine Ahnung taucht schemenhaft im Morgennebel auf: die Ahnung, wie ich, wie mein Leben von Gott gemeint sein könnten. Der Schritt auf das Wasser, das Verlassen des Schiffchens im Kontakt mit dem, der »komm« sagt, ist der Beginn einer Bearbeitung der Lebensangst.

Wenn ich aber das aus Normen, Erwartungen und Vorstellungen vom Leben gebaute Schiff verlasse, kann ich nasse Füße bekommen. Ohne Metapher gesprochen: Um das wirkliche Leben zu finden, muss ich bereit sein, vermeintliche Sicherheiten zu verlassen. Diesen Weg muss jeder Mensch für sich allein gehen. Das Ja zum eigenen Leben kann nur in Sturm und Wellen gewonnen werden. »Manchmal zweifle ich, ob mein Weg richtig ist? Dann habe ich Angst, ob ich mich nicht so stark verändere, dass meine Familie mich für egoistisch hält.« Als Petrus draußen auf dem Meer den Blick von Jesus weg auf Wind und Wellen richtet, versinkt er fast. Warum? Zweifel nennt Jesus diesen Vorgang. Zwei-(fel). Nicht Ein-(falt). Es ist unmöglich, sich mit der Angst vor dem Leben und dem guten Leben gleichzeitig zu beschäftigen. Es liegt in meiner Entscheidung, worauf ich den Blick richte. Scheint mir das Glas mit Wasser noch halb voll oder schon halb leer? – Zurück ins Boot ja, aber verändert! Man steigt nicht zwei-

mal in den gleichen Fluss, sagt ein Sprichwort. Der Wind, die
Angst haben sich plötzlich gelegt. Erfahrung ist an die Stelle von
Befürchtung getreten, Vertrauen an die Stelle von Angst. Auf dem
Lebensmeer befinden wir uns immer noch, aber nicht mehr angst-
voll in ein kleines Schiff gekauert, sondern mit der Erfahrung von
Freiheit und Errettung.

In den Schmerzen

»Ich habe Angst, dass ich vor Schmerzen schreien muss. Dass ich
total die Kontrolle verliere.« Schmerzen machen mürbe. Schmerzen erlauben nur sehr begrenzt ein Leben in Würde. Schmerzthera-
pie ist deshalb gerade bei Tumorpatienten unverzichtbar und in
98% aller Fälle erfolgreich. Ich will Schmerzen nicht weg-
psychologisieren. Sicher gibt es gute unterstützende mentale
Schmerzbewältigungstrainings. Man weiß z.B. inzwischen, dass
Patienten entschieden weniger Schmerzmittel benötigen, wenn sie
die Dosierung selbst bestimmen können. Die Lockerung in den
Verschreibungsmöglichkeiten von Schmerzmedikamenten für die
niedergelassenen Ärzte seit 1.1.1998 ist sehr zu begrüßen.

Doch der Schmerz hat auch einen psycho-dynamischen
Aspekt. »Reißen Sie sich doch etwas zusammen. Das kann doch
nicht so wehtun.« Der Zahnarzt arbeitet in meinem Mund. Mein
Kopf droht mit der Macht einer Sprengladung zu explodieren, Tränen laufen reflexartig über meine Wange, ich stemme die Füße
fester, immer fester gegen die Fußstütze, verkrampfe Rücken, Na-
cken, Hals, und was weiß ich noch alles. Ich stöhne, so gut es eben
geht mit einem Mund voller Werkzeuge. »Na bitte. Das ging
doch.« Ich bin zum Mord bereit. Nichts ging. »Du siehst mich nie
wieder, denke ich.« Und dann: »Wenn Sie Schmerzen haben, habe
ich einen Fehler gemacht.« Erleichtert atme ich jetzt durch. Nein,
ich muss meine Schmerzen nicht erklären und nicht meine Emp-

findlichkeit. Dieser Zahnarzt bearbeitet meinen Kiefer souverän wie Arthur Rubinstein seinen Flügel. Und ich werde zum Steinway. Vertrauen in seine Fähigkeiten, gepaart mit der Gewissheit, jederzeit die Notbremse ziehen zu können. Ich werde als Mensch, als Patient ernst genommen.

Wir haben sie alle gut gelernt, die Lektionen: Sei tapfer! Reiß dich zusammen! Da heult man doch nicht gleich! Stell dich nicht so an! Die Fähigkeit, Schmerzen zu ertragen, ist subjektiv so unterschiedlich wie das Schmerzempfinden selbst. Es hängt ab von der Tagesform, der generellen psychischen Verfassung und vielen anderen Faktoren. Manchmal reicht schon ein Stirnrunzeln oder eine knurrige Miene der Krankenschwester, um Patienten so einzuschüchtern, dass sie kein zweites Mal nach einer Schmerzspritze mehr fragen. Sofort ist das alte Programm aktiviert: Behalt die Kontrolle, reiß dich zusammen! Die Angst vor dem Kontrollverlust ist riesengroß. Schmerzen aktivieren diese Angst. Ein Leben lang haben wir gelernt, die Kontrolle zu bewahren. Die Kontrolle über unsere Gefühle, unsere Ausscheidungen und unsere Umgebung. »Vertrauen ist gut, Kontrolle ist besser.« Wir sind unsere eigene Geheimpolizei. Nur unser Sterben können wir nicht kontrollieren, genauso wenig wie unser Geborenwerden.

Dazwischen liegen ein paar Jahre und eine Menge an Er-ziehung. Da steckt das Verb ziehen drin. Gezogen wurden wir in diesem Prozess der Selbstverleugnung von vielen, die es gut mit uns meinten. Wir lernten, körperlich die Kontrolle vermeintlich herzustellen, indem wir uns versteiften, wenn es was mit dem Kochlöffel gab: Luft anhalten, Knie durchdrücken, Pobacken zusammen, Zähne aufeinander beißen ... Was meinen Sie, warum Soldaten so intensiv das »Still gestanden« üben? Selbst in unserer Sexualität wollen wir noch kontrollieren, und sei es den Orgasmus des Partners. »Petite mort« – kleiner Tod nennen die Franzosen den Orgasmus und meinen damit die Hingabe in ihrer intensivsten

Form, den totalen Kontrollverlust bis zur autonomen Körpereaktion. Wie total der Wunsch nach Kontrolle ist, hängt eng mit unserer Prägung in jener Zeit, als wir die Kontrolle über unsere Schließmuskel zu lernen hatten, zusammen. Siegmund Freud nannte das die anale Phase in unserer Entwicklungsgeschichte. Je rigider die Reinlichkeitserziehung, desto zwanghafter der Charakter, lautet seine These; desto größer die Angst vor dem Kontrollverlust, können wir ergänzen. Angesichts des Todes, wenn wir mit dieser Angst wieder konfrontiert werden, schließt sich der Kreis.

4 »Ich habe doch noch gar nicht gelebt« – Leben als Generalprobe

»Ich habe doch noch gar nicht gelebt«, sagt mir die Patientin mit Tränen in den Augen. Wir sprechen über ihre Angst vor dem Sterben, und sie sagt diesen Satz mit ganz leiser Stimme. Im Gespräch wird deutlich, dass sie all ihre Träume und Pläne von einem guten Leben auf den Ruhestand und die Ferien verschoben hatte. Dazwischen der ganz normale Alltagsstress. »Aber ich habe mich doch wohl gefühlt«, sagt sie beinahe entschuldigend. Jetzt ist sie 50 Jahre und hat große Angst, dass die Metastasen ihres Brusttumors ihr nur noch wenig Zeit lassen.

Häufig erlebe ich solche Szenen. Es ist, als wenn wir nur die Generalprobe unseres Lebens leben würden. Die eigentliche Aufführung soll irgendwann folgen. Irgendwann? – Am Ende des Johannes-Evangeliums wird die schon erwähnte Geschichte von der Erscheinung des auferstandenen Christus erzählt (lesen Sie einmal: Johannes 21). Petrus befinet sich mit anderen Jüngern am Ufer des Sees Tiberias. Auf seinen Hinweis, dass er Fischen gehe, schließen sich ihm die anderen an. Sie fischen die ganze Nacht und

114

fangen nichts. – Ich kann sie förmlich vor mir sehen mit ihren hängenden Schultern und grauen Gesichtern: Na ja, gehen wir halt mit. Antriebslos, ohne eigene Initiative folgen sie ihm. Erfolg stellt sich keiner ein. Wie denn auch. Diese Resignation, ja Hoffnungslosigkeit wirkt bedrückend. Eine kleine Bemerkung nur, doch in ihr ist ein ganzes Lebenskonzept enthalten. Wie oft leben wir mit diesem Gefühl: Es ist ja doch alles egal. Wo ist das süße Gefühl, lebendig zu sein, geblieben? – Dann die Kehrtwende: Sie lassen sich trotz Erschöpfung auf Jesu Aufforderung, es noch einmal zu probieren, ein. Jetzt stellt er sich ein, der Erfolg: Jesus hat uns viele Hinweise auf gelingendes, volles Leben gegeben.

5 Ein Schatz: Hier und jetzt

»Angst ist die Kluft zwischen dem Jetzt und dem Später.« Durch Probehandeln versuchen wir diese Kluft, dieses Nichts, das als bedrohlich erlebt wird, zu füllen. Wir füllen es mit Plänen und Versicherungen und Versprechungen. Dabei ist allein der gelebte Augenblick wirklich. Fritz Perls, der Begründer der Gestalttherapie, der dieses tiefenpsychologische Verfahren in Weiterentwicklung der Psychoanalyse und der Gestaltpsychologie schuf, war in die Poesie des Augenblicks verliebt. Er war für ihn allein wirklich, und wir sind es in ihm. Mit all unseren Ängsten und Abwehrmechanismen, unseren Neurosen und Störungen, unserer Freude und unserer Lebenslust sind wir in jedem Augenblick unseres Lebens gegenwärtig. Nur meistens nehmen wir es nicht wahr. Zu sehr sind wir mit unseren Gedanken, Strategien und Vermeidungen von unbequemen Gefühlen beschäftigt. Deshalb ist das wichtigste therapeutische Medium der Gestalttherapie die Wahrnehmung: die Selbstwahrnehmung und die Fremdwahrnehmung. Gestaltherapie hat ihren Namen (der auch im Englischen beibehalten wurde) übrigens von der Erkenntnis der Gestaltpsychologen zu Anfang dieses Jahrhunderts, dass aus dem Grund unserer Wahrnehmung immer nur eine Figur aufsteigen und ins Bewusstsein treten kann. Diese Figur kann ein Bedürfnis wie Essen oder Schlafen sein: Es bildet eine offene Gestalt. Geschlossen wird diese Gestalt durch die Befriedigung des Bedürfnisses.

Wird ein Bedürfnis nicht befriedigt, bleibt es als offene Gestalt in uns lebendig und bindet unsere Energien. Gewöhnlich läuft dieser Prozess unbewusst unterhalb der Wahrnehmungsschwelle ab. Durch Steuerung der bewussten, nicht bewertenden Wahrnehmung entsteht die Möglichkeit, offene Gestalten wahrzunehmen und, statt sie durch neurotische Abwehrmechanismen zu vermeiden, zu schließen. Im Erleben liegt Heilung. Dabei kann es sich auch durchaus um alte Verletzungen, Konflikte und Kränkungen handeln. Sie werden in ihrer aktualisierten Form in der Gegenwart bearbeitet. Das Hier und Jetzt ist der Zeitpunkt, an dem ich lebe. Alles andere ist Zukunft oder Vergangenheit. Sich im Hier und Jetzt, im bewussten Wahrnehmen seiner Empfindungen zu schulen bedeutet einen Anker zu haben. Der Anker bewahrt vor Gedankenspielen, die verrückt machen. Er bewahrt auch vor selbstzweiflerischem Grübeln über verpasste Gelegenheiten der Vergangenheit. Wie das geht?

Hier ist eine Übung, die es Ihnen zeigt. Beginnen Sie, während Sie diesen Satz lesen, auf Ihre Atmung zu achten, und darauf, wie Sie sitzen. Ja genau so. Bewerten Sie Ihre Wahrnehmungen nicht. Ich zeige Ihnen, was ich meine. Ach ja, und beginnen Sie jeden Satz mit: Hier und jetzt nehme ich wahr.»Hier und jetzt nehme ich wahr, wie meine Finger über die Tastatur gleiten, mein Blick auf den Bildschirm fällt. Hier und jetzt spüre ich einen leichten Schmerz zwischen meinen Schulterblättern. Ich sollte mich nicht so hängen lassen und gerade hinsetzen. – Falsch! Das Letzte ist keine

Wahrnehmung, sondern ein Gedanke. Weiter. Hier und jetzt spüre ich meinen geschlossenen Mund und wie meine Zunge gegen den Oberkiefer drückt. Ende.

Was, das soll etwas bewirken, meinen Sie?

Probieren Sie das einmal drei Minuten pro Tag aus. Nur Wahrnehmung. Wahrnehmen können Sie nur Eigenschaften: warm, kalt, angespannt usw. Sie können Ihre Wahrnehmungen auch aufschreiben. Sie können diese Übung überall machen. Sogar blitzschnell an der Ampel, wenn Sie im Auto sitzen. Aber auch, wenn Sie Angst vor der nächsten Chemotherapie oder einer Untersuchung haben. Solange Sie intensiv mit dieser bewussten Wahrnehmung beschäftigt sind, ist kein Raum in Ihnen für irgendwelche anderen Gedanken. Das tut gut.

Diese kleine Übung ist ein wirklicher Schatz, der uns im Augenblick zentriert, uns wirklich an-wesend sein lässt.

Im Kontakt mit einem anderen Menschen können Sie diese Übung auch machen. Aber beginnen Sie zunächst, indem Sie keinen Blickkontakt zu Ihrem Gegenüber aufnehmen. Trauen Sie sich ruhig Ihre Empfindungen auszusprechen. Dann schauen Sie Ihr Gegenüber an und schildern weiter Ihre Wahrnehmungen.

Fällt es Ihnen leicht oder schwer, sich zu spüren, wenn Sie mit einem anderen Menschen im Blickkontakt sind? Fragen Sie sich vielleicht: Was will der wohl von mir hören?

Bleiben Sie bei sich und lassen Sie den anderen da, wo er ist. In ihren Empfindungen hat er nichts zu suchen. Das ist Ihre eigene Welt.

Mit dieser und anderen Wahrnehmungsübungen gelingt es auch, Schmerzpatienten mental gut zu unterstützen, sie im Hier und Jetzt zu verankern.

Nun noch eine kleine Geschichte: Treffen sich drei Schüler von berühmten Meditationsmeistern. Sagt der Erste: Mein Meister kann sich so konzentrieren, dass er über glühende Kohlen gehen kann. Sagt der Zweite: Ha, mein Meister kann sich so konzentrieren, dass er allein mit Gedankenkraft Gegenstände bewegen kann. Der dritte Schüler schweigt einen Augenblick, dann sagt er: Mein Meister konzentriert sich so: Wenn er geht, dann geht er; wenn er ruht, dann ruht er; wenn er wach ist, dann ist er wach.

7

»Vertrauen zu meiner Intuition zurückgewinnen«

1 Die Geschichte von Bileams Eselin – oder: Die innere Weisheit ist weiblich

Ein schöner Spätsommerabend. Durch die bunten Fenster fällt das Licht des vergehenden Tages in die Kapelle. 15 Patientinnen und ich treffen uns hier auf meine Einladung zu einem Bibliodramaabend. Wir haben uns in dem Raum bewegt, ihn erfahren, uns etwas vertraut gemacht. Jetzt sitzen wir im Kreis; auf meine Frage, ob sich jemand etwas unter dem Wort Bibliodrama vorstellen könne, kommen verschiedene Assoziationen: »Klingt so nach Bibel«, »aber was soll dann das Drama?« Meine kurze Erläuterung klingt ungefähr so: »Das Wort Bibliodrama besteht aus zwei Teilen: Biblio und Drama. Biblio kommt aus dem Griechischen und heißt Buch, hier steht es für Bibel. Drama ist ein Schauspiel mit einem bestimmten Aufbau. Heute Abend sind Sie die Hauptdarsteller, und das Stück entsteht erst noch. Ich werde Ihnen gleich nach einer kurzen Entspannungsübung eine biblische Geschichte zweimal langsam vorlesen. Anschließend schauen wir uns einzelne Elemente dieser Geschichte genauer an.«

Es gibt verschiedene Methoden, bibliodramatisch zu arbeiten. Ich musste meine Methode anhand der sehr engen Rahmenbedingungen des klinischen Settings entwickeln. Ich nenne es »fokussierendes Bibliodrama«. Die Bedingungen sind: zwei Stunden Zeit, unterschiedlichstes Teilnehmerniveau (von der Psychologin mit Vorkenntnissen bis zu jemandem, der »nur mal zugucken will«, ohne jede Vorerfahrung), unterschiedliche emotionale und körperliche Belastbarkeit. Viele Teilnehmer sehe ich an dem Abend des Bibliodramas zum ersten Mal. Ich habe zwei Ziele: 1. Jede/r soll eine Botschaft für sich aus dem Text mitnehmen können; 2. diese Botschaft soll eher stabilisieren als labilisieren und vor allem neue Kräfte in sich entdecken lassen. Dazu muss der Prozess der therapeutischen Tiefung genau dosiert werden. Zur Sicherheit weise ich am Ende des Abends immer noch auf die Möglichkeit von Einzelgesprächen hin, um offen gebliebene Fragen zu bearbeiten. Gruppendynamische Aspekte interessieren nur im Hintergrund. Heute habe ich mich für eine Geschichte aus dem Alten Testament entschieden. Die Geschichte von Bileam und seiner Eselin. Sie steht im Buch Numeri, im 22. Kapitel (Text s. Anhang). Die Episode mit der Eselin ist nur ein kleinerer Teil dieser Geschichte. Ich erläutere immer kurz den Zusammenhang der Texte, mit denen ich arbeite. Die Erzählung spielt in der Zeit, als das Volk Israel noch nicht sesshaft war. Der nicht-israelitische Seher Bileam wird vom König der Moabiter gerufen, um das Volk Israel zu verfluchen. Der König hofft, dass er es dann besiegen kann. Er hat Angst, dass das Volk seinen Besitz auffrisst, wie ein Rind das Gras von der Weide. Von Bileam weiß man, dass das, was er verflucht, auch verflucht ist. Als Bileam nun den Auftrag bekommt, das Volk zu verfluchen, wartet er zunächst eine Nacht, um mit Gott zu sprechen. Gott sagt zu ihm: »Geh nicht mit ihnen, verfluche das Volk auch nicht; denn es ist gesegnet« (Numeri 22,12). Nach der erneuten Bitte noch mächtigerer Fürsten, erlaubt Gott Bileam plötzlich, mit ihnen zu gehen. Allerdings soll er nur das tun, was Gott ihm sagen wird. Nun folgt die Geschichte (Numeri

22,21–35), die ich nach einer kurzen Trance-Induktion zweimal sehr langsam lese.

Meine Anleitung: »Nachdem alle wieder mit ihrer Aufmerksamkeit in diesen Raum zurückgekehrt sind, bitte ich Sie aufzustehen und gemeinsam mit mir durch den Raum zu gehen. Ich werde jetzt einzelne Elemente dieser Geschichte herausgreifen, mit denen wir uns identifizieren. Sie stellen sich dann also z.b. vor, Bileam zu sein. Es kann sein, dass Sie sich mit einigen Elementen nicht identifizieren möchten, das ist in Ordnung. Wir schauen uns dann an, was es Ihnen so schwer macht. Wir bewegen uns jetzt, jeder in seinem Rhythmus und Tempo. Stopp! Stellen Sie sich bitte vor, Sie wären der Weg, auf dem Bileam reitet. Welche Körperhaltung müssen Sie einnehmen, um diesen Weg zu verkörpern?«

Einige legen sich auf den Boden, wer das nicht kann, macht sich auf seinem Stuhl ganz lang. Ich gehe herum und frage: »Können Sie beschreiben, was für eine Art Weg Sie sind?« Eine ganz zarte Frau, von der Krankheit schon gezeichnet, antwortet ganz leise: »Ich bin ein schmaler Weg.« »Welche Oberfläche haben Sie als Weg?« »Lauter kleine spitze Steine.« »Können Sie uns sagen, wie Sie sich als schmaler Weg mit spitzen Steinen fühlen?« Ihre Stimme wird noch leiser, Tränen steigen auf. »Ganz schlecht fühle ich mich. Alle trampeln auf mir rum. Das war schon immer so.« Sie schluchzt jetzt, ich berühre sie an der Schulter und frage nach einiger Zeit: »Und die Steine, was machen die mit den Fußgängern?« Sie schaut mich etwas verwundert an. »Die piksen, besonders wenn man barfuß geht. Das geschieht denen doch recht. Was trampeln sie auch auf mir rum.« Plötzlich kommt Farbe in ihr bleiches Gesicht. Ich sage zu ihr: »Was können Sie noch tun als Weg, außer mit den Steinen zu piksen?« »Trampelt nicht so auf mir rum, geht gefälligst anständig mit mir um«, ihre Stimme wird fester, als sie den Satz noch einige Male wiederholt. »Zu wem können Sie das noch sagen«, frage ich sie plötzlich. »Zu meinen Geschwistern

120

und meinem Mann.«»Tun Sie das, je lauter desto besser.« Am Ende unseres Dialogs stehe ich 10 Meter entfernt, und sie ruft »ihren Satz« voller Kraft.

Erschrocken über die ungewohnte Lautstärke hält sie inne, die Gruppe beginnt zu klatschen, mit hochrotem Kopf setzt sie sich. Im anschließenden kurzen Gespräch fasst sie den Beschluss, eine Familienkonferenz hier in der Klinik einzuberufen, um »mal Klartext zu reden«. Wir gehen weiter, bewegen uns, verabschieden uns von dem Weg und nehmen mit Bileam Kontakt auf. Zunächst fällt es einigen Frauen schwer, sich in diesen Mann zu verwandeln. In einen Mann überhaupt, aber dann noch in den. Auf meine Frage, was denn so schwierig sei an diesem Bileam, kommen verschiedene Reaktionen. Vor allem seine Aggressivität schreckt ab. Nachdem sich einige auf das Abenteuer eingelassen haben, entsteht plötzlich ganz viel Dynamik in der Gruppe. Viele geben ihre Zurückhaltung auf und dreschen mit dem imaginären Stecken auf »ihre Eselin« ein, dass es nur so kracht.

»Was spüren Sie jetzt?«, frage ich eine mir schon gut bekannte Patientin: »Ja was schon, ich hab halt eine Sauwut«, ruft sie. »Das blöde Vieh geht nicht vorwärts, und ich muss doch weiter.« »Wohin denn, weiter?«, frage ich. »Ist doch egal, Hauptsache es geht vorwärts. Das konnte ich noch nie haben, wenn sich mir jemand so grundlos widersetzt hat. Das ist ja zum Kotzen.« Sie redet sich sichtlich in Rage. »Aber die Eselin hat doch einen Grund, Sie sind doch blind in Ihrem weiter, weiter«, versuche ich sie zu provozieren. Sie schaut mich mit großen Augen an. Wird ganz ruhig. Stille im Raum. Die Gruppe hält den Atem an. »Ja, ich war blind, viele, viele Jahre lang. Blind und taub für alle Signale. Gleich, ob kleine Krankheiten oder immer diese traurige Stimmung. Ich habe versucht, dagegen anzukämpfen, aber es ging nicht. Dann schließlich der Hammer, dieser Lymphdrüsenkrebs. Da bin ich wirklich zusammengebrochen.« Sie steht hoch aufgerichtet da, ihre Augen blicken in ein Land, das wir andern nicht sehen können. Sie spricht mehr zu sich selbst: »Und dabei hat's der Esel die ganze Zeit gewusst. Wer ist hier eigentlich der Esel?« Plötzlich beginnt sie zu glucksen und lacht und lacht, und wir müssen alle mitlachen. Ja, wer ist denn hier der Esel?

Jetzt kommen wir zur heimlichen Hauptperson der Geschichte: zur Eselin. Die Identifikation geht ganz leicht für die Frauen. Diese Rolle scheint ihnen zunächst vertraut. Tragen und dienen in Treue. Na ja, geschlagen werden natürlich nicht. Plötzlich fragt eine: »Das ist ja gar kein Esel, das ist ja eine Eselin. Die Eselin sieht mehr als der Mann Bileam. Ob das, was mit der männlichen und weiblichen Seite in uns zu tun hat?« »Man sieht nur mit dem Herzen gut«, zitiert eine andere den »Kleinen Prinzen«. Plötzlich sind wir in einem ganz intensiven Gespräch über animus und anima und die innere Weisheit, wie sie auch in den Meditationen bei Simonton genannt wird. »Ja klar, die innere Weisheit ist weiblich«, lachend rufen die Frauen mir das zu. Und sie erzählen von ihren Erfahrungen mit »Engeln«, die sich ihnen in den Weg stellten, aber der Kopf sah sie nicht, und dann gab es sie auch nicht. »Weiter« hieß das Programm.

Plötzlich fragt jemand: »Warum hat es sich Gott eigentlich mittendrin anders überlegt, der hat den Bileam doch erst in das ganze Dilemma gebracht?« – »Das werden wir wohl nie erfahren, warum Gott zornig geworden ist, nachdem er Bileam erst gehen ließ. Aber was würden Sie sagen, was ist für Bileam herausgekommen bei der ganzen Geschichte?« – »Ihm sind die Augen aufgegangen, Gott hat ihm eine Chance gegeben, etwas für sein ganzes Leben zu lernen. Ist das nicht Grund genug?«, fragt eine Frau, die bisher noch nichts gesagt hat. »Ich bin es leid, immer nur zu fragen, warum Gott dieses oder jenes tut oder nicht, oder zulässt. Für mich ist entscheidend, was ich lernen kann aus dem Dilemma, in dem ich jetzt stecke. Heute habe ich entdeckt, dass die Eselin in mir viel mehr weiß und sieht, als ich je geahnt habe.« – »Eigentlich ist sie ja die Hauptperson der ganzen Geschichte. Nicht die Fürsten oder Bileam, der Engel oder Gott.«»Ja, ja mich erinnert es daran, wie ich mit meinem Körper umgegangen bin«, erzählt eine sehr junge Patientin. »Funktionieren sollte er halt, aber ›ich‹, das war nicht mein Körper. ›Ich‹, das waren meine Gedanken, vielleicht noch meine Gefühle. Allmählich entdecke ich, wie die Eselin in mir viel mehr sieht und den Weg genau kennt.«

Wir haben noch eine ganze Weile so zusammengesessen. Allmählich ist es immer dunkler geworden, bis schließlich jemand sagte: »So, da haben wir aber noch einiges zu verdauen heute Nacht. Aber eine Frage habe ich noch: Wie ist das eigentlich ausgegangen mit Bileam?« – »Er konnte das Volk Israel einfach nicht verfluchen. Er musste es segnen. Sehr zum Leidwesen seiner Auftraggeber. So ist aus dem Fluch ein Segen geworden.« Schweigen in der Runde. Unausgesprochen hängt die Frage im Raum: »Ob das mit meiner Erkrankung auch so gehen kann?« – Man verabschiedet sich, einige wollen noch einen Gesprächstermin, die Frage nehmen sie wohl mit in die Nacht.

Als ich ein paar Minuten später langsam die dunkle Bergstraße, die mich nach Hause bringt, hinunterfahre, gehen mir wie schon so oft Gedanken durch den Kopf. Mein »inneres Parlament« diskutiert: »Darf man so mit biblischen Texten umgehen?«, fragt der Theologe. »Völlig unhistorisch, kein Wort hast du zu historisch-kritischen Hintergründen der Bibelstelle gesagt. Die Patienten glauben doch jetzt, dass dieser Bileam wirklich so gelebt hat, dass das alle so passiert ist.« »Ja und?«, fragt trotzig eine andere Stimme. »Schadet das irgendwem?« – »Das ist naiver Biblizismus«, ruft der Theologe aufgeregt. »Zunächst muss man doch festhalten, dass die Perikope hier ein Produkt der Theologie des Jahwisten ist, eines Sammlers alter Sagen und Geschichten des Volkes Israel, der zur Zeit Salomos lebte und ein beeindruckendes

Werk geschaffen hat.« – »Wen interessiert das denn von den Frauen, die da heute in der Gruppe waren. Spar dir das für deine nächste Predigt«, wirft die andere Stimme ein. »Die Bileam-Perikope war ursprünglich eine selbständige Fabel, die wegen der Segenssprüche in das Werk des Jahwisten aufgenommen wurde«, beharrt der Theologe. »Hast du nicht die Lebendigkeit und Vitalität gespürt, die plötzlich in den Augen und der Haltung der Frauen in der Gruppe zu sehen war?« So kann es noch lange weitergehen. Gott sei Dank bin ich dann zu Hause, und als die Autotür ins Schloss fällt, verstummt auch die lebhafte Debatte in mir.

2 Wesen und Charakter – oder: »So ihr nicht werdet wie die Kinder«

»Die hat sich aber kindisch benommen.« Als Urteil über das Verhalten eines anderen Menschen ist ein solcher Satz absolut vernichtend. »Kindisch« ist gleichbedeutend mit zurückgeblieben, unkontrolliert, unbeherrscht, eben nicht erwachsen. »Das Unglück des Menschen rührt daher, dass er zunächst Kind gewesen ist«, sagt Descartes. Was ist im Laufe unserer Entwicklung vom Kind zum Erwachsenen mit uns geschehen? Wo ist das Kind, das wir einmal waren, geblieben? Gibt es ein »kindlich« sein, ohne »kindisch« zu sein? – Es gab eine Zeit, in der wir schutz- und grenzenlos bedürftig in diese Welt geworfen wurden. Ohne Fürsorge und Zuwendung wären wir gestorben. Für die Befriedigung unserer Bedürfnisse konnten wir nicht selbst sorgen. Nähe und Distanz zu anderen Menschen nicht bestimmen. Die kleine Welt war in Ordnung, wenn wir gewärmt an Leib und Seele, gefüttert und rundum versorgt wurden; wenn die vertraute Stimme der Mutter, ihr Blick, ihre Körperwärme, ihr Herzschlag den Grund für unser Urvertrauen in diese Welt legten. Die Bestätigung im Dasein, das Gefühl willkommen zu sein, wirkten prägend für unseren Kontakt zur Welt in unserem späteren Leben.

Man nennt ein Kind manchmal ein »kleines Wesen«. Unbewusst drückt die Sprache damit aus, dass wir am Beginn unseres Lebens ebenso wie an seinem Ende nur in unserem ganz ursprünglichen Wesen an-wesend sind. Das »Wesen« eines lebendigen Wesens bezeichnet seinen genetischen Bauplan und seine »Anlagen«. Das »Wesen« einer Eiche z.b. besteht darin, in der Form einer Eiche zu wachsen, ihr Potential zu entfalten. Der Begriff des »Wesens« wird in der Humanistischen Psychologie benutzt, um den inneren Kern eines Menschen zu beschreiben. »Ich rechne zu dieser wesentlichen inneren Natur die instinktoiden Grundbedürfnisse, die Kapazitäten, die Talente, die anatomische Anlage, die physiologischen oder naturbedingten Gleichgewichte, Verletzungen vor der Geburt und während der Geburt und die Traumata des Neugeborenen. Dieser innere Kern zeigt sich als natürliche Neigungen, Vorlieben oder innere Richtung ... Dieses Rohmaterial fängt sehr rasch an, zu einem Selbst heranzuwachsen, wenn es auf die äußere Welt trifft und in Transaktion mit ihr einzutreten beginnt« (A. Maslow, a.a.O., S. 190). Paulus benutzt dafür das Wort »charismen«: Gaben also, die wir nicht erworben, sondern geschenkt bekommen haben. Sie wollen nicht bewertet, sondern gelebt, nicht verglichen sondern genutzt werden. Gegensätzlich benutzen wir das Wort »Charakter«. Das Wort kommt aus dem Griechischen und meint von seiner ursprünglichen Bedeutung her: das Geprägte, der Abdruck, aber auch: der Stempel, den eine Sache trägt. Im übertragenen Sinne wird von Gott gesagt: »Er formte den Menschen als einen Abdruck seiner eigenen Gestalt« (1. Klemensbrief 33,4). So bezieht sich Charakter im psychologischen Sinn auf die geistig-seelische Prägung eines Menschen. Im Griechischen wird das Wort interessanterweise aber auch auf die äußere Erscheinung, die Gestalt eines Menschen angewandt. Das erinnert uns an Wilhelm Reich und seinen Begriff des Charakterpanzers, also der körperlichen Verfestigung seelischer Strukturen.

Wir benutzen das Wort »Charakter« hier mit diesem Hintergrund, um das Gelernte, das Produkt der Erziehung, die Internalisierung von Ge- und Verboten zu bezeichnen. Umgangssprachlich geht das häufig etwas durcheinander. »Der hat aber einen guten Charakter«, soll eine Wertschätzung ausdrücken. In unserem Sinn bedeutet es nur, dass er sich gut an die Anforderungen seiner Umwelt angepasst hat, dass seine Prägung sozial akzeptiert ist. »Je mehr Charakter ein Mensch hat, desto weniger Möglichkeiten hat er« (Fritz Perls). Im Gegensatz zum Charakter also ist es unser Wesen, das uns den unmittelbaren Zugang zu unseren authentischen Bedürfnissen mitteilt: Ein Leben unserem Wesen gemäß, meint Lawrence LeShan, wenn er von der Lebensmelodie spricht. »Dieser innere Kern, auch wenn er biologische Grundlagen hat und ›instinktoid‹ ist, ist in einem gewissen Sinne eher schwach als stark. Er wird leicht überwunden, unterdrückt oder verdrängt. Er kann sogar auf die Dauer vernichtet werden. Menschen haben nicht mehr Instinkte im animalischen Sinne, mächtige, unverkennbare innere Stimmen, die eindeutig sagen, was, wann, wo wie, und mit wem zu tun ist. Alles, was uns noch geblieben ist, sind Reste von Instinkten. Und außerdem sind sie schwach, subtil und zart ausgeprägt, vom Lernen, von kulturellen Erwartungen, Angst, Missbilligung usw. sehr leicht zum Verstummen zu bringen. Sie sind schwer zu erkennen, nicht leicht« (A. Maslow, ebd.).

Wie wir uns hindern, diese inneren Stimmen zu hören, ist eine durch Muskelkontraktion geleistete Arbeit, sagt Wilhelm Reich. Am Beginn unseres Lebens sind wir mit all dem ausgestattet, begabt, was wir zum Leben brauchen. Einiges bedarf der Bestätigung durch die Welt, um sich zu entwickeln, anderes folgt einem inneren Gesetz. Es gibt eine Stelle im Neuen Testament, die diesen Zusammenhang sehr eindrücklich darstellt: »So ihr nicht werdet wie die Kinder, so werdet ihr nicht in das Himmelreich kommen« (Matthäus 18,3). Jesus will den Rangstreit unter seinen Jüngern beenden, indem er ein Kind mitten unter sie stellt und sie zur Umkehr ermahnt. Offensichtlich waren selbst seine engsten Vertrauten mit sehr menschlichen Fragestellungen beschäftigt. Vielleicht hat aber auch der Verfasser des Matthäus-Evangeliums aktuelle Probleme in der jungen Christengemeinde mit einem Wort aus Jesu Mund, das als durchaus ursprünglich angesehen werden darf, beenden wollen.

Bei jeder Taufe in der Evangelischen Kirche wird die ursprünglichere Parallelstelle aus dem Markus-Evangelium vorgelesen (Markus 10,13–16):

Und sie brachten Kinder zu ihm, dass er sie anrührte.
Die Jünger aber fuhren die an, die sie trugen.
Da es aber Jesus sah, ward er unwillig (konnte er es nicht ertragen)
und sprach zu ihnen: Lasset die Kinder zu mir kommen
und wehret ihnen nicht; denn solcher ist das Reich Gottes.
Wahrlich ich sage euch: Wer das Reich Gottes nicht empfängt
wie ein Kind,
der wird nicht hineinkommen.
Und er herzte sie und legte die Hände auf sie und segnete sie.

Jesus lässt sich stören, hier von Kindern und ihren Müttern. Wir wissen nicht, wobei. Vielleicht hat er gerade ein Mittagsschläfchen gehalten, vielleicht sogar gebetet. Jedenfalls: Er kann es nicht ertragen (so der griechische Text), dass ausgerechnet die Kinder von ihm fern gehalten werden sollen. Dabei meinten seine Freunde es doch nur gut. Vielleicht wollten sie einem magischen Glauben, der sich von der Berührung Jesu etwas Gutes für die Kinder erhoffte, keinen Vorschub leisten (so der Theologe E. Schweizer in seinem Kommentar zum Markus-Evangelium). Die Lehre für seine Jünger hat es jedenfalls in sich. Sie geht weit über die naiven Bilder von Jesus als dem Kinderfreund hinaus.

Störungen haben Vorrang, so lernen wir von der Begründerin der themenzentrierten Interaktion (TZI), Ruth Cohn. Sie meint damit, dass in jeder Interaktion, also in einem Gespräch, einer Gruppensitzung, einer Unterrichtsstunde, zunächst eine emotionale Störung bearbeitet werden muss, bevor der kognitive Inhalt weiter vorangebracht werden kann. Jesus kannte keine TZI, aber er »sieht mit dem Herzen«, dass hier was nicht stimmt. Diese Störung kann er nicht ertragen. Keine Norm, keine Vorschrift, kein Gebot kann so groß, so wichtig sein, dass ein Kind, das noch auf dem Arm getragen wird, also sehr klein ist, nicht stören dürfte. Wie sähe eine Welt aus, in der auf diese Weise kleine Kinder stören dürften und ernst genommen würden?

Jesus will mit den Kindern in Kontakt kommen. Ohne Regeln und Gebote. Er lässt sich auf die Kommunikationsform ein, die sie verstehen: Er herzt sie und legt die Hände auf sie. Er gibt ihnen, was sie brauchen: Beachtung um ihrer selbst willen. Er schenkt ihnen das Größte, was er hat: seinen Segen. Wir dagegen versuchen uns in »Er-ziehung«. Welche Vermessenheit liegt darin, wenn wir Eltern unsere Kinder nicht als Geschenke Gottes annehmen. Und: An Geschenken mäkelt man bekanntlich nicht herum. Wenn wir ernsthaft meinen, dass wir mit unserem »Ziehen« ein kleines Menschenwesen in eine bestimmte Richtung, die wir für richtig halten, zerren könnten. Die Erfolge all dieser Bemühungen liegen, seit es Psychotherapie gibt, auf der berühmten Couch. Jesus geht es um etwas völlig anderes. Kontakt im vollen Sinne menschlicher Kommunikation, das ist es, was er den Kindern anbietet. Das hat nichts mit antiautoritärer Erziehung oder Verwöhnen der Kinder zu tun.

Eine Welt, in der Kinder wachsen könnten, ohne er- oder ge-zogen zu werden, ließe ihnen wohl zu allererst Raum, die Welt zu entdecken. Wie sähen unsere Schulen aus, wenn das Interesse der Kinder das Lernen leiten würde und nicht die »Lehrpläne«? Wie sähe Erziehung aus, wenn sie wirklich ein »Führen der Seele« wäre? – Kinder so ins Leben begleiten zu können, setzt Ruhe, Kraft und eine gewisse materielle Sicherheit voraus. In unserer Gesellschaft aber gehen zwei junge Menschen, die sich Kinder »anschaffen« (das gleiche Verb bezeichnet den Kauf von Autos, Waschmaschinen und anderen Kulturgütern), das Risiko ein, unter die Armutsgrenze zu fallen und das bei einem durchschnittlichen Einkommen.

In den ersten drei Jahren seines Lebens lernt ein Mensch 80 Prozent seines gesamten Wissens, wenn man die Verknüpfung der Neuronen im Gehirn als Maßstab für Lernen annimmt. Das heißt doch wohl, dass wir eigentlich ganz gut ausgestattet sind, wenn wir auf die Welt kommen. Leben ist aber etwas anderes als das Erfüllen von Normen und Erwartungen. Leben heißt mit allen Sinnen das Dasein als Möglichkeit und Realität annehmen. Eine solche Haltung ist nur mit Vertrauen lebbar. Vertrauen auf Gott und die von ihm geschenkten Fähigkeiten. Jesus sagt: Wenn ihr nicht zu euren Ursprüngen zurückkehrt, wenn ihr euer Wesen nicht entfaltet, wenn ihr nicht werdet wie die Kinder, werdet ihr das Reich Gottes nicht empfangen. Das heißt doch wohl, dass dieses Reich Gottes, also das Leben in aller Fülle, weder durch intellektuelle Anstrengung noch durch Machtgehabe zu erreichen ist. Nicht individuell und nicht gesellschaftlich.

Wolf Büntig macht das an dem Unterschied zwischen Persönlichkeit und Person deutlich. »Eine Persönlichkeit stellt etwas dar, ist ein Schauspieler«, sagt er. »Durch eine Person tönt etwas hindurch.« Die Bedürftigkeit der Kinder tönte durch Jesus hindurch. Da waren ihm alle Regeln egal. Auf dem Grund unseres Daseins sind wir nur noch an-wesend. Vor aller Sprache steht die Lebendigkeit des Augenblicks, der allein wirklich ist. Es gibt kein Leben ohne das Kind in uns, das wir einmal gewesen sind, und das wir wieder werden in der Stunde unseres Todes. Ohne alle Lüge und Gewalt zu leben, bedeutet, unsere Welt zugunsten von Gottes Neuer Welt hinter uns zu lassen: diese Welt, in der ewige Kinder erwachsen spielen, indem sie die wirklichen Kinder hindern, erwachsen zu werden (vgl. E. Drewermann, Das Markus-Evangelium, Olten 1988, S. 110). Authentizität, Vertrauen, Mut und Liebe warten auf uns am Ende dieses Weges, den wir nicht aus eigener Kraft allein gehen, sondern im Vertrauen, dass da einer auf uns wartet.

3 »Ich kämpfe nicht gegen den Krebs, ich kämpfe für mein Leben«

Für viele Patienten wird der »Kampf gegen den Krebs« zu ihrem hauptsächlichen Lebensinhalt. Wie denn auch nicht, möchte man fragen. Das, was da unkontrolliert wächst, ist nichts Fremdes. Es ist ein Teil des Menschen. Wenn auch ein Teil, der Angst macht. Der Kampf gegen die »bösen Krebszellen« ist aber allein noch keine Motivation zum Leben. Der Kampf gegen den Krebs will das Symptom beseitigen. Darin sind sich Alltagsbewusstsein und Medizin schnell einig geworden. Es scheint aber so zu sein, als ob diese Art der Krankheits-»Bewältigung« noch keinen ausreichenden Stimulus für das Immunsystem abgibt, um es konsequent an die Arbeit zu bringen. Der Kampf »gegen« muss mental verwandelt werden in einen Kampf »für«. Für das Leben, für die Genesung und irgendwann für ein friedvolles Sterben. Wie aber diese »mentale Veränderung« vom Kampf gegen den Krebs zum Engagement für das Leben erreichen? Wie den eigenen Lebenstraum, die *eigene* Lebensmelodie zum Klingen bringen, wenn da so viele *andere* innere Stimmen sind?

Ein Mensch befindet sich nun aber in einem Drittel seines Lebens in einem Zustand, in dem die Seele in ihrer eigenen Sprache, in Bildern, zu ihm spricht. Das ergibt bei einer Lebenserwartung von 75 Jahren ca. 25 Jahre. Richtig, ich rede vom Schlaf und den Träumen, die uns darin begegnen. »Ich träume aber doch gar nicht«, sagen manche Menschen. Jeder Mensch träumt. Nur können wir uns an unsere Träume nach dem Aufwachen nicht immer erinnern. In den 50er Jahren hat man in der experimentellen Psychologie begonnen, verstärkt in der Kooperation mit der Medizin an der Schlafforschung zu arbeiten. In so genannten Schlaflabors erforscht(e) man, was während des Schlafes mit und in einem Menschen alles passiert. Man konnte sogar die einzelnen Zonen des Gehirns entdecken, die am Träumen beteiligt sind. Der Botenstoff Acetylcholin überschwemmt unser Gehirn, während wir träumen. Dieser »cholinerge« Zustand lässt unsere Träume so verschlüsselt ablaufen. Die Erregung der Nervenzellen führt zu chaotischen Bildern, Verknüpfungen und Verfremdungen. Das Gehirn versucht sie so, wie es ihm sinnvoll erscheint, zusammenzufügen. Was wir dann erinnern, ist noch einmal durch unsere Werte und Normen gefiltert.

In jüngster Zeit entdecken Neurowissenschaftler, dass dieser cholinerge Zustand auch in Meditationen zu erreichen sei. Das intensivste Träumen entdeckte man an der Bewegung der Augäpfel. Wir scheinen, wie in einem Theater oder Film, die Traumszenen wie äußere Bilder mit den Augen zu verfolgen. Wenn man einen Menschen unmittelbar nach der Phase des Rapid Eye Movement (REM = schnelle Bewegung der Augäpfel) weckte, konnte er klar und deutlich seinen Traum erinnern. Im Laufe eines Schlafzyklus taucht die REM-Phase bei einem Erwachsenen im Durchschnitt

131

dreimal auf. Wir träumen auch im Tiefschlaf, allerdings nicht so intensiv.

Für die alten Kulturen waren Träume immer Boten aus einer anderen Welt. Sie glaubten an die Bedeutung der Träume und daran, dass ihnen darin Botschaften für ihr Leben überbracht wurden. In den Träumen stünden die göttlichen Mächte dem Menschen besonders nahe und wiesen ihm mahnend und warnend seinen Weg in die Zukunft. Die Indianer Nordamerikas waren der Überzeugung, dass sich die Seele eines Menschen vom lebenden Körper entfernen und in jedes andere Objekt eintreten könne, um Wissen zu erlangen. Bei ihrer Rückkehr würde sie dieses Wissen dem Menschen im Traum oder einer Vision offenbaren. Aristoteles führte das Träumen auf die pure Tätigkeit der Sinne zurück, er sah darin keine Beeinflussung durch die Götter. Seine Begründung: Da die Götter vollständige Macht über den Prozess der Vernunft haben, werden sie wohl nur den Frauen und Männern Träume schicken, die sie auch verstehen, also Menschen, die »von hoher Vernunft« sind. Da nun aber alle Menschen träumen, können Träume nicht das Werk der Götter sein.

»Das Träumen ist offenbar das Seelenleben während des Schlafes«, diese Erkenntnis des Aristoteles greift Freud in seiner Traumdeutung auf (S. Freud: Vorlesungen zur Einführung in die Psychoanalyse, 1916–17, XI 84). Freud bezeichnete die Träume als »via regis« (Königsstraße) ins Unbewusste. In seiner Methode der Psychoanalyse arbeitete er vorzugsweise mit dem Unbewussten des Patienten. Bei seiner Traumarbeit unterschied er zwischen latenten und manifesten Trauminhalten. Letztere bezeichnen den Traum, wie man sich an ihn erinnert. Die latenten Trauminhalte meinen die dem Traum zugrunde liegenden Wünsche und Impulse. Ihnen gilt das Interesse Freuds. Er ist der Erste, der zu Beginn unseres Jahrhunderts eine wissenschaftliche Theorie der Traumdeutung entwickelt und Träume benutzt, um Menschen von seelischen Störungen zu heilen. Für Freud geht es darum, den latenten Trauminhalt zu entschlüsseln, um das in ihm verborgene Wissen für die seelische Gesundheit des Patienten nutzbar zu machen. Seine »Tarnungstheorie« meint, dass die latenten Trauminhalte codiert werden, da die zugrunde liegenden Wünsche verdrängt seien. In der unterdrückten kindlichen Sexualität sah Freud ein Hauptmotiv für die Verdrängung dieser Wünsche.

C.G. Jung widmete sein Interesse dagegen mehr den manifesten Trauminhalten. Er sah in einzelnen Trauminhalten und -gestalten Aspekte der Persönlichkeit des Träumers. Für Jung war ein Traum dann erfolgreich gedeutet, wenn der Träumer die Deutung akzeptierte und in sein Leben integrieren konnte. Wenn ein Patient keine persönlichen Assoziationen zu seinem Traum finden konnte, schlug ihm Jung die Deutung durch so genannte »Archetypen« vor. »Archetypen« waren für Jung große, universale, menschliche Themen, die enthüllten, »dass in jedem menschlichen Wesen eine Bewusstseinsschicht existiert, die der ganzen menschlichen Rasse gemeinsam sein müsse« (zit. in: A. Faraday, Die positive Kraft der Träume, München 1972, S. 98).

Um den eigenen Lebenstraum wieder zu finden, ist die Arbeit mit Träumen sehr gut geeignet, wie wir noch sehen werden. Wir werfen zunächst einen Blick auf Träume, die uns die Bibel erzählt. Ihnen ist gemeinsam, dass Menschen ihr Schicksal, ihren Lebensweg von diesen Träumen beeinflussen lassen, sie ernst nehmen.

4 Was in biblischen Träumen alles passiert und »wo das hinführt«

Ein kleiner Hirtenjunge träumt und erzählt diesen Traum seinen Brüdern.

Siehe, wir banden Garben auf dem Felde,
und meine Garbe richtete sich auf und stand,
aber eure Garben stellten sich ringsumher
und neigten sich vor meiner Garbe.

(Genesis 37,7)

Dieser Traum bestärkt die Brüder in ihrer Abneigung gegen den Jüngsten, der, ihrer Meinung nach, vom Vater am meisten geliebt wird. Zur Strafe verkaufen sie ihn an vorüberziehende Kaufleute und machen den Vater glauben, dass sein Sohn von wilden Tieren zerrissen wurde. So beginnt eine Familiengeschichte, die an menschlichen Dramen alles bietet, was wir heute z.B. aus dem Fernsehen kennen. Sie spannt einen Bogen von den Wanderhirten zum ägyptischen Königshof. Dabei bedient sich der Erzähler eines besonderen Stilmittels: der Träume. Geträumt wird am Königshof genauso wie im Gefängnis. Es träumt der Hirtenjunge, es träumt der Pharao, es träumen seine Beamten. Träume verbinden die Menschen ungeachtet ihrer gesellschaftlichen Stellung, will der Erzähler sagen. Dabei gebraucht er nur solche Träume, in denen oder durch die den Menschen etwas angekündigt wird. Dem Hirtenjungen Joseph wird seine Zukunft, die Herrschaft über seine Brüder, angekündigt. Dem Mundschenk und dem Bäcker des Pharao, seinen hohen Beamten, wird im Gefängnis ihr Schicksal offenbart. Dem Pharao selbst wird die sieben Jahre dauernde Hungersnot, also die Gefahr für sein Reich im Traum geschildert.

Dem Erzähler ist es wichtig, klar zu stellen, dass die Träume von Gott kommen, ihre Deutung aber ebenfalls von Gott als besondere Gnadengabe geschenkt wird. »Traumdeutung steht bei Gott« (Genesis 40,8). Träume sollen dem Menschen helfen, seinen Lebensweg im Zusammenhang zu begreifen. Das gilt für das individuelle Leben genauso wie für Königreiche. Allerdings betont die Josephsgeschichte auch: Die Träume als solche haben keine Macht über den Menschen. Das Geträumte ist kein blindes Fatum, das die Zukunft regiert. Wenn Joseph bei der Deutung des Pharaotraumes (Genesis 41) bei der Beschreibung des Unheils stehen geblieben wäre, hätte er nur Verzweiflung und Trauer ausgelöst. Da für ihn Gott aber auch der Herr der Träume ist, kann er dem Pharao den Rat geben, in den sieben guten Jahren seine Scheunen zu füllen und so die Hungersnot abwenden (vgl. C. Westermann Der Traum im Alten Testament, in: Ders., Träume verstehen – Verstehen durch Träume, Freiburg 1986, S. 8 ff.).

Die Träume in der Josephsgeschichte sind »allegorische« Träume. Die Bilder in diesen Träumen sind so verschlüsselt, dass sich ihr Sinn nicht sogleich erschließt. Spezielle Traumdeuter müssen sie entschlüsseln, allerdings immer mit jener Einschränkung: »Traumdeutung steht bei Gott«. Eugen Drewermann weist darauf hin, dass diese allegorischen Träume alle bei fremden Völkern spielen, und vermutet deshalb, dass die allegorische Traumdeutung in Israel ursprünglich nicht zu Hause war (vgl. E. Drewermann, Tiefenpsychologie und Exegese I, S. 103, München 1993). Deshalb werden diese Träume auch mit einer gewissen Zurückhaltung erzählt, um den Glauben an die absolute Einheit und Ausschließlichkeit des Jahwe-Gottes nicht zu gefährden. Die soziale Folge dieses Glaubens war so, dass die Menschen sich nicht blind irgendwelchen Traumdeutern, Magiern etc. angstvoll anvertrauten. Der Glaube an den einen persönlichen Gott wirkte auf diese Weise emanzipatorisch, wenn man das Umfeld des Volkes Israel betrachtet (vgl. 2.3). Für Joseph bringt die von Gott geschenkte Fähigkeit, Träume auch von anderen Menschen deuten zu können, die Rettung aus dem Gefängnis. Der Mundschenk erinnert sich seiner, als der Pharao ihm seinen qualvollen Traum erzählt (Genesis 41,9 ff.). Und so wird der kleine hebräische Hirtenjunge dem ägyptischen Pharao fast gleich gestellt. »Allein um den königlichen Thron will ich höher sein als du« (Genesis 41,40). Nach einer dramatischen Konfrontation gibt sich Joseph später schließlich unter Tränen seinen Brüdern zu erkennen. Er sieht seinen Vater Jakob wieder und seine Brüder bleiben in Ägypten wohnen. Happy end.

Eine andere Form des Traumes war in Israel auch bekannt: die Inkubation. In der Antike auch bekannt als »Tempelschlaf«, um göttliche Heilung oder Belehrung zu erfahren. Wir sind dieser Traumform schon begegnet. Bileam nimmt seine Frage, ob er zu Balak gehen soll, um das Volk Israel zu verfluchen, mit in den Schlaf. In der Nacht empfängt er die Weisungen Gottes. In dieser sehr alten Sage spiegelt sich noch deutlich das Vertrauen in den Traum als Zustand der Gottesoffenbarung. Auch in unserer Sprache hat sich eine Spur dieser Weisheit erhalten. Vor wichtigen Entscheidungen sagen wir: »Das muss ich erst einmal überschlafen.«

Das träumende Schauen Gottes in der Tiefe der Seele führt Jakob (Genesis 28,12) zu neuem Vertrauen auf seinem weiteren Weg.

Doch diese Wertschätzung des Traumes ging in der Prophetie des Alten Testaments verloren. Die Propheten reden durchgängig negativ über die Träume als Offenbarung Gottes (vgl. Jeremia 23,25 ff.). Dabei wandelte sich der Prophetenstand: In alter Zeit bekamen die Propheten ihre Visionen in der Ekstase geschenkt, die sie durch Musik und Tanz herbeiführten. »So bringt mir nun einen Spielmann! Und als der Spielmann auf den Saiten spielte, kam die Hand des Herrn auf Elisa« (2 Könige 3,15). Später verstehen sie sich als Boten Jahwes mit einer doppelten Aufgabe. Der Prophet ist Sprecher Jahwes und Fürbitter des Volkes vor Jahwe.

Im Neuen Testament werden dann die so genannten »reinen Träume«, die einen ganz offenbaren Sinn haben, gleich zu Beginn bei der Geburt Jesu erzählt. Der Engel kündigt der noch zweifelnden Maria die Geburt ihres Sohnes an (Lukas 1,28). Ihr späterer Mann Jospeh lässt sich zunächst im Traum von seiner heimlichen Absicht sie zu verlassen abbringen (Matthäus 1,19 ff.). Anschließend wird uns Joseph aber als ein Mann der Tat geschildert. Noch in der Nacht nimmt er Frau und Kind und flieht, nachdem ihm der Engel des Herrn im Traum den Befehl dazu gegeben hat: »Steh auf, nimm das Kindlein und seine Mutter mit dir und flieh nach Ägypten ...« (Matthäus 2,13). Ebenso kehrt Joseph mit Frau und Kind wieder zurück, als der Engel es ihm im Traum befiehlt. Selbst seinen Wohnort Nazareth bezieht er auf den Traumbefehl Gottes (Matthäus 2,24). Ansonsten ist uns von Joseph nicht viel überliefert. Er bleibt im Hintergrund, aber er lässt sein Leben von Gott in Träumen leiten.

Wenn dies alles nicht genug an Argumenten ist. – Leider ist es dann im Christentum sehr still um die Träume geworden. Nur die Mystiker erschlossen sich diese Kraftquelle. Es mussten erst die eher atheistische Psychoanalyse und in ihrer Folge Tiefenpsychologie und andere psychotherapeutische Verfahren die verborgene Botschaft der Träume entdecken, um uns die Texte der Bibel mit ganz anderen Augen lesen zu lehren. Wie arbeitet man aber nun therapeutisch mit Träumen?

5 Mit Träumen »arbeiten«?

Können Sie sich an einen Traum erinnern, den Sie geträumt haben? – Stellen Sie sich bitte für einen Augenblick vor, dass dieser Traum ein Film wäre. Sie sind Drehbuchautor, Regisseur und jede Person, jeder Gegenstand in diesem Film. Nachdem der Film fertig ist, und Sie ihn angeschaut haben, erinnern Sie ihn noch einmal. Wen würden Sie fragen, wenn Sie dann das Gefühl haben, ihn nicht zu verstehen? – Einen Filmkritiker; einen Kameramann, den Kinobesitzer? – Wohl kaum. Wenn die Gelegenheit da wäre, würden Sie den Drehbuchautor und den Regisseur fragen, sich vielleicht jedes Detail des Films noch einmal ganz genau anschauen, auch das scheinbar Unwichtige. Ganz allmählich würde sich dann die Botschaft des Films entschlüsseln lassen. Vielleicht wäre es ganz gut, jemanden dabei zu haben, der ihnen hilft, die richtigen Fragen zu stellen.

So arbeitet die Gestalttherapie mit Träumen. Die Deutung des Traumes liegt im Träumer, er kennt sie nur noch nicht. Deutung meint also eher Be-deutung, keinesfalls Interpretation durch einen anderen, vielleicht einen »Fachmann«. Dessen Rolle ist darauf beschränkt, die richtigen Fragen zu stellen, damit der Regisseur und Autor antworten können. So hat Fritz Perls, der Begründer der Gestalttherapie, mit Träumen gearbeitet. D.h. eigentlich hat nicht Perls gearbeitet, sondern seine Klienten. »Arbeiten« meint, in einen Prozess ganz bewusster Wahrnehmung innerer Prozesse einzutreten. Im Traum werden viele Bilder in unser Wachbewusstsein mitgenommen, die wir nicht entschlüsseln können. Fritz Perls hat mit seiner Gestalttherapie die Traumdeutung zurück in die Hände des Träumers gelegt. Ich mag an der gestalttherapeutischen Traumarbeit zweierlei: Sie traut dem Menschen zu, seine inneren Schätze mit ein bisschen Hilfe heben zu können. Sie verliert sich nicht in gehirnakrobatischen Deutungen, Interpretationen und bedeutungsschwangeren Abstraktionen. Sie lässt Menschen wach und möglichst ohne Urteile wahrnehmen, was ist, und nicht, was sein sollte. Insofern ist sie hervorragend für die Arbeit mit Krebspatienten geeignet, die gerne fremden und eigenen großen Ansprüchen genügen wollen.

Vor mir sitzt eine Patientin, bei der erst seit zwei Monaten Brustkrebs diagnostiziert ist. Nach der Operation ist sie jetzt in der Klinik, um »etwas für ihr Immunsystem zu tun«. Außerdem erschien ihr der Hinweis ihres Operateurs, sie sei jetzt gesund und brauche sich keine weiteren Sorgen zu machen, doch etwas naiv. Im Laufe unseres Gespräches sagt sie plötzlich: »Ich erinnere mich noch ganz deutlich an einen Traum, den ich ein paar Wochen vor der Diagnose geträumt habe.« Auf meinen Vorschlag, diesen Traum jetzt zu erzählen, geht sie sofort ein.

*

»Ich träumte, dass ich an einer Weide stand, auf dieser Weide war ein großes Pferd. Als es mich sah, kam es in vollem Galopp angerannt. Ich bekam Angst, weil es so wild aussah. Ich weiß noch, dass ich dachte: ›Hoffentlich springt es nicht über den Zaun‹. Dann bin ich ganz erschreckt aufgewacht. Ich hab noch oft an den Traum gedacht, aber verstanden habe ich ihn nicht.«
Ich: »Was spüren Sie jetzt in diesem Augenblick, wenn Sie den Traum so erzählen?«
Sie: »Ich bin erschrocken.«
Ich: »Wie spüren Sie körperlich, dass Sie erschrocken sind?«
Sie: »Mein Puls geht schneller, ich habe ganz kalte Hände und Füße«.
Ich: »War das auch Ihr Gefühl beim Aufwachen damals?«
Sie: »Ja genau, da habe ich, glaube ich, sogar ein bisschen gezittert.«
Ich: »Wenn Sie einverstanden sind, dann erzählen Sie mir jetzt bitte ihren Traum noch einmal, aber dieses Mal so, als wenn es ein Film wäre und Sie die Autorin des Drehbuches. Wenn Sie mögen, können Sie die Augen schließen, damit die Traumbilder wieder in Ihnen aufsteigen können. Beginnen Sie bitte mit dem Satz: Ich mache mir eine Weide ...«
Sie: »Ich mache mir eine Weide, auf der ist ein großes, wildes Pferd. An der Weide stehe ich.«
Ich: »An der Weide lasse ich die Frau A. stehen.«

*

Es ist wichtig, in der Bearbeitung nicht sofort zum Traum-Ich zu gehen, weil es in der Regel noch die größte Nähe zum Wachbewusstsein des Träumers hat. Dadurch würden schnelle Deutungen entstehen. Es geht zunächst darum, die Netze weit zu spannen und alle Gegenstände, Personen und Tiere, die im Traum auftauchen, einzubeziehen. Durch die Identifikation mit den einzelnen Traumteilen wird dem Träumer deutlich, dass alle diese Teile im Traum Symbole seines Wesens sind. So bizarr und verrückt sie auch erscheinen mögen. Indem wir ihre Botschaft hören, integrieren wir sie in die Person des Träumers. Wir nutzen die Energie, die in ihnen steckt, anstatt sie aus Vernunftserwägungen abzuspalten oder schlicht zu vergessen.

*

Sie:»Ach so, ja, also: An der Weide lasse ich die Uschi stehen. Die hat Angst vor dem wilden Pferd. Das Pferd kommt auf sie zugerannt.«
Ich:»Ich werde Sie jetzt bitten, sich vorzustellen, diese Weide zu sein, anschließend der Zaun usw. So werden wir alle Teile des Traumes anschauen. Sie können jetzt z.B. sagen: ›Ich bin eine Weide ...‹
Sie:»Ich soll mir vorstellen, dass ich eine Weide bin? Das geht doch gar nicht. Dann kann ich ja gar nicht sprechen.«

*

Jetzt versucht die Träumerin mit mir zu diskutieren. Sie spürt, dass mein Vorschlag der Identifizierung mit der Weide eine Gefahr in sich birgt. Es könnte passieren, dass sie eine neue Erfahrung macht, die ihr Selbstbild durcheinander bringt. Einerseits will sie genau das, nämlich etwas Neues über sich erfahren, andererseits ist es für eine Bewertungsinstanz in ihr bedrohlich. Wir richten uns in der Welt ein, indem wir uns ein bestimmtes Bild von uns machen (s.o. Wesen und Charakter, 7.2). Dieses Bild engt uns einerseits ein, wir leiden daran, andererseits ist es vertraut und gibt uns Sicherheit. Wir verteidigen es, indem wir mit einem »Widerstand« auf Veränderungen, neue Erfahrungen und das Aufkommen sorgfältig verborgener Gefühle reagieren. Dabei ist dieser Widerstand auch lebensnotwendig. Ohne ihn wären wir allen Gefühlen und inneren Bildern ständig ausgeliefert. Eine Form des Widerstandes ist das »Darüber-Reden« (»aboutism« sagt Perls). Anstatt uns auf das Neue einzulassen, versuchen wir es uns im Vorhinein etwas schmackhafter, etwas weniger bedrohlich, etwas weniger fremd zu machen: kurz, das Risiko, in Kontakt mit längst vergessenen Gefühlen und der sorgfältig verpanzerten Erregung zu geraten, zu minimieren. Dann diskutieren wir lieber über Sinn und Zweck solcher Vorschläge, wie den der Identifizierung. Ein anderes beliebtes Mittel des Widerstandes ist das »Sich-dumm-Stellen«. Wir tun so, als wüssten wir nicht, worum es geht. Je näher wir unserem Wesenskern kommen, je mehr das Bild, das wir uns im Spiegel der anderen von uns gemacht haben, Risse bekommt, desto dümmer stellen wir uns. Wichtig ist es dann, dass jemand da ist, der uns einen Zugang zu der leisen Stimme in uns vermittelt, die sich mutig auf das Neue einlassen will. Mit dieser Stimme in der Träumerin verbünde ich mich und sage:

*

Ich: »Ach, probieren Sie es doch einfach mal, ›Ich bin eine Weide‹.«
Sie: »Ja, ich bin eine Weide ..., ich bin nicht so groß..., ich bin schön grün und saftig.«
Ich: »Wie geht es Ihnen, wenn Sie diese Weide sind?«
Sie: »Och, ganz gut. Bloß das wilde Pferd trampelt so auf mir rum. Aber es kann mir ja nichts tun, nur meine Oberfläche etwas aufwühlen.«
Ich: »Sagen Sie ihm das mal. Du kannst mir nichts tun ...«
Sie: »Du kannst mir nichts tun, so wild du auch bist. Höchstens meine Oberfläche kannst du etwas aufwühlen. Aber innen drin ...
Ich: »Ja, innen drin da ...«
Sie: »Innen drin bin ich unverwundbar.«
Ich: »Ist das ein Satz, den Sie als Uschi sagen können: Innen drin bin ich unverwundbar.«
Sie: »Innen drin bin ich unverwundbar.« Sie schluckt und ganz leise beginnt sie etwas zu weinen. »Ich habe solche Angst, dass der Krebs noch mal wieder kommt.«
Ich: »Können wir uns von der Weide verabschieden und zum Zaun gehen?«

Sie: »Ja, ich bin der Zaun. Ich bin nicht besonders hoch.«
Ich: »Ich, Zaun, kann das wilde Pferd auch nicht in Schach halten.«
Sie: »Genau. Das springt ja einfach über mich weg.«
Ich: »Was sagen Sie als Zaun zu Uschi.«
Sie: »Pass auf dich selbst auf, ich kann dich auch nicht beschützen.«
Ich: »Woran erinnert Sie dieser Satz: ›Paß auf dich selbst auf, ich kann dich auch nicht beschützen‹?«
Sie: nach einer kurze Pause: »An meine Mutter. Das hat die auch immer zu mir gesagt. Schon als ich ganz klein war. Pass auf dich selber auf.« Sie beginnt jetzt wieder zu weinen. »Dabei war ich doch noch so klein, als mein Vater starb.«
Ich gehe jetzt nicht zu der Trauer über den Verlust des Vaters, sondern frage sie:
Ich: »Wen kann die erwachsene Uschi um Hilfe bitten, wenn sie Angst hat?«
Sie: »Niemanden, ich muss das allein schaffen.«
Ich: »Müssen Sie?«
Sie: »Ja, ich will das auch.«
Ich: »Wollen Sie oder trauen Sie sich nicht zu bitten und Hilfe anzunehmen?«
Sie: »Wenn ich ehrlich bin, das habe ich noch nie gekonnt, Hilfe annehmen.«
Ich: »Vielleicht ist es Zeit, das mal auszuprobieren?«
Sie: ganz leise »Vielleicht ...« – Pause
Ich: »Können wir jetzt noch zum Pferd in ihrem Traum gehen?«
Sie: »Ja das Pferd, das fällt mir wieder schwer, das ist so wild.«
Ich: »Ich bin so wild«.
Sie: »Ich bin so wild, ne das geht nicht ...«

*

Ein neuer Versuch zu diskutieren, wir nähern uns dem Engpass (»Impasse«, Perls). Mit Engpass bezeichnet Perls den Zustand, in dem wir im therapeutischen Prozess auf dem Nullpunkt angekommen sind. Wenn wir unsere Alltagsgesichter abgelegt haben, unsere Rollen ausgespielt sind, uns die Floskeln ausgehen. Wir fürchten diesen Zustand, denn die alten Muster funktionieren nicht mehr, und Neues scheint noch nicht auf. Deshalb versuchen wir gerne diesen Engpass zu vermeiden, zu überspielen. Doch nur durch ihn hindurch geht der Weg unseres Wachstums in diesem Leben.

Ich:»Das geht nicht? Wer oder was geht nicht?«
Sie:»Ich kann das nicht sagen: Ich bin so wild.« Plötzlich öffnet sie die Augen, ihre Wangen bekommen Farbe, sie errötet leicht.»Das ist ja komisch, mir wird ganz warm. Meine Hände und die Füße auch.«
Ich:»Lassen Sie das zu, wie die Wärme aufsteigt und beschreiben Sie bitte noch einmal das Pferd.«
Sie:»Das Pferd ist groß und schwarz.«
Ich:»Ich bin groß und schwarz«.
Sie:»Ich bin groß und schwarz und stark, mich kann nichts aufhalten.«
Ich:»Ich, Pferd, halte mich nicht an Grenzen.«
Sie:»Ich überspringe sie einfach. Für mich gelten keine Regeln, ich bin unverschämt.«
Ich:»Wie fühlt sich das an, unverschämt zu sein, keine Scham zu haben?«
Sie:»Toll.«
Ich:»Sagen Sie das laut und deutlich: Ich bin unverschämt«.
Sie:»Ich bin unverschämt und das ist toll. So hab ich mich ja noch nie gefühlt, so warm, so lebendig.« Sie strahlt plötzlich, hat kleine rote Flecken auf den Wangen und blitzende Augen.
Ich:»Was sagen Sie jetzt zu Ihrem Traum-Ich, zur Uschi, die Angst hat?«
Sie:»Wovor hast du Angst, das Pferd tut dir doch gar nichts, das will nur springen und sich bewegen und spielen. Ich bin ganz aufgeregt, was heißt das denn jetzt alles?«
Ich:»Wie spüren Sie diese Aufregung?«
Sie:»So ein Kribbeln in den Händen und im Bauch und die Wärme.«
Ich:»So sind Sie, wenn Sie im Kontakt mit Ihrer Kreativität, Ihrer Kraft, Ihrem Elan sind. Sie spüren sich ganz lebendig.«
Sie:»Und wie kann ich das Festhalten?«
Ich:»Festhalten nicht, aber immer wieder erinnern. Vielleicht benutzen Sie das Pferd als Ihr Symbol. Wenn Sie sich die Zeit nehmen, sich in Ruhe hinzusetzen, so wie jetzt hier, die Augen schließen und sich dieses Pferd vorstellen und abwarten, was geschieht.«
Sie:»Ich könnte das Pferd auch zeichnen, ich wollte immer schon wieder anfangen zu malen.«

*

Wir sprechen dann noch eine Weile darüber, wie sie in ihrem Leben ihre Lebendigkeit und Kraft eingesperrt hat in ein System aus Regeln und strengen Normen. Wie sie sich aufgeopfert hat in Beruf und Familie, bis sie nicht mehr konnte.

Sie: »Vielleicht habe ich ja doch eine gute Chance.«
Ich: »Sicher haben Sie eine gute Chance zum Leben.«
Sie geht aufrecht und mit einem kleinen Lächeln in den Augen aus der Tür.

6 »Krankheitsgewinn« – Was ist das denn?

»Was soll das denn? Was soll ich denn wohl für einen Gewinn aus dieser verdammten Krankheit haben?« – Empört schaut mich mein Gegenüber an. Ich hatte es gewagt ihn zu fragen, ob ihm zum Stichwort »Krankheitsgewinn« irgendetwas einfalle. Er ist ein Mann jenseits der fünfzig. Seit einem Jahr ist bei ihm ein Prostatakarzinom diagnostiziert. Er hat sich operieren lassen. Jetzt ist eine Metastase in der Leber festgestellt worden. Als er mir sein Leben erzählt, ist von viel Arbeit als selbständiger Kaufmann und viel Sorge um das Geschäft die Rede. Vor zwei Jahren hatte er sich entschlossen, das Geschäft seinem Sohn zu übergeben. Eigentlich wollte er ja noch nicht, aber Frau und Sohn drängten ihn. Schließlich willigte er ein. Nachdem die große Urlaubsreise mit der Frau gemacht, der Garten bestellt und das Haus neu angestrichen war, zog es ihn wieder ins Geschäft. Als er sah, wie der Sohn es führte, wie er mit den Angestellten umging, packte ihn »ein heiliger Zorn«. »Dafür habe ich mich doch nicht mehr als dreißig Jahre abgerackert. Der ruiniert sich ja. Keine Ordnung, und der duzt sich doch wahrhaftig mit seinen Angestellten.« Es bricht wie ein Schwall aus ihm hervor. Als der Sohn ihm schließlich klar machte, dass er nicht mehr der Chef sei und doch seinen Ruhestand genießen sollte, fasste er den Entschluss, »diesen Laden nie mehr zu betreten«. Ein halbes Jahr später wurden die Beschwerden beim Wasserlassen stärker. Der Urologe bestätigt die Angst: Krebs. Auf meine Frage, welchen Gewinn er aus der Erkrankung ziehe, kann er nur empört antworten. Ich frage ihn dann nach dem Verhältnis zu seiner Frau und seinem Sohn. Er schildert die Sorgen, die sich die beiden jetzt um ihn machen. Seine Frau rufe täglich an, der Sohn habe ihn sogar hier – 300 km von zu Hause – in der Klinik besucht. Sie hätten sich ausgesprochen. Das Geschäft sei nicht bankrott, und der Sohn sei dabei, eine Filiale zu eröffnen.

Die Theorie der Krankheitsgewinne besagt, dass jede Erkrankung neben der Belastung auch einen so genannten Sekundärgewinn habe. Ziel der Analyse der Krankheitsgewinne ist es, all diese guten Ergebnisse auch *ohne* Erkrankung zu bekommen. Mit Wolf Büntig unterscheiden wir verschiedene Arten von Krankheitsgewinnen:

Zuwachs an Beachtung

Viele Krebspatienten machen folgende Erfahrung: Plötzlich bekommen sie das geschenkt, worum sie ein Leben lang vergeblich gekämpft und gerackert haben: Beachtung. Da wird möglicherweise das Programm eines ganzen Lebens in Frage gestellt: Kann das wirklich wahr sein? Jetzt, wo ich nichts mehr kann, nichts mehr bieten oder leisten kann, kommen Leute zu mir, besuchen mich, reden mit mir. Manche denken weiter und fragen sich: Wozu dann die ganze Plackerei? Habe ich völlig verkehrt gelebt? Alles falsch gemacht? Kann Leben denn so leicht sein? Wenn das Bedürfnis nach Beachtung geleugnet wird, tarnt es sich als Wunsch nach Anerkennung für erbrachte Leistungen. Macht gar das kleine Kind die Erfahrung »Ich kann machen, was ich will, schreien oder nicht, um mich kümmert sich eh niemand« ist der Grundstock zu lebenslanger »normaler Depression« und dem Gefühl von Hoffnungslosigkeit gelegt. »Die Wunde der Ungeliebten« (Peter Schellenbaum) heilt nur schwer, wenn diese erste Bestätigung im Dasein ausbleibt.

Der eingangs erwähnte Kaufmann macht die Erfahrung, dass sein Sohn kommt, wenn er ihn und das Geschäft loslässt. Vielleicht ist irgendwann auch sein Rat gefragt, aber die Initiative muss vom Sohn ausgehen, sonst wird es ein Rat-Schlag. Je weiter die Erkrankung fortschreitet, d.h. je weniger der Patient aktiv tun kann, desto wichtiger ist es für ihn, das Nehmen zu lernen: das Nehmen der geschenkten Beachtung, das Nehmen der Zuwendung, Zu-neigung.

Es warten beglückende Erfahrungen und intensive Lebensmomente. Manches Paar hat plötzlich Zeit für einander. Sie sprechen Gedanken aus, für die es nie eine Gelegenheit gab. Sie machen Reisen, für die nie Geld da war. Sie erfahren einander, wie es im Alltag nie möglich war. Und so ist dem Satz des jungen Mannes zuzustimmen, dessen Frau mit 35 Jahren nach einem Jahr Krankheit starb.»In diesem letzten Jahr haben wir intensiver gelebt, als in der ganzen Zeit zuvor.« Der Austausch von Beachtung wirkt heilend. Wenn Ärzte das realisieren würden, wären Sie bei ihren Patienten wirklich an-wesend. Wie dankbar erzählen Patienten von einem Arzt, der ihnen zugehört hat. – Natürlich besteht das Ziel der seelischen Entwicklung und Reifung darin, dass wir uns selbst genug beachten, um uns unabhängiger von der Beachtung anderer zu machen. Nur wenn die verbleibende Lebenszeit vermutlich nur noch kurz ist, ist es alle Mal besser, um Beachtung zu bitten, als das Bedürfnis zu leugnen. Sie können in der folgenden Übung jetzt gleich ausprobieren, wie leicht oder schwer Ihnen das fällt.

Stellen Sie sich einen Menschen vor, der Ihnen wichtig ist. Lassen Sie sein Bild vor Ihrem inneren Auge auftauchen und lesen Sie dann bitte die folgenden Sätze langsam laut vor:

> Bitte schau mich an!
> Bitte hör mir zu!
> Bitte bleib da!
> Bitte sprich mit mir!
> Bitte schau nach mir.
> Bitte berühre mich!
> Bitte lass mir Zeit!

Sie können diese Übung auch mit einem realen Partner machen. Dann sollten Sie sich die Sätze gegenseitig sagen und sich Zeit nehmen zu spüren, was zwischen Ihnen geschieht. Es gibt Menschen, die sich lieber die Zunge abbeißen, als einen der Sätze zu sagen. In Patientengruppen ist das eine ganz schwierige Übung, auf die sich nicht alle einlassen können. Die Angst abgelehnt zu werden ist immer gegenwärtig. Mächtig dröhnt der Chor der inneren Stimmen: »Stell dich nicht so in den Mittelpunkt, stell dich nicht so an, was willst du eigentlich?« Manche Menschen schrumpfen förmlich in sich zusammen, wenn sie diese Sätze aussprechen. Zu groß ist die befürchtete Welle von Gefühlen. Es ist schön zu sehen, wenn Patienten sich nach anfänglicher Angst auf diese Erfahrung einlassen. Es verändert sich die Quantität ablaufender Zeit zugunsten von Qualität und Intensität.

Ausweg aus einer ausweglos erscheinenden Situation

Unser Kaufmann hatte sich in eine Falle manövriert. Er konnte seinen Betrieb nicht loslassen, traute seinem Sohn nichts zu, wollte selbst die Kontrolle behalten. Eigentlich hatte er sich verabschiedet, aber etwas trieb ihn ständig, die Art der Betriebsführung durch seinen Sohn zu bewerten und zu kritisieren. Schließlich bekam er die »Rote Karte«. Damit brach sein System zusammen. Die Struktur seines Lebens war durch die Arbeit und die Sorge um den Betrieb bestimmt. Der Verlust dieser Struktur ließ ihn in tiefe Verzweiflung fallen, die sich als Empörung äußerte. Empörung (vgl. unser Wort »empor«) ist in ihrer Richtung nicht auf einen anderen Menschen bezogen, sondern richtet sich nach oben. Das falsche Selbst will sich größer machen, wichtig tun. Wut ist in die Horizontale gerichtet. Wut geht in Kontakt, macht aggressiv (= herangehend). Empörung ist kontaktlos, kraftlos. Er konnte sich nicht mit seinem Sohn streiten, »ihn zur Rede stellen«. Er fasste den einsamen Beschluss, »den Laden betrete ich nie wieder«. Voller Kränkung, tiefer Verletzung tat er das, was er sein ganzes Leben getan hatte. Er blieb allein, machte sich einsam. Auch mit seiner Frau mochte er nicht sprechen. »Weil die ja doch zum Sohn hält.« Für diese Sackgasse hatte er keine Lösung auf emotionaler Ebene. Er reagierte körperlich. Dabei ist natürlich klar, dass dieses Prostatakarzinom vielleicht schon lange in seinem Körper gewachsen war. Vielleicht war der emotionale Stress des letzten Jahres nur das i-Tüpfelchen. Erstaunlicherweise musste ihn erst seine Vorsteherdrüse (Prostata) dazu führen, die andere Seite seiner Männlichkeit zu leben. »Ein Mann ist ein Macher!« Das war seine Philosophie. Als er nicht mehr *machen* konnte, entdeckte er, wie ein Mann zu *nehmen* lernt, wie ein Mann seine Empfindungen als Gefühle benennen, seine Bedürfnisse spüren darf. Nachdem er sich die innere Erlaubnis dazu gegeben hatte, konnte er seinem Sohn den Platz in der ersten Reihe des Geschäftes lassen; konnte er dessen Art der Leitung und Mitarbeiterführung gelten lassen; konnte er auch seine Frau als seine *Frau* nehmen, nicht als billige Arbeitskraft, Klagemauer, Mutter seines Sohnes, Geschäftspartnerin. Nein, als seine Frau, die er vor vielen Jahren gewählt hatte, und zu der er ganz neu in seinem Krankheitsprozess Ja sagen lernte. Ihre

148

Sexualität veränderte sich; er konnte auch das zulassen. Das waren gewaltige Schritte, bedeuteten sie doch die Entwicklung einer ganz neuen Lebensweise.

Plötzlich entsteht in uns also eine neue, ungewohnte Lebenslust. Und unser Blick verändert sich, wenn die Scheuklappen des Gewohnten erst einmal fallen, wenn wir wieder neu zu sehen lernen. Ausweglosigkeit, das bedeutet die Erfahrung von Enge, Niedergedrücktsein (Depression), Hoffnungslosigkeit, stiller Verzweiflung. Der Weg führt nicht zurück, sondern nur durch diese Gefühle hindurch. Aber dahinter warten Möglichkeiten, unser Leben zu nehmen – in jedem Augenblick, mit jedem Atemzug. Um in das Land Kanaan zu gelangen, musste das Volk Israel zweierlei tun: Es musste aus Ägypten aufbrechen und vierzig Jahre durch die Wüste marschieren.

Zeit für mich

»Wenn ich bestrahlt werde, klingelt wenigstens nicht das Telefon.« – Erschüttert schaue ich die junge Frau an. Sie war in der Vorstellung gefangen, in ihrem sozialen Beruf ständig erreichbar sein zu müssen, jederzeit ein offenes Ohr für jeden zu haben und möglichst alle Erwartungen zu erfüllen, die an sie herangetragen wurden. Ihr Brustkrebs wird ihr zum Warnschuss. Zu einem Schuss, der ihr Leben verändert. Nach einer intensiven psychotherapeutischen Gruppenerfahrung beschließt sie, ihren Wohnort und ihren Beruf zu wechseln. Gönnt sich eine Orientierungsphase und genießt die Zeit, die sie jetzt für sich hat. Lachend erzählt sie mir nach einem Jahr: »Ja, das war wirklich der größte Krankheitsgewinn: Zeit für mich zu haben. Zeit zu lesen, was ich will; zu schlafen, solange ich will; mich zu verabreden, wann ich will. Und das alles ohne den Gedanken ›was werden die anderen wohl sagen?‹«

Die Krankheit stellt mich ohne zu zögern in den Mittelpunkt all meines Denkens und Fühlens, meines ganzen Lebens. Plötzlich muss ich mich notgedrungen mit meinem Körper, meinen Stimmungen und Gedanken beschäftigen. Ich bin in einer Situation, in der »ich mich um mich kümmern muss«. Eigentlich eine merkwürdige Formulierung. Wer ist das »ich«? Wer kümmert sich um wen? Vielleicht müssten wir besser sagen: Ich bin in einer Situation, in der ich meine Lebensimpulse wahrnehmen und realisieren muss. Eingesperrt in den Druck aus Terminen, Erwartungen und selbst gemachten Verpflichtungen, ausgesetzt dem Zwang zu funktionieren, es anderen recht zu machen, verfangen wir uns in einem Überlebens-Alltag. Dabei steckt bereits in der Art, wie die Verben verwendet werden, der Schlüssel zur Veränderung. Wenn ich mich als »eingesperrt« empfinde, stellt sich die Frage: Wer sperrt mich ein? Kann ich sagen: »Ich sperre mich ein?« Oder verschanze ich mich weiter hinter »Sachzwängen«?

Mit der Erkrankung beginnt ein anderes Leben. Ausstieg aus Beruf und Familie, getrennt von Freunden; wiederholte Klinikaufenthalte und vor allem viel Zeit bestimmen jetzt das Leben. Die Auswahl einer Klinik zur Rehabilitation sollte vor allem ein Kriterium berücksichtigen: Welche Angebote gibt es im psychotherapeutischen und kreativen Bereich? Nicht nur »Krankheitsbewältigung«, sondern die Möglichkeit zur Bearbeitung aufkommender Lebensfragen sollte gegeben sein wie die Chance, verschüttete kreative Fähigkeiten wieder zu entdecken. Als Ziel sollte dabei die Entwicklung von Lebenslust im Vordergrund stehen und nicht nur eine »Bewältigung« der Krankheit. Für manche Menschen stellt die Erkrankung auf einer unbewussten Ebene ein gutes Alibi dar, dass sie bestimmte Konflikte in ihrem Leben nicht anpacken müssen. Sie bekommen eine Auszeit verordnet und können so Zeit gewinnen. Allerdings ist es wichtig, diese Zeit auch zu nutzen. Der Kaufmann aus der Eingangsgeschichte begann seine Konflikte in der Beziehung zu Frau und Sohn zu bearbeiten. Die junge Frau begreift ihren Brustkrebs als Warnsignal und entwickelt eine neue Lebensperspektive für sich.

Es gibt eine Übung, die ich gerne zur Bestandsaufnahme des Lebens im Augenblick benutze. Ich wende sie auch häufig in Gruppen an, nicht nur mit Krebspatienten. Sie heißt »Lebenskuchen«, und ich habe sie nach einer Anregung des holländischen Gestalttherapeuten Thijs Besems entwickelt. Sie brauchen für diese Übung zwei Blätter Papier, drei verschieden farbige Stifte und eine Viertelstunde Zeit.

Lesen Sie die Übung bitte zuerst ganz durch, bis Sie sie verstanden haben, und beginnen Sie dann, ohne viel zu grübeln und jeden Strich sorgfältig abzuwägen. Es ist nur eine Momentaufnahme und keine Aussage für die Ewigkeit. Morgen sieht der Kuchen vielleicht schon ganz anders aus.

Stellen Sie sich vor, Ihr Leben in diesem Augenblick sei symbolisiert durch einen Kuchen. Malen Sie einen Kreis auf das Blatt. Jetzt teilen Sie die Kuchenstücke ein und zeichnen sie mit einem Stift auf das Blatt. Wie groß ist das Stück, das die Arbeit symbolisiert, wie groß das Stück für die Organisation des Lebens (also Einkaufen, Putzen, Bankgeschäfte etc.), wie groß die Stücke für Familie, Freunde, Freizeit, Hobbys, für Zeit für Sie zur freien Verfügung? Jetzt legen Sie bitte fest, welcher von den beiden verbliebenen Stiften mit seiner Farbe die Lebenskraft ausdrücken soll, die Sie einsetzen müssen, um diese Zeit zu leben. Der andere Stift drückt die Lebenskraft aus, die Sie gewinnen, wenn Sie der bezeichneten Beschäftigung nachgehen. Füllen Sie jetzt die einzelnen Kuchenstücke mit der Farbe des jeweiligen Stiftes aus. Schraffieren – also die Verwendung beider Farben in einem Kuchenstück ist erlaubt, allerdings sollte möglichst ein Übergewicht einer Farbe erkennbar sein.

Wenn Sie zum Abschluss gekommen sind, betrachten Sie das Bild. Wenn Sie möchten, können Sie sich jetzt noch ein Blatt nehmen, auf dem Sie alle ihre Assoziationen beim Betrachten des Bildes notieren.

Nach Abschluss der Übung können Sie sich fragen, ob das Ergebnis Ihren Erwartungen entspricht; ob das Bild, das sich Ihnen von Ihrem Leben darstellt, dem entspricht, wie Sie leben wollen. Widersprechen Sie der inneren Stimme, die dazwischen schreit und sagt: »Du hast sowieso keine Wahl. Das sind nun mal die Zwänge des Lebens. Du hast es dir doch so gewählt.« Sagen Sie ruhig: »Stopp! Erst will ich mal in Ruhe hinschauen und spüren, wie es mir bei dieser Betrachtung geht. Meine Konsequenzen ziehe ich später.« Wenn Sie etwas verändern wollen, können Sie sich dazu Hilfe organisieren. Allerdings hüten Sie sich vor Zeitgenossen, die selbst im Stress stehen und wie ein Hamster im Laufrad rotieren. Die haben eigentlich nur das Ziel, Sie auch noch mit in dieses Laufrad zu locken oder zu verhindern, dass Sie aussteigen. Nach dem Motto: »Wenn es mir schon schlecht geht, darf es dir auch nicht gut gehen. Zu zweit klagt es sich so schön.«

Lebensziele – Was ist unerhört in mir?

Ziele zu formulieren ist wohltuend. Ziele zu formulieren wirkt klärend. Ziele spornen an. Ziele sind aber keine Dogmen. »Ich will etwas erreichen im Leben.« »Was ist das denn für ein Looser?« »Die hat doch alles, was sie will. Warum ist die immer noch nicht zufrieden?« – Es sind die Bewertungen, die uns die Ziele so verdächtig machen. »Der Mensch zeigt in seinem eigenen Wesen einen Drang in Richtung auf das immer vollere Sein, auf die immer perfektere Verwirklichung seiner Menschlichkeit« (A. Maslow, a.a.O., S. 163). Es geht um unsere inneren Ziele. Die Ziele, die uns eingeboren, unserem Wesen zur Entwicklung seiner Eigen-Art dienen. Manchen Menschen dient eine Erkrankung als Wecker, diese eigentlichen Ziele in ihrem Leben wieder zu finden. Was will ich, was fehlt mir wirklich? Für viele bedeutet schon die Suche, das Stellen dieser Fragen eine neue Lebensqualität.

»Was ich will, das hat doch keinen interessiert. Hauptsache, ich habe funktioniert. Im Beruf genauso wie zu Hause. War ja auch irgendwie normal. Ich musste schon als Kind arbeiten. Wenn wir aus der Schule kamen, lag oft ein Zettel auf dem Tisch: Komm aufs Feld, aber spül vorher noch das Geschirr. So hab ich dann weitergelebt. Wir mussten uns tüchtig krumm legen für unser Haus und das Studium der Kinder. Da blieb doch nichts für uns. Außerdem wollte mein Mann das auch nie. Zu Hause ist es doch am schönsten, hat er immer gesagt.« –»Und was wollten Sie«, frage ich die ältere Dame im Stuhl gegenüber.»Weiß ich nicht.« –»Können Sie denn noch erinnern, wie Sie sich das Leben erträumt haben, als Sie ein junges Mädchen waren?« –»Ich hab immer schon gerne gestrickt und Handarbeiten gemacht.« Ihre Augen, die bisher das Muster des Fußbodens abgetastet haben, heben sich. Sie schaut an mir vorbei und beginnt mit leiser, verträumter Stimme zu erzählen. Von dem kleinen Handarbeitsladen, den sie so gerne gehabt hätte. Und dem»eigenen Geld«, das sie mit ihrer Arbeit verdienen wollte. Sie erzählt von den komplizierten Mustern und den Garnen, die man dafür braucht. Plötzlich ist sie ganz eingetaucht in die Erinnerung. Mein Ziel in unserem Gespräch ist es, sie von der Erinnerung zur Möglichkeit zu führen. Wir spielen das »Was-wäre-wenn-Spiel«. Was wäre, wenn sie jetzt den»Faden« wieder aufnähme? Natürlich kommen all die bekannten Gründe: zu alt, was wird mein Mann sagen, die Kinder brauchen mich auch noch, jedenfalls zum Hüten der Enkel ... Ich bleibe beharrlich, locke sie auf die Spur ihrer Träume. Allmählich wird der Widerstand schwächer.»Wir haben hier im Haus eine gute Ergotherapie, sind Sie da schon mal gewesen?« –»Ich? Nein. Das ist doch bestimmt nur was für junge Frauen.« –»Wollen Sie es bei dieser Vermutung belassen oder wollen Sie es ausprobieren? Ich kann Ihnen einen Kontakt vermitteln zu den Therapeuten.« –»Das kann ich auch allein, wenn ich das will.« –»Und, wollen Sie?«»Vielleicht, mal sehen.« –»Wollen Sie? Gesehen haben Sie genug. Lassen Sie uns eine Verabredung treffen. Bei unserer nächsten Sitzung erzählen Sie mir, wie es gewesen ist.« Sie willigt ein. Erzählt beim nächsten Mal ganz begeistert, wie freundlich sie aufgenommen wurde. Niemand hätte sie ausgelacht, alle wären sehr bemüht um sie gewesen.

Gemeinsam gehen wir dann daran, ein Ziel für sie zu formulieren. Dabei achten wir darauf, dass daraus kein neuer Stress entsteht. Denn das ist eine der Gefahren bei der Arbeit mit Lebenszielen: Wir setzen sie einfach zu hoch an. Dann gewinnt der innere Antreiber wieder die Oberhand. Wirkliche Lebensziele entstehen nicht aus Erkenntnissen, sondern aus Intuition. Dazu müssen wir nach innen lauschen. Manchmal ist das ganz schwierig, weil die Stimme so leise geworden ist, und die Möglichkeiten durch die Begleiterscheinungen der Erkrankung weniger werden. Aber Beharrlichkeit und ein unbestechlicher Begleiter erhöhen die Chancen beträchtlich. Dabei gilt die Devise: *Selbst der kleinste Schritt auf dein Ziel zu ist mehr als das, was du gestern versäumt hast.*

Ziele können euphorisieren und damit Genesungsprozesse stimulieren. Während wir am Erreichen unserer Ziele arbeiten, sind wir nicht mit den Gedankenspielen beschäftigt: »Was wäre, wenn« und »Was wird morgen wieder alles Schlimmes passieren«. An einem Ziel zu arbeiten, heißt auch, die eigene Kraft zu spüren, die man längst verschwunden glaubte; Energie zu entwickeln, die man sich vorher selbst nicht zugetraut hätte.

Gerade sitze ich in der Spätsommersonne und beobachte ein kleines Insekt an dem noch immer grünen Grashalm auf einer Wiese. Es bemüht sich, an diesem Grashalm aufwärts zu krabbeln, aber der Grashalm biegt sich unter seinem Gewicht zu Boden. Das Insekt lässt den Grashalm Grashalm sein, besinnt sich auf seine Flügel und fliegt weiter. Ziele dürfen sich unterwegs verändern. Wichtig ist der Prozess, der Weg. Denn in diesem Prozess zur Erreichung eines Zieles verändere ich mich. Die rigide Fixierung auf das Erreichen eines bestimmten Ergebnisses schafft die Voraussetzung für Frust-Erlebnisse. Mit vollem Einsatz, wie das kleine Insekt zu kämpfen, und doch bereit sein loszulassen, wenn die Bedingungen sich verändern, das ist wohl ein Geheimnis eines »guten« Lebens. Gut, wenn man sich dann an die eigenen Flügel erinnert und ein neues Ziel in Angriff nimmt.

Ein Ziel ist allen Lebewesen gemeinsam, gemäß ihrer Art und im Rahmen ihrer Möglichkeiten, gut zu leben, bis ihre Stunde gekommen ist, um Abschied zu nehmen; eine innere Achtsamkeit zu entwickeln und zu pflegen, die vielleicht sagt: Jetzt ist ein neues Ziel nötig. Lass los!

Dazu eine kleine Geschichte: Der französische Einhandsegler Bernard Moitessier nahm an einer Regatta rund um die Welt teil. Er war ein hervorragender Segler und lag an der Spitze des Feldes. Als er am Kap der Guten Hoffnung angekommen war, hatte er gute Chancen auf den Sieg. Er brauchte nur zurück nach Frankreich zu segeln. Aber er entschied sich anders. Er setzte seinen Kurs in Richtung Südsee, drehte um. In seinem Buch»Der verschenkte Sieg« beschreibt er sehr eindrücklich seine Motive. Ihm waren Ruhm und Sieg plötzlich nicht mehr wichtig und ein Leben in der Enge an Land nicht mehr vorstellbar. Die Zeit auf See und das Erlebnis der Südsee hatten ihn so stark verändert, dass er einen anderen Kurs einschlug: einen Kurs nach seinem inneren Kompass.

8
»Hoffnung schöpfen«

1 Dum spiro, spero – »Solange ich atme, hoffe ich«

Dieser Spruch stand in meinem ersten Lateinbuch vor mehr als dreißig Jahren. Er hat mir damals schon gut gefallen. Er ist die positive Formulierung des englischen Spruches: »We never give up.« Dass römische Soldaten mit diesem Spruch in die Schlacht zogen, ist allerdings ein massiver Wermutstropfen in seiner Bedeutungsgeschichte. Heute fällt mir auf: spiro – ich atme, und spero – ich hoffe, unterscheiden sich nur durch einen Vokal. Atmen und hoffen – zwei Verben. Atmen und hoffen – zwei »Tu-wörter«, wie wir früher sagten. Atmen und hoffen – halbbewusste Vorgänge in uns, die es sich lohnt, ins Bewusstsein zu heben. Der Atem und seine Funktion als Führer nach innen ist in allen Meditationspraktiken bekannt. Das Unterdrücken des Atemflusses und seine Bedeutung für die »normale Depression« ist offensichtlich. »Depressiv« heißt niedergedrückt (deprimere lat. = niederdrücken). Dieses »Niederdrücken« führen wir mit unserem Atem aus. Indem wir den inneren Raum eng machen, nehmen wir uns die Luft.

Und: Welche Funktion, welche Bedeutung hat die Hoffnung in unserem Leben? Spontane Äußerungen, philosophische Überlegung und wissenschaftliche Experimente werten sie als zentrale Lebensdimension. Beginnen wir mit den Experimenten: In einem

Labor hatte man Ratten in ein Bassin zum Schwimmen gesetzt. Die Ratten mussten um ihr Leben schwimmen, ertranken schließlich. Das Experiment dauerte einige, wenige Stunden. Anschließend nahm man eine neue Gruppe von Ratten, ließ sie bis zur Erschöpfung schwimmen und reichte ihnen dann eine Leiter, sodass sie gerettet wurden. Als man diese Gruppe nach einigen Tagen erneut ins Wasser setzte und sie schwimmen ließ, übertrafen sie die Zeit der Vorgängergruppe um ein Vielfaches. Was unterschied die beiden Gruppen? Die zweite Gruppe hatte gelernt zu hoffen. Das steigerte ihre Kräfte über jedes vorstellbare Maß hinaus.

Vor Monaten machte das Schicksal eines verschütteten österreichischen Bergmannes Schlagzeilen. Eingeschlossen in der Dunkelheit, verbrachte er neun Tage ohne Nahrung und Wasser unter Tage. Nachdem er Orientierung und Zeitgefühl verloren hatte, fand er im Glauben an Gott und in der Hoffnung auf Rettung eine Möglichkeit zu überleben. Ähnliches wird von vielen Menschen berichtet, die sich in ausweglosen Situationen befanden. Was ist das für eine Kraft in uns, die uns Hunger, Kälte und Schmerzen ertragen lässt? – Eine Kraft, die stärker ist als Angst und Verzweiflung. Das Lexikon definiert Hoffnung als »menschliche Haltung zuversichtlichen Wartens auf ein zukünftiges Gut«. D.h. der Blick der Hoffnung ist in die Zukunft gerichtet. »Er greift ins Morgen«, wie Ernst Bloch wunderschön formuliert. Diese Blickrichtung hat Auswirkungen für die Gegenwart. Religion in ihrer »Opiumfunktion« hatte einerseits diese Hoffnung im Jenseits angesiedelt, um bei der Ausbeutung der Menschen im Diesseits behilflich zu sein. Von ihrem Ursprung her hatte Religion eigentlich die Funktion, »mit beiden Beinen in der Wirklichkeit, eine Schau des Ewigen zu ermöglichen«, wie meine Freundin Gisela es formuliert hat. Im Wissen um die »Rück-bindung« Perspektive verändern und menschliche Existenz wirklich »durchschauen«, was »perspicere« ursprünglich heißt. Es schwingt auch das lateinische »perspectare« mit, das »ganz ansehen« bedeutet. So bleibt neben dem Glauben und der Liebe die Hoffnung für Paulus, bis wir dann von Angesicht zu Angesicht sehen, unser Erkennen »ganz sein wird« (1 Korinther 13,13). Dieses »ganz sehen« schließt von dem Augenschein auf das Wesen, von den objektiven Tatsachen auf den inneren Zusammenhang der Dinge. Als Wahrnehmung ist dieses »ganz sehen« der Hoffnung Nahrung, da es umfassender erkennt.

Spontan assoziiert wird Hoffnung mit Fröhlichkeit, Leichtigkeit. In der Wurzel des Wortes »hoffen« findet sich das Verb »hüpfen«. Hoffen würde dann »ursprünglich etwa (vor Erwartung) ›zappeln, aufgeregt umherhüpfen‹ bedeutet haben« (Duden, Das Herkunftswörterbuch 1989). Neben dem Atem als Weg nach innen ist die Bewegung als Ausdruck für ein inneres Geschehen wichtig. Solches Hoffen setzt gebundene Energie frei, ist Erregung pur und ein Stimulus für den »ganzen Menschen«. Hoffnungslos klingt dagegen wie ein Todesurteil.»Die Menschen sterben nicht an ihrem Krebs, sondern an ihrer Hoffnungslosigkeit« (LeShan). Sind wir dem Kommen und Vergehen von Hoffnung nun ausgeliefert wie der Sonne und dem Regen? – Für Krebspatienten ist das »Hoffnung haben« manchmal eine schwere Bürde. Wenn sich die schlechten Nachrichten über den Zustand des eigenen Körpers häufen, fällt es schwer, die Hoffnung auf Besserung zu behalten. Dabei ist die Hoffnung des Patienten zunächst auf eine körperliche Verbesserung in seiner Situation gerichtet. Der Teufelskreis entsteht in dem Augenblick, wo die körperliche Situation sich trotz vermeintlich großer Hoffnung verschlechtert. Leicht setzt sich dann die Hoffnung dem Vorwurf aus, Illusion, also Selbsttäuschung, zu sein. Hoffnung ist kein Garantieschein, dass das Erhoffte auch eintritt. Nur die Alternative ist alle Mal schlimmer: Passivität, Hilflosigkeit, Depression, Verzweiflung sind die Folge eines hoffnungslosen Denkens. Die Formulierung

»Hoffnung schöpfen« setzt voraus, dass Hoffnung da ist, wir sie also nur zu schöpfen brauchen – wie das Wasser, das wir zum Leben brauchen und auch nicht selbst »produzieren«. So nährt die Hoffnung die Seele (vgl. auch Theresia Hauser, Mit Augen der Hoffnung. Deine Kraft liegt in der Zuversicht, München 1994).

2 Aktives Hoffen – passives Wünschen

Hoffen ist eine innere Haltung. Hoffen ist Arbeit. Hoffen ist Aktivität. Hoffen ist auch Protest gegen eine vermeintlich festgeschriebene Realität. Manchmal wird Hoffnung auch geschenkt, getreu dem schlichten Spruch: »Wenn du denkst, es geht nicht mehr, kommt von irgendwo ein Lichtlein her.« Doch selbst wenn das Lichtlein da ist, muss ich es erst noch wahrnehmen. D.h. ohne einen hoffenden Menschen bleibt jede Hoffnung abstrakt, blutleer, spekulativ.

»Denn wir sind zwar gerettet, doch auf Hoffnung. Die Hoffnung aber, die man sieht, ist nicht Hoffnung; denn wie kann man auf das hoffen, was man sieht?« (Römerbrief 8,24)

Paulus beschreibt hier die Hoffnung als Konsequenz eines »Lebens im Geist«. Dieses Leben im Geist, also in der spirituellen Wirklichkeit, greift mit seiner Hoffnung noch über unser Leben in dieser Welt hinaus. Sein Leben in dieser Dimension und von diesem Bezugspunkt her zu betrachten, lässt einen wie einst Martin Luther den berühmten Satz formulieren: »Und wenn ich wüsste, dass morgen die Welt unterginge, würde ich heute ein Apfelbäumchen pflanzen.« Diese Hoffnung hat ihre Kraft im Vertrauen. Bernie Siegel unterscheidet aktives Hoffen und passives Wünschen. Letzteres legt die Hände in den Schoß und wartet, dass sich alles zum Guten wendet. Wer dann zum Guten wendet, ist unklar. Vielleicht das Schicksal oder der »liebe Gott« oder ... Nur ich, ich muss nichts tun. Ich kann in meinem Sessel sitzen und die Welt anklagen!

»Wie haben Sie sich eigentlich in den schlimmen Stunden der Krankheit Ihre Hoffnung bewahrt?«, frage ich den älteren Mann, der mir mit bleicher Gesichtsfarbe, aber leuchtenden Augen gegenüber sitzt. »Ich wollte leben«, kommt es ohne Zögern. Dies bestätigt meinen Eindruck aus vielen Gesprächen. Am Anfang in der Auseinandersetzung mit der Krankheit steht dieser Beschluss: »Ich will leben.« Ohne diesen Beschluss wird das Hoffen zum passiven Wünschen. »Die anderen sollen, die anderen müssen, die anderen werden schon.« Die »anderen«, das sind die Ärzte, die Familie, aber auch der Partner in der Lebensbeziehung. Dabei ist Hoffen ein aktiver Vorgang, der in mir stattfindet. Wenn ich mit meinem Hoffen an die Grenzen der Realität stoße, stellen sich zwei Fragen: Ist das, was sich da Realität nennt, ein Faktum, also eine »gemachte« Tatsache? Und: Welche Möglichkeiten gibt es, diese Realität zu verändern? – Vielleicht stoße ich dann auf Lebensumstände, die mich hindern zu hoffen, weil sie mir so elend erscheinen. Welche Möglichkeiten habe ich, mein Leben so zu verändern, dass es sich lohnt für mich? »Das gibt Gegenwart, und damit Hoffnung. Ohne neue Erfahrung in der Gegenwart kann der Kranke nur von einer entsetzlichen Vergangenheit auf eine miserable Zukunft schließen« (W. Büntig, ebd., S. 11).

Hier sind wir wieder bei der Lebensmelodie: Nur wenn es mir gelingt, mit diesem Innersten in Kontakt zu kommen, bekommt meine Hoffnung immer wieder die Nahrung, die sie braucht. Nicht außen, sondern innen liegt der Schlüssel. Um es in einem Bild zu sagen. Ich muss dem Wunder wie einem kleinen Vogel die Hand ausstrecken, wenn es zu mir kommen soll. Sich für die Möglichkeit des Wunders offen halten, so kann man diese Haltung der Hoffnung wohl beschreiben:

Nicht müde werden,

sondern dem Wunder

leise

wie einem Vogel

die Hand hinhalten.

Hilde Domin

3 Wunder sind möglich, nicht wahrscheinlich

Glauben wir an das, was wahr scheint, oder glauben wir an das, was möglich ist?

In unserem Alltagsbewusstsein sind wir geneigt, nur das als Realität einzuschätzen, was wahrscheinlich ist. Dass ein Flugzeug abstürzen, ein Atomkraftwerk explodieren, ein Zug entgleisen kann, verdrängen wir aus unserem Bewusstsein. Denn die Wahrscheinlichkeitsberechner beruhigen uns so schön mit ihren Prozentzahlen und Relationen: 1 zu 1 Million etc. So sind wir allmählich überzeugt, dass realistisch ist, was laut Wahrscheinlichkeitsberechnung suggeriert wird. Geschieht das »Unwahrscheinliche« dann doch, nennen wir es eine »Katastrophe« oder ein »Wunder«. Einerseits lässt uns also die Wahrscheinlichkeitsberechnung Risiken eingehen, weil diese uns gering erscheinen. Andererseits verlieren wir damit aber auch Möglichkeiten, weil sie uns unrealistisch erscheinen.

Krebspatienten mit einer ungünstigen Prognose und geringer »wahrscheinlicher« Überlebenszeit haben die Wahl zwischen Erfüllung der statistischen Prophezeiung und dem Risiko, sich auf die Füße zu stellen und nach Möglichkeiten zu suchen. Getreu dem Motto der Bremer Stadtmusikanten: »Etwas Besseres als den Tod finden wir alle Mal.« Ich sehe sie in Gedanken vor mir sitzen, die Männer und Frauen, die diesen Weg gegangen sind. Manche waren verwundert, wenn sie zurückdachten und sich erinnerten, dass sie »ihre Prognose« um etliche Jahre überlebt hatten. Natürlich gibt es üble Scharlatane, die die verzweifelte Situation auszunutzen versuchen und Wunder auf Bestellung versprechen. Manche tun dies sogar im Namen Gottes. Das ist blasphemisch, unseriös und gefährlich. Ich spreche hier von einem neuen Denken, das den Käfig der Sicherheit, die »Wahrscheinlichkeit« heißt, sprengen will. Die Möglichkeit eines Wunders ins Auge zu fassen, setzt innere Kräfte frei, schärft den Blick für die eigene Lebensweise und Lebensqualität. Die Wahrscheinlichkeit ist der Schein der Wahrheit. Was wahr ist für mich, spüre ich nur im Kontakt mit meinen Wesenskräften. Das kann mir keiner einreden.

In der Medizin gibt es ein Wort, das völlig zu Unrecht in Verruf geraten ist: das Wort »Placebo« (lat. = ich werde gefällig sein). Mit dem »Placebo-Effekt« wird ein heilendes Geschehen beschrieben, das auf einer Autosuggestion, also einer nur vorgestellten Wirkung eines Medikaments, beruht. »Im Großen und Ganzen ist die Geschichte der Medizin die Geschichte des Placebo-Effektes« (H. Benson, a.a.O., S. 132). Anstatt seine heilende Wirkung bewusst einzusetzen, wird er, weil unerklärlich, verteufelt. Schade. Die Beispiele seiner Wirkung lesen sich wie moderne »Wundergeschichten«. »Für eine in Japan durchgeführte Studie wählten die Forscher 16 Gymnasiasten aus, die auf eine bestimmte Pflanze hochallergisch reagierten. Bei dem Experiment mussten die Versuchspersonen die Augen schließen und wurden dann mit den Blättern einer harmlosen Pflanze am Arm berührt, wobei man ihnen sagte, es handele sich um eine giftige Pflanze. Alle 16 zeigten Reaktionen, angefangen bei einer einfachen Rötung bis hin zu Schwellungen und Pusteln« (Caryle Hirshberg/Marc Ian Barasch, Gesund werden aus eigener Kraft, Knaur, München 1997, S. 104). Manche Forscher meinen, dass 60% der Wirkung eines Medikaments auf dem Placebo-Effekt beruhen. »So wird bereits heute in den USA vorsichtig geschätzt, dass etwa ein Drittel aller verschriebenen Medikamente keine »Arznei-Mittel« im engeren pharmakologischen Sinne sind, sondern Placebos – »Schein-Medikamente« aus Zucker oder Wasserlösung« (Psychologie Heute Compact, a.a.O., S. 18). Welches phantastische Heilungspotential in uns wird hier verschleudert? Wenn man dann noch bedenkt, dass zurzeit in Deutschland von Ärzten verschriebene Medikamente im Wert von ca. 6 Milliarden DM jährlich unbenutzt weggeworfen werden, dann findet man sogar eine Antwort auf die »Kostendämpfung« im Gesundheitssystem.

Die Wirkung des Placebos hängt sehr davon ab, *wer* es verschreibt. »Die meisten heilt der, dem das meiste Vertrauen entgegengebracht wird« (Galen, 130 nach Christus, zit. in: H. Benson, ebd.). Die Medizin muss endlich wieder zur Heilkunst werden, die in der Arzt-Patientenbeziehung ihr größtes Heilungspotential sieht.

Die Umkehrung des Placebos ist der »Nocebo-Effekt« (lat. = ich werde schaden). Seine Wirkung wird zunehmend erforscht. Als Ursache für Erkrankungen wird er weltweit an Bedeutung gewinnen. Ein Beispiel: »Der bloße Glaube, man sei für Herzerkrankungen besonders disponiert, stellt also bereits einen Risikofaktor dar – im Grunde genauso gefährlich wie die »klassischen« Faktoren Rauchen oder hoher Blutdruck durch Übergewicht. Um diesen gravierenden Zusammenhang in Zahlen zu veranschaulichen: Auch bei vorsichtiger Schätzung müssen mindestens fünf Prozent aller Infarkttode auf Nocebo-Wirkung zurückgeführt werden – in den USA entspricht dies beispielsweise jährlich etwa 25 000 Todesfällen« (Psychologie Heute Compact, a.a.O., S. 19).

Die Theologie hat sich in der Folge des mechanistischen Denkens ähnlich wie die Medizin schwer getan mit der Würdigung der Wunder. Allzu bereitwillig hatte sie ihre Eier in das Nest des Rationalismus gelegt. Die Wunder erschienen dem »gesunden Menschenverstand« eine Zumutung. Je mehr wir über die Geist-Seele Dimension im Körper verstehen, desto vorsichtiger müssen wir mit unseren Bewertungen dessen werden, was möglich ist. Die Naturwissenschaften, und dazu zähle ich jetzt auch einmal die Medizin, nennen ein Wunder, was sie nicht erklären können. Je weiter das Licht der Erklärungen ins Dunkel vordringt, desto weniger Raum bleibt für Wunder. Dabei wäre mit dem Verb »wundern« eigentlich ein guter Kompromiss gegeben. Wundern meint ursprünglich »in Erstaunen versetzen«. Das Staunen wieder zu entdecken, könnte ausgesprochen heilsam für uns sein.

Wunder im religiösen Kontext werden als Handeln Gottes oder einer übernatürlichen Macht gedeutet. Dabei gab es religionsgeschichtlich die Möglichkeit eines Wunders erst, nachdem nicht mehr die ganze Welt das große Wunder war, wie in den frühen Zeiten der Geschichte der Menschen. Im Hebräischen meint das Wort »Wunder« eigentlich »Zeichen«, ein Zeichen, das auf göttliches Wirken hinweist. Dementsprechend ist ein Wunder im Alten Testament nicht einfach ein erstaunliches Phänomen, sondern es will den Menschen zu einer Begegnung mit Gott führen. Christlicher Glaube rechnet mit der Möglichkeit des Wunders und sieht zugleich, wie frei Gott in seinem Handeln ist. Alles Verrechnen macht Gott zum Buchhalter und uns zu Bilanzposten. Glauben meint im biblischen Sinne die Wirklichkeit erkennen, wirken lassen und in ihr anwesend sein. Glauben heißt im Hebräischen »sich fest machen in Jahwe«. Dieses »Festmachen« hat ja eine doppelte Bedeutung. Ich kann mich festmachen, wie ein Schiff am Kai. Oder ich kann mich »fest machen«, d.h. eine innere Stärke durch mein Vertrauen auf die Verheißung entwickeln.

Die Wunder im Neuen Testament wurden zuerst mündlich erzählt. Ihre anschließende Verschriftlichung erfolgte mit bestimmten theologischen Absichten. Dabei hat Jesus die Wunder als Grundlage des Glaubens, als Erweise seiner Macht abgelehnt. Ihm ging es um die neue Wirklichkeit Gottes, die sich als körperlich-seelisches Heilwerden von Menschen ereignet. Dabei stieß er oft auf Unverständnis. In der Geschichte von der Heilung eines gelähmten Mannes wird diese Beziehung zwischen spirituellem und körperlichem Heilwerden offenbar. Die Evangelisten berichten, wie dieser Mensch, auf einer Bahre liegend, von seinen Freunden zu Jesus gebracht wird. Weil es in dem Haus, in dem Jesus predigt, so eng ist, müssen sie sogar das Dach abdecken. Sie lassen die Bahre herunter direkt vor Jesu Füße. Der ist offensichtlich beeindruckt: »Und als er ihren Glauben sah.«

Als wir diese Geschichte mit Patienten bei einer Bibelstunde besprechen, prasseln an dieser Stelle die Fragen nur so los: »Wie kann man denn ein Dach abdecken? Also das ist doch wirklich übertrieben. Welchen Glauben sieht denn Jesus bei dem Gelähmten? Der sagt doch gar nichts.« Es ist unvorstellbar für viele Menschen, eine Chance so konsequent zu nutzen. Zumal dann, wenn man noch andere als Helfer mobilisieren muss. Was muss der Gelähmte wohl alles gesagt haben, wie muss er gebettelt, gedroht, beeinflusst haben, bis sich seine Freunde auf so ein Abenteuer einließen? Er muss sie überzeugt haben, wie auch immer. Überzeugt, dass dies sein Weg und seine einzige Chance ist, von seiner Lähmung geheilt zu werden. Dass diese Lähmung innerer und äußerer Natur war, ist von der Psychosomatik her wohl klar (vgl. E. Drewermann, Das Markus-Evangelium, 1989, S. 223 ff.). Ja, was hat der Gelähmte denn nun gesagt? Laut Bibel: nichts. Jesus hat seine Anwesenheit als Ausdruck seines Glaubens angenommen. Keine Erklärung, keine Beichte, keine Erläuterung seiner Schuld. Vergebung total, direkt, kompromisslos. Ein kompromissloses Ja zu diesem Menschen ohne Wenn und Aber. Beachtung pur! Wer derart angesprochen wird, fühlt sich in seinem Dasein so bestätigt, dass ihm ungeahnte Kräfte zuwachsen. Diesen wesensmäßigen Kontakt realisiert Jesus in diesem Augenblick zwischen sich und dem Gelähmten. Es ist alles offenbar in diesem einzigartigen Augenblick, der ein Leben verändert.

Das Gemäkel der Gegner nimmt Jesus zum Anlass, ein äußeres Zeichen zu setzen: »Nimm dein Bett und geh.« Es bleibt ein Geheimnis, was in diesem Augenblick in dem gelähmten Mann geschieht. Das kennen wir ja sogar aus Krankengeschichten von Menschen unserer Tage. Spontanremissionen nennt die Medizin das, wenn ein Tumor, manchmal samt Metastasen verschwindet. Spontan meint, »wir haben zurzeit keine Erklärung dafür«, eigentlich heißt das wörtlich »aus sich selbst«. Den Betroffenen ist das meistens egal. Wer sein Leben ein zweites Mal geschenkt bekommt, ist an wissenschaftlichen Gründen nicht so interessiert.

Jesus heilt mit seinem Wesen, er heilt in der Kraft des Geistes. Im Kontakt mit ihm wird Zerbrochenes heil und für den Flügelschlag eines Schmetterlings scheint die Zeit stillzustehen. Die Freunde des Gelähmten haben vor keinem Hindernis halt gemacht. Sie gaben nicht auf, sie beseitigten, was sie hinderte. Wie machen wir uns bereit, dass ein Wunder in unserem Leben geschehen kann? Wie viele Konventionen müssen wir sprengen, wie viele Helfer bitten, wie viele Dächer besteigen? – Eins ist klar: Dies erfordert den vollen Ernst, das totale Engagement, den Mut, das Risiko des eigenen Lebens wirklich zu nehmen. Aufstehen und gehen: Diese Entscheidung, diesen Schritt konnte auch Jesus dem Mann nicht abnehmen.

Eine Frage beschäftigte uns noch ganz lange an diesem Gesprächsabend: Was ist Sünde?

4 Was ist Sünde?

Kaum ein Wort hat in seiner Wirkungsgeschichte so viele Spuren in der Seele von Menschen hinterlassen wie das Wort Sünde. Gern wird es auch im Plural gebraucht: Sünden. Da fällt natürlich jedem etwas ein. Schnell sind wir bei großen und kleinen Sünden, Todsünden und der Vergebung. Katholische Ohren hören das Wort Sünde anders als evangelische: Sünde, Beichte, Vergebung ... Damit wird die Sünde verknüpft mit einem bestimmten Tun, sie wird zu einem Verstoß gegen die göttlichen Gebote. In diesem Zusammenhang wird sie auch im Plural gebraucht. Ihre andere Dimension ist grundsätzlicher Art und bezeichnet die Isolierung des Menschen qua Existenz von Gott. Diese Trennung von Gott ist vom Menschen aus nicht aufhebbar.

»Der Tod ist der Sünde Sold« (Römerbrief 6,23). Sünde meint hier wie im AT das Getrenntsein von Gott, die Verhältnislosigkeit des Lebens. »Sünde macht ... beziehungslos. Der Tod ist das Fazit dieses Dranges in die Verhältnislosigkeit. Insofern ist der Tod anthropologisch nicht nur und nicht erst am Ende des Lebens, sondern im Drang nach Verhältnislosigkeit als wirksame Möglichkeit jederzeit da« (E. Jüngel, Tod, Stuttgart 1973, S. 99). Das ungelebte, entfremdete Leben ist Tod. Wir Menschen besitzen als einzige Spezies die Fähigkeit, aus der Gnade herauszufallen. Das traditionelle Wort dafür heißt: Sünde. »Wir sind die Spezies, die sündigt. Nichts spricht dafür, dass irgendeine andere Spezies dies tut. Zum Beispiel essen Löwen Lammfleisch und genießen es, aber sie machen daraus kein Geschäft und errichten keine Lammfleischläden. Sie essen, was sie brauchen, sie sind nicht unersättlich. Wir Menschen sind also etwas Besonderes. Thomas von Aquin hat gesagt, ein Mensch könne mehr Böses tun als alle anderen Arten zusammen. Was für eine Bestätigung unseres göttlichen Wesens und unserer dämonischen Seite« (M. Fox, a.a.O., S. 67).

Im Glauben öffnet sich der Mensch für die Liebe Gottes und erfährt so Rechtfertigung, d.h. Akzeptanz, Annahme, Nähe.»Rabbi Heschel definiert Sünde als ›die Weigerung des Menschen, zu werden, der er ist‹« (M. Fox, a.a.O., S. 65). Gerne haben sich die Menschen in der Geschichte des Christentums mit der ersten Dimension, also den Sünden, beschäftigt. Es wurden verschiedene Strategien zu ihrer Vermeidung entwickelt, dabei stand die Unterdrückung der Sexualität ganz oben auf der Liste der »Verdienste«. Relativ bald war man wieder da gelandet, wo die Gegner Jesu, die Pharisäer und Schriftgelehrten auch schon gewesen waren. Die waren ja keine ungläubigen Eiferer, sondern die besonders Frommen ihrer Zeit. Sie meinten, dass durch die Erfüllung des von Gott dem Volk Israel gegebenen Gesetzes die Ankunft des messianischen Zeitalters herbeigeführt werden könnte:»Der Messias kommt an dem Tage, an dem Israel das Gesetz halten wird« (Religion in Geschichte und Gegenwart VI, Sp. 484).

Als sich die Kirche dann als legitime Nachfolgerin Jesu und in Ableitung von Petrus als Sündenvergebungsinstanz zu etablieren begann, war dem menschlichen Ränkespiel wieder Tor und Tür geöffnet. Menschen konnten einander beschuldigen, quälen, anklagen, verurteilen. So, als wenn Jesus nie gelebt und gepredigt hätte. Dabei sah sein Verständnis von Sünde radikal anders aus. Mensch sein heißt sündig sein, heißt Fehler machen, heißt schuldig werden, heißt andere verletzen, heißt dunkle Seiten haben.»Simul iustus et peccator« – zugleich Sünder und Gerechter – nennt Martin Luther diesen doppelten Charakter menschlicher Existenz. Vergebung bedeutete für Jesus, dies einzugestehen und zuzulassen, dass Gott mich trotzdem liebt. Dies befreit von allen menschlichen Berechnungen und Kalkulationen. Es befreit auch von dem zerstörerischen Denken, Krankheit als Strafe für Sünde zu sehen (vgl. 13.2). Es gibt eine schöne Geschichte, in der Jesus dieses Denken, zu dem auch die

Projektion eigener Fehler und Begehrlichkeiten auf andere gehört, auf den Punkt bringt.

Der Evangelist Johannes erzählt die Geschichte, dass Schriftgelehrte und Pharisäer eine Frau zu Jesus bringen, die auf frischer Tat beim Ehebruch ergriffen wurde (Johannes 8,3 ff.). Jesus ist umgeben von den Menschen, die ihm zuhören. Die Frau wird in die Mitte gestellt, doch Jesus hört die Anfrage an ihn scheinbar nicht, sondern schreibt mit dem Finger auf der Erde. Als sie ihn mit dem Gesetz des Mose konfrontieren, das vorschreibt, diese Frau zu steinigen, sagt er: »Wer unter euch ohne Sünde ist, der werfe den ersten Stein« (Johannes 8,7b). Abgesehen von der Frage, was mit dem Mann eigentlich ist, mit dem die Frau Ehebruch begangen hat (vgl. 10. Gebot), hält Jesus den Moralaposteln aller Zeiten den Spiegel vor das Gesicht. Sein Sünde-Verständnis greift tiefer als alle moralischen Kategorien. So grundsätzlich ist dieses Verständnis Jesu, dass das Substantiv für Sünde in den ersten drei, den so genannten synoptischen Evangelien und der Apostelgeschichte nur in Aussagen über Sünden*vergebung* vorkommt. Welche Befreiung liegt in seinem solchen Denken! Die Angst schuldig zu werden macht manche Menschen wie gelähmt. Die Vergebung Jesu stellt sie auf ihre Füße und lässt sie wieder gehen. »Das soll wohl heißen, dass Jesus den Menschen zuerst etwas zutraut und dann erwartet, dass sie das auch tun,« mit etwas zweifelndem Unterton spricht eine Frau aus der Gruppe, diesen Satz aus. So buchstabiert sich Befreiung aus einem alten Denken. »Aber das ist doch ein ganz schönes Risiko. Wenn er sagt: Geh hin und sündige hinfort nicht mehr. Theoretisch könnte sie es ja doch tun.« – »Genau dieses Risiko geht Gott mit uns ein. Wir können wider besseres Wissen, gegen all das handeln, was wir als innere Stimme in uns hören. Wir können versuchen, Gott beiseite zu schieben, das ist unsere Sünde.« Im lebhaften Gespräch endet der Abend.

5 Docta Spes – belehrte Hoffnung

Docta spes – belehrte Hoffnung nennt Ernst Bloch die innere Haltung, die gegen den Augenschein anhofft – im Bewusstsein der Möglichkeit des Scheiterns. Menschen, die an Krebs erkrankt sind, versuchen sich häufig durch »positives Denken« zu motivieren. Dabei verstehen sie unter »positivem Denken« den verzweifelten Versuch in allem, was ihnen passiert, den positiven Aspekt zu sehen. Das gelingt eine Weile, aber dann bricht all das, was vorher verdrängt wurde, explosiv hervor. »Krebs ist eine Scheiß-Krankheit. Ich habe die Schnauze voll. Immer in Abständen in die Klinik. Mein Leben kreist nur noch um diese Krankheit. ›Ist das auch nicht zu anstrengend? Ist das jetzt auch gut für dich?‹ Ich kann es nicht mehr hören. Ich will ganz normal leben.« Voller Wut schreit mir die Patientin diese Sätze entgegen. Dabei war sie immer so eine »gute Patientin«, hat alles tapfer ertragen, immer auch das Positive gesehen, sich Ziele gesetzt, so wie es alle von ihr – scheinbar – erwartet haben. Diese Art von positivem Denken greift einfach zu kurz. Das ist nur die Polarität zum negativen Denken.

Die »belehrte Hoffnung«, das »gesunde Denken« (Simonton) bezieht eine andere Dimension des Lebens mit ein: die spirituelle Dimension. Sie weiß darum, dass wir unser Leben im Letzten nicht in unserer Hand halten. Dass unsere Zeit nicht in »unseren Händen steht«. Das nimmt ihr nichts von ihrer Kraft. Im Gegenteil: Das Wissen um den größeren Zusammenhang unseres Lebens, das Bewusstsein, ein Teil dieser Schöpfung zu sein, schenkt die Kraft zu lassen. Die Entscheidung, mein Leben zu nehmen, heißt nicht, dass ich den Schlüssel des Lebens besitze. Es ist und bleibt Geschenk. Die unverfügbaren Momente im Genesungsprozess erinnern uns daran. Auch unsere seelischen Kräfte sind kein Garantieschein, aber sie sind eine wesentliche Kraft auf unserem

Lebensweg. Und so schlagen wir diesen Weg der Gesundheit ein. Alles, was wir tun und denken, hat einen maßgeblichen Einfluss, und wir wissen, dass wir unser Leben letztlich nicht selbst bestimmen können. Belehrte Hoffnung weiß darum, gerade deshalb greift sie so weit ins Morgen.

9

»Krebs ist doch nicht ansteckend«

1 »Die Angst vor dem Tod wird bei uns konsequent verdrängt«

Der Tod als Fiktion, als Spiel ist via Fernsehen zu einem ständigen Alltagsbegleiter geworden. Immer neue Horrorszenarien werden gefilmt. Keine Generation hat so viele Leichen gesehen wie die unsere. Schon kleine Kinder nehmen diese Bilder ungeschützt auf. Der reale Tod, das wirkliche Sterben ist dagegen immer weiter an den Rand unserer Erfahrung getreten. »Soll ich die Kinder mit zur Beerdigung von Opa nehmen? Die sollen ihn doch so in Erinnerung behalten, wie er war.« Eltern, die so besorgt fragen, finden dann aber gar nichts dabei, ihre Kinder Horrorfilme, Krimis und »realistische Katastrophenstudien« en masse sehen zu lassen. »Das ist doch nur Fernsehen.« Da können wir Erwachsenen vielleicht noch auf Distanz bleiben, obwohl ich auch dem nicht so ganz traue, denn Bilder sind Bilder. Kinder jedenfalls können zwischen Realität und Film nicht unterscheiden. Der Omnipräsenz des Todes als Fiktion entspricht also die Verdrängung des Todes im Leben.

Krank werden immer nur die anderen. Ein Denken, das sich seine Maßstäbe aus der Leistungsfähigkeit des jungen, dynamischen Körpers holt, muss Krankheit, Leiden und Tod fürchten wie der Teufel das Weihwasser. Mit der Krankheit Krebs werden mächtige Wirkbilder assoziiert. Jeder kennt jemanden, der an Krebs erkankt ist. Die Bilder dieser Erkrankung wirken in uns, lassen sie uns mit Tod und Siechtum gleichsetzen. Dass die Verläufe sehr individuell, die Chancen zur Heilung größer werden, können wir dann nicht mehr wahrnehmen. Weil wir einen Teil der Realität ausblenden, holt er uns als Angst von der anderen Seite wieder ein. Je mehr wir Tod und Krankheit verdrängen, desto stärker wird unser Bedürfnis nach Sicherheit. Wir versichern die Risiken unseres Lebens. Es gibt Firmen, die leben nicht schlecht davon. Wir reduzieren unsere Wirklichkeit auf das, was wir mit unserer Vernunft erkennen können, was wissenschaftlich bewiesen ist. Andererseits sind wir unfähig geworden, einen Trauernden auf seinen Schmerz anzusprechen oder einem Sterbenden die Hand zu halten. Diese Aufgaben delegieren wir an Spezialisten. Doch wenn wir selbst mit dem Tod eines uns nahe stehenden Menschen konfrontiert werden, bricht unsere vernünftige Fassade zusammen. Der erste Impuls ist dann die Flucht. Was haben die Angehörigen nicht alles noch Wichtiges zu erledigen, wenn der Patient zum Sterben kommt. Bloß nicht allein eine Nacht am Bett wachen. Bloß nicht einfach da sein, die Lippen feucht machen, den Schweiß abwischen, ein Lied summen. »Ich kann das nicht sehen.« »Jetzt muss ich auch mal schlafen.« »Die Schwestern machen das schon, die sind das ja gewöhnt.« Nachtschwestern können viel erzählen. Sie erleben die nackte Angst der Angehörigen und deren Flucht genauso wie die liebevolle Zuwendung. Die allerdings seltener. Gerade dann, wenn es nichts mehr zu kämpfen oder zu entscheiden gibt; wenn alles gesagt und alles entschieden ist. »Bitte bleib da, bitte schau nach mir, bitte berühre mich«. Beachtung. Darum geht es. Diese Beachtung zu geben, fällt leichter, wenn ich sie auch nehmen kann.

Je früher Menschen sich mit dem Tod, mit Krankheit und Leiden beschäftigen, desto weniger müssen sie ihre Angst verdrängen. Wir könnten unser gesamtes Leben für unseren letzten Atemzug Sorge tragen. Unsere Gesellschaft entwickelt sich in die andere Richtung. Die Leitbilder, die von den Medien geprägt werden, gaukeln Jugendlichen einen anderen Trend vor. »In« ist es, »cool zu sein«, keine Gefühle zu zeigen. Bindungen einzugehen heißt, sich verletzbar zu machen. Dann lieber »hart werden«. Der körperliche Ausdruck davon ist ein Körper, der diese Botschaft ausstrahlt. Eine ganze Industrie lebt vom Kult um den eigenen Körper. In einer solchen Welt ist wenig Platz für Abweichungen. »Behindert« wird zum Schimpfwort unter Jugendlichen.

Krebspatienten, die durch optisch sichtbare Operationsfolgen oder krankhafte Veränderungen gezeichnet sind, bewegen sich oft gehemmt in der Öffentlichkeit. Sie versuchen ihren Makel zu verbergen. Einerseits läuft natürlich dieser Prozess in den Betroffenen ab. Je weniger Ich-Stabilität ich habe, desto mehr verunsichert mich ein vermeintlicher Makel. Andererseits sind es aber auch die Reaktionen der Umwelt, die diese Patienten erleiden müssen. Dabei scheinen wir einem animalischen Muster in uns zu folgen. Die Reaktion auf Krankheit ist in der Tierwelt brutal: »Krankheiten, vor allem solche, die Körperzonen der Signalsprache: das Gesicht, die Augen, den Mund, die Zähne, die Ohren, die Haare, den Schwanz etc. befallen, lösen bei anderen Gruppenmitgliedern einen Aggressionsaffekt aus, der die Krankheit als eine Abweichung von der guten Norm bestraft« (E. Drewermann, Tiefenpsychologie und Exegese II, a.a.O., S. 97). So entsteht ein Kreislauf, der die Lebensqualität entscheidend beeinflusst.

2 »Ich werde so komisch angeguckt« – Patienten erzählen über Ausgrenzung

Oft sind es nicht einmal die sichtbaren körperlichen Veränderungen, die zur Ausgrenzung von Menschen führen, die an Krebs erkrankt sind. Es reicht die Information »Krebs«. Dabei ist Krebs weder ansteckend noch sonst besonders belästigend. »In meinem Kegelclub sagte man mir, dass ich den Betrieb aufhalte und nicht mehr der Alte bin. Na ja, ich trinke eben auch keinen Alkohol mehr und rauche auch nicht. Dabei kegle ich noch wie früher.« Mit leicht tränenfeuchten Augen erzählt mir ein Mann mittleren Alters, wie er in Beruf und Freizeit behandelt wird. Er hat offen über seine Erkrankung gesprochen. »Das war wohl ein Fehler«, meint er resigniert. »Ich soll mir bloß nicht einbilden, dass jetzt alle Rücksicht auf mich nehmen würden, sagte die Vorarbeiterin, als ich von der Kur wiederkam.« – Etwas verängstigt erzählt die junge Frau von ersten Gehversuchen in ihrem Betrieb nach Operation und Rehabilitationsmaßnahme. »Meine Nachbarin geht immer ganz schnell rein, wenn ich im Garten bin. Früher haben wir uns oft unterhalten.« Die Patientin ist ganz fassungslos über das, was ihr in ihrem Alltag begegnet. »Dabei habe ich doch bloß Krebs.« – Was läuft da ab in unserer Gesellschaft? Mutieren viele in bestimmten Situationen zu Monstern? Ist das Sozialdarwinismus pur?

Ich glaube, auch hier ist Moral der falsche Ratgeber. Die Tragik ist, dass die Umgebung eines Krebspatienten häufig einfach nicht weiß, wie sie mit ihm umgehen soll. »Spreche ich das Wort Krebs aus oder rede ich einfach vom Wetter?« Aus der Angst, ja nichts falsch zu machen, vermeiden viele Zeitgenossen den Kontakt. Dabei gibt es eigentlich gar kein Risiko. Das Schlimmste, was einem passieren kann, ist, dass der Betroffene sagt, dass er jetzt in Ruhe gelassen werden möchte. Eigentlich kein Problem. Es sind wohl vielmehr die eigenen unbearbeiteten Ängste, die im Kontakt mit dem Krebskranken hochkommen. Für die Betroffenen ist es ganz schrecklich, plötzlich mit einem Kainsmal auf der Stirn herumzulaufen. Sie finden ihrerseits auch keinen Ausweg. Selbst in der engsten Familie ist der Kontakt problematisch. Wie viel Schonung braucht der andere, wie viel Belastung kann er vertragen? Es wird zum Problem, wenn ich alles richtig machen will. Wenn ich für den anderen mitdenke. Wenn ich erahnen will, was er jetzt benötigt.

Ein an Krebs erkrankter Mensch entwickelt sich nicht zurück zum Kleinkind. Er ist ein Mann, eine Frau, die ihre Bedürfnisse genauso wie vor der Erkrankung artikulieren kann und soll. Auch in der engsten Beziehung, in einer Partnerschaft entstehen plötzlich Tabuzonen. Besonders dann, wenn die Sexualität von den Folgen der Krankheit betroffen ist. Die Amputation einer Brust, die Entfernung der Gebärmutter, die Amputation der Hoden, aber auch das veränderte Körpergefühl durch die Krebserkrankung verändern die Beziehung. Je nachdem, wie offen die Sexualität vor der Erkrankung gelebt wurde, wird jetzt ein offener Kontakt zwischen den Partner möglich sein. Es gibt auch hier das Spiel aus Scham und falscher Rücksichtnahme. »So kann ich mich meinem Mann/meiner Frau doch nicht zeigen.« »Bestimmt will sie nicht, dass ich sie jetzt ansehe, ich schau lieber weg.« Es vergeht oft eine lange Zeit, bis zwei Menschen den Mut finden, sich so anzuschauen, wie sie sind, sich so anzunehmen. Eine Narbe ist eine Narbe und wird dann nicht zum Stigma, wenn sie nicht versteckt, verhüllt und verdrängt wird. Sexualität findet zuerst in unserem Kopf statt, und wegen eines fehlenden Körperteils verschwindet nicht plötzlich die Lust. Viele Ängste lassen sich im Gespräch miteinander abbauen. Es braucht nur den Mut zum ersten Schritt.

3 Die Angst macht nicht vor weißen oder schwarzen Kitteln Halt

Die Angst vor Krebs ist in jedem von uns latent vorhanden. Sie macht auch nicht vor weißen oder schwarzen Kitteln Halt. Je weniger diese Angst bewusst ist, desto mehr wird sie verdrängt. Sie taucht dann als Projektion auf den Patienten wieder auf. Die Ausdrucksformen sind vielfältig. Eine Form ist die kompromisslose Härte, mit der der Tumor im Patienten bekämpft wird. Nach der Methode »Friss oder stirb« wird dem Patienten keine Wahl gelassen. Eine andere Form ist die Verweigerung von Kontakt im Patientengespräch. Patienten berichten, dass manche Ärzte sie nicht anschauen, wenn sie mit ihnen über ihre Erkrankung sprechen; bei Visiten am Fußende des Bettes stehen bleiben, ohne eine Berührung, ein wärmendes Wort auszutauschen. Normale Zwischenmenschlichkeit wird dann ausgeklammert, allein die Sachebene angesprochen. Dabei ist gerade für den Arzt die Beziehungsebene von großer Bedeutung. Er kann durch seine Präsenz den Kranken an die Kraftquellen in ihm erinnern, die dieser im Augenblick nicht spürt. Wenn allerdings die eigene Angst vor Krankheit nur verdrängt wird, schiebt sie sich unbemerkt wie ein Schleier in die Arzt-Patient-Beziehung. Distanz ist dann die einzige Rettung; für den Patienten ist das eine verpasste Chance.

Eine andere Form Kontakt zu vermeiden, ist die »Insidersprache«. Jeder Beruf hat seine eigene Sprache. Für die interne Kommunikation ist sie sehr gut geeignet; für die Kommunikation mit Laien weniger. Hier hilft das Bemühen um Verständigung, um wirkliche Kommunikation. Fragen sind nie falsch, sollten auch nie lästig sein. Der mündige Patient muss zum Experten für seine Situation werden. Das gelingt nur, wenn er all die Informationen bekommt, die er braucht: von wem denn sonst, wenn nicht von dem

Arzt seines Vertrauens? Wenn dieser einmal keine Antwort weiß, und das ehrlich zugibt, vielleicht an einen Kollegen überweist, wird das vom Patienten eher honoriert als die Attitüde der Allwissenheit.

Manche Patienten werden durch ihre Leidensgeschichte sehr schwierig im Kontakt, andere waren es vielleicht ein Leben lang. Doch Respekt und ein gewisses Verständnis dürfen auch sie erwarten. Für die Pflegekräfte, die ja einen noch viel direkteren körperlichen Kontakt zu den Patienten haben, ist dies manchmal noch viel schwieriger auszuhalten. Eine Klinikstruktur, die nur auf wirtschaftliche Effizienz bedacht ist, läuft Gefahr, die Grundsätze der Pflege zu verletzen. Ein Gespräch auf der Bettkante, eine Viertelstunde Zeit wirken oft mehr als zig Verordnungen. Besonders bei einer »infausten Prognose« werden die eigenen Ängste stark aktiviert. »Infaust« heißt unheilvoll, unglücklich und ist die lateinische Umschreibung für hoffnungslos. Wer diese Prognose mitgeteilt bekommt, muss in manchen Kliniken damit rechnen, dass die Visiten extrem kurz ausfallen, die Kontakte zum medizinisch-pflegerischen Personal seltener werden. Das haben psychologische Studien ergeben. Wenn nichts mehr zu tun ist, fühlt man sich leicht hilflos. Das geht allen Menschen so, wenn sie ihr Handwerkszeug nicht mehr benutzen können. Aber gerade der Schwerkranke braucht Kontakt so notwendig, wie die Blume das Wasser. Kontakt zum Arzt des Vertrauens, zu den Schwestern der Station, zu all denen, die erfahren im Umgang mit einer so schwierigen Situation sind. Wenn die sich verweigern, aber auch erst dann, ist seine Situation wirklich »infaust«.

4 »Herr Doktor, wie lange geben Sie mir noch?«

Diese bange Frage wird oft nach der Diagnosestellung gestellt. Natürlich will der Patient dann nur wissen, wie lange er nach der Erfahrung des Arztes mit dieser Erkrankung noch leben kann. Doch die Art der Fragestellung liefert uns einen Hinweis auf die Gefühlssituation des Patienten. Angesichts einer lebensbedrohlichen Erkrankung suchen wir verzweifelt Hilfe. Diese Hilfe suchen wir zunächst beim Fachmann, dem Arzt. Er soll uns mit seiner Kunst wieder gesund machen. Wir selbst schrumpfen in dieser Phase zurück auf die Ebene des Kindes. Den Arzt machen wir immer größer, uns selbst kleiner. Schließlich sind wir auf einer Ebene angekommen, auf der der Arzt verdächtig viel Ähnlichkeit mit anderen ehemals wichtigen Erwachsenen in unserem Leben bekommt. Er »soll es wieder gut machen«, heilen, durch seine Behandlung die Wende zur Genesung herbeiführen. Wir projizieren all unsere Defizitgefühle auf den Arzt. Dazu übertragen wir die Zuschreibungen der Allmacht von Personen aus unserer Geschichte auf ihn. Das lässt ihn zu dem berühmten »Gott in Weiß« werden. Der Arzt wiederum spielt seinen Part in diesem unbewussten Manipulationsspiel mit. Die Zuschreibungen des Patienten treffen auf seine eigenen Gefühle. Sie passen wie der Schlüssel ins Schloss. Er will sein Bestes geben für den Patienten, fühlt sich geschmeichelt durch dessen Zuschreibungen. »Herr Doktor, nur Sie können mir noch helfen.« Er glaubt an seine Medizin, manchmal wie an eine Religion, und nimmt die Allmachtsübertragungen wie ein Hoher Priester dankbar an. Ein unbewusstes, subtiles psychologisches Geschäft auf Gegenseitigkeit. Der Arzt denkt: »Wenn ich gut bin, werde ich ihn heilen.« Der Patient denkt: »Er ist der Beste, er wird es schon richten.« Bis zu einem bestimmten

Punkt ist dieses Vertrauen notwendig für die Arzt-Patient-Beziehung und trägt zur Heilung bei.

Doch es gibt einen gefährlichen Wendepunkt in diesem Geschehen. Dadurch, dass der Patient sich selbst so klein macht, entlastet er sich von jeder Verantwortung für seine Genesung. Die Erkrankung ist keine Anfrage an seine Weise zu leben. Er braucht nichts zu ändern, schiebt alle Verantwortung dem Arzt zu. Wenn es dann schief geht, d.h. die Behandlung nicht anschlägt, hat der Arzt die Schuld. Der Arzt wiederum setzt sich in diesem Spiel unter einen ungeheuren Druck. Wenn er sich zum alleinigen Heiler, zum Herrn über Leben und Tod macht, muss das Sterben jedes Patienten ihn bis ins Mark seiner Persönlichkeit treffen. Er muss Sterben und Tod als sein Versagen bewerten. Das erklärt die Distanz zu sterbenden Patienten. Manchmal werden ältere Ärzte bescheidener und damit hilfreicher für ihre Patienten.

Der alte Grundsatz: medicus curat, natura sanat ist als Entlastung äußerst wirksam. Der Arzt behandelt, die Natur heilt. Das schrumpft die eigenen Möglichkeiten auf ein realistisches Maß zurück. Der Arzt kann nicht für den Patienten die Entscheidung zum Leben fällen. »Das bedeutet auch, Heilung kann stets nur Selbstheilung sein: Ein Arzt vermag lediglich zu verhindern, dass dieser Reigen (der sich gegenseitig steuernden körperlichen Prozesse, d. Verf.) in einer Weise blockiert oder behindert wird, die der Selbstorganisation und dem Überleben abträglich ist« (Stierlin, a.a.O., S. 43).

180

5 Plädoyer für das »beste Team«

Wenn Sie Trainer einer Fußballmannschaft wären, welche Spieler würden Sie aufstellen? Es geht um ein ganz wichtiges Spiel! Doch wohl die, zu denen Sie Vertrauen haben?! Wenn Sie ein Leistungssportler wären, welchen Betreuerstab würden Sie engagieren, um Erfolg zu haben? Den ersten, besten Trainer? Wohl kaum. Sie würden Referenzen einholen, Erkundigungen anstellen. Vor allem aber würden Sie auf Ihre Intuition vertrauen. Warum sind Sie angesichts einer Erkrankung wie Krebs mit weniger zufrieden? Warum engagieren Sie sich nicht Ihr »bestes Team«? – Wenn Sie dieses Bild auf sich als Patienten anwenden, heißt das im Klartext: Sie wählen sich zu Ihrer Unterstützung im Kampf mit der Krankheit Ihre Ärzte, Ihre Pflege, Ihre Klinik, Ihren Seelsorger, Ihre Therapeuten aus. Sie wählen nach Leistung und Vertrauen und wechseln aus, wenn die Leistung nicht stimmt. Sieg oder Niederlage liegen letztlich nicht in Ihrer Hand. Sie können nur die optimale Vorbereitung treffen. Das Entscheidende ist: Sie sind das, der/die das tut. Sie wählen den Betreuerstab aus, den Sie zu ihrer Unterstützung brauchen. Sie sind zu nichts verpflichtet und dürfen alles, von dem Sie überzeugt sind, dass es Ihnen auf dem Weg zu Ihrer Genesung oder zu einem erfüllten Sterben hilft. Vorbei die Zeit der Rücksichten. Es gibt keine Erbhöfe für die Spieler und die haben keine Ansprüche zu stellen. Der Trainer entscheidet. Natürlich eckt er dabei auch an. Manche Spieler verlassen den Verein, die Medien erklären ihn vielleicht für verrückt und schüren Zweifel an seiner Kompetenz. Egal. Solange Sie für sich spüren, dass Sie auf dem richtigen Weg sind, können Sie auch Rückschläge hinnehmen. Das Vertrauen in ihre Mannschaft macht sie stark. Entscheidend ist der Wechsel der Perspektive. Es geht um Ihr Leben.

10

»Zu Hause ist es so schwer, meine Erkenntnisse umzusetzen«

1 Maria und Martha – Besinnung auf das Wesentliche

(Text s. Anhang)

»Das darf doch wohl nicht wahr sein. Typisch Mann. Erst hat er sich wahrscheinlich gut satt gegessen, und jetzt spuckt er große Töne.« »Der Jesus ist doch ganz unverhofft mit seinen ganzen Jüngern gekommen. 13 Mann hoch. Was ist das für eine Arbeit für eine Hausfrau. Und damals gab es doch noch keinen Eisschrank.« »Ich habe eine richtige Wut auf meine Schwester. Die sitzt da rum, umgurrt Jesus und wird dann noch gelobt. Also alles was recht ist!« – Mit hochroten Wangen sitzen die Frauen ganz aufgeregt da. Die andere, kleinere Gruppe, die sich in unserem Bibliodrama mit Maria identifiziert hatte, kommt gar nicht zu Wort. Ich hatte nach einer Entspannungsphase den Bibeltext vorgelesen und anschließend darum gebeten, sich spontan mit einer der beiden Frauengestalten in der Geschichte zu identifizieren. Der größte Teil der reinen Frauengruppe findet einen Zugang zu Martha.

Wir sammeln Assoziationen. Martha: irgendwie handfest, mit einer Schürze, praktischer Kurzhaarschnitt und praktisch gekleidet, hat keine Zeit für Firlefanz, tüchtige Frau, führt ein ganzes Haus, kann zupacken. Maria: eher lange Haare, verträumter Blick, zartgliedrig, ein bisschen faul (Marthagruppe), lebt ohne Stress, genießt das Leben, denkt an sich. Bilder zweier Frauen. Grundverschieden. Die Assoziationen erzählen immer auch von uns. Sich mit Martha zu identifizieren, fällt den Frauen leichter. Das ist meine Erfahrung nicht nur in der Arbeit mit Krebspatientinnen. Scheint sie doch all die Werte und Normen zu verkörpern, nach denen Frauen immer noch erzogen werden. Tüchtig sein, versorgen, wenn Gäste kommen, schnell zupacken und funktionieren. Durch Frauenbewegung und Emanzipation hat sich da nach meinem Eindruck nicht so viel verändert. Die Freiheit, berufstätig zu sein, ist bei vielen Frauen längst zu einer Pflicht geworden. Die Haus- und Familienarbeit wird einfach noch hinzuaddiert. So entsteht ein permanenter Stress. Egal ob im Beruf oder zu Hause. Viele Frauen fühlen sich permanent »auf Arbeit«. Sie gehen weit über ihre Erschöpfungsgrenzen hinaus.

Martha ist das Synonym für diese Rackerei. Ihre Empörung können sie gut nachvollziehen. Die Antwort Jesu empfinden diese Frauen wie einen Schlag ins Gesicht. Statt Dankbarkeit ernten sie auch noch eine Zurechtweisung. Für manche ist der Ausdruck dieser Undankbarkeit ihre Erkrankung. »Da rackert man sich ab wie verrückt, und das ist der Lohn.« Dieses Gefühl ist eine Mischung aus Wut und Verzweiflung. Sie wollten doch alles richtig machen: »sich nichts nachsagen lassen«. Die Familie ordentlich versorgen. Da bleibt keine Zeit mehr für sie selbst. »Was Jesus da über Maria sagt, ist für seine Zeit absolut revolutionär. Frauen durften eigentlich nicht dabei sein, wenn Männer sich theologisch oder sonst inhaltlich unterhielten. Es gab in Israel eine Trennung zwischen Frauen und Männern. Jesus hebt diese Trennung auf, Maria emanzipiert sich von diesen Klischees«, so meine Erläuterung.

Die Mariagruppe setzt sich dann wieder aufrechter hin und beginnt von sich zu erzählen. »Was mir so gut an Maria gefällt, ist ihre Ruhe. Das Haus voll Besuch, und sie ist bei den Gästen.« »Das habe ich nach meiner Erkrankung auch immer so gemacht. Da gab es dann eben nicht mehr das große Essen. Aber dafür hatte ich viel Zeit für meine Gäste.« »Die Maria hat kapiert, worum es geht. Es gibt Augenblicke, da ist etwas anderes wichtig als die Hektik und das Rumrasen. Das merkt sie und genießt diesen Augenblick. Ich bewundere das. Da möchte ich auch gerne hinkommen.«

Wenn wir dann einen Rollentausch machen, entdecken viele plötzlich ihre andere Seite. Die »Marthas« müssen sich zunächst zu dieser Ruhe der Maria zwingen, aber dann erfahren sie plötzlich den Gewinn dieser inneren Haltung. Sie spüren, wie viel Kraft in dieser Ruhe liegt, wie viel innere Gelassenheit. Sich auf das konzentrieren zu können, was im Augenblick wesent-lich ist, erfordert eine innere Achtsamkeit, die sich über äußere Normen hinwegsetzt. »Ich wusste gar nicht, dass ich auch diese Seite habe«, sagt plötzlich eine Frau, die sich vorher am lautesten über die »faule Maria« aufgeregt hatte. »Das ist ja eine ganz neue Perspektive«. »Vor allem habe ich jetzt eine Wahl«, sagt eine junge, ganz zarte Frau: »Ich habe ja bloß noch funktioniert. So was wie die Maria, hätte ich mich gar nicht getraut.« Sie ist tief bewegt, schaut mich mit großen Augen an. Als sie leicht anfängt zu weinen, höre ich nur noch: »Wenn ich das bloß eher verstanden hätte.« Sie fühlt, dass ihre Lebenszeit nur noch kurz ist. Ihre Kraft reicht nicht mehr. Als wir uns einige Wochen später wieder sehen, erzählt sie mir, wie sie diese Geschichte von Maria und Martha festgehalten habe, wie sie immer wieder an diesen Abend denken musste. Als sie ihre Wünsche für ihre Beerdigung festlegt, bittet sie, dass dieser Text im Mittelpunkt der Trauerfeier stehen soll.

2 Beachtung und Anerkennung – Zwei ungleiche Schwestern

In den beiden Frauen Maria und Martha begegnen uns zwei Lebensmuster. Maria als Protagonistin der Beachtung und Martha als Personifizierung der Anerkennung für Leistung. Um es gleich zu sagen, Bewertungen sind hier fehl am Platze. Es geht um Muster unserer seelische Entwicklung, die in dieser reinen Form im Leben nicht unbedingt vorkommen. Wir brauchen Beachtung als Bestätigung unseres Daseins, haben wir gesagt. Anerkennung für eine erbrachte Leistung benutzen wir oft als Ersatz dafür. Das ist der Stress. Die Verwechslung dieser beiden ungleichen Schwestern führt dazu, dass ich meine, mir meine Bestätigung des Daseins durch Leistung verdienen zu können. Dadurch komme ich in einen permanenten Dauerstress. Denn selbst wenn mir mein soziales Umfeld diese Anerkennung für meine Leistung gibt, ist da eine Stimme in mir, die mich immer weiter antreibt. Dieser innere Antreiber ist gnadenlos. Er spielt viele Spiele mit uns.»Das war ganz gut, was du da gemacht hast, aber irgendwie war es auch zu einfach. Na ja, im Augenblick gibt es kein Problem, aber die Zeiten ändern sich, warte mal ab in ein zwei Jahren. Wenn du jetzt die Weichen nicht richtig stellst, werden dich bald alle in deinem Beruf überholt haben.« Der Peitschenschwinger gibt niemals Ruhe. Er macht keinen Feierabend und keinen Urlaub. Je höher die Verantwortung im Beruf, je größer die Entscheidungsmöglichkeiten, desto mehr Material hat er zur Verfügung. Seinen Ansprüchen kannst du nie genügen, weil er die Messlatte immer noch ein wenig höher legt.

Bei Menschen, die in ihrem Beruf selbständig sind, treffe ich diesen gnadenlosen Antreiber häufiger als bei anderen. Ihm zu entfliehen ist kaum möglich, weil er immer da ist. Ihn zum Schweigen zu bringen gelingt nur durch intensive Arbeit an sich selbst. Dabei ist der »Zeitgeist« ein enger Verbündeter des Antreibers. Der Spruch unserer Tage ist:»Wer zu spät kommt, den bestraft das Leben«. »Also habe ich ständig das Gefühl, ›pass bloß auf, dass du nicht zu spät kommst‹«, sagte kürzlich ein Freund. Gnadenlose Selbstausbeutung, damit ich das Tempo ja mitgehen kann. Wir sind seit Kindertagen darauf programmiert. Dabei ist gegen das Erbringen von Leistung überhaupt nichts zu sagen. Ganz im Gegenteil. Wer sich Ziele setzt und mit aller Kraft für diese Ziele kämpft, hat sich Anerkennung auch verdient. Nur ist der seelische Hintergrund entscheidend. Geschieht dieses »Leistung-Zeigen« aus einem Defizitgefühl heraus, oder ist es Ausdruck eines sicheren Selbstgefühls? Müssen mir andere meinen Wert im Dasein bestätigen, oder kenne ich meinen Wert und kann in diesem sicheren Gefühl Leistungen erbringen?

Maria zeigt uns die Freiheit des gelebten Augenblicks, und Jesus bewertet das als gut. »Eins aber ist Not. Maria hat das gute Teil erwählt; das soll nicht von ihr genommen werden.« Hier wird dem Antreiber ein Schnippchen geschlagen. Als Kinder kannten wir unseren Wert ganz genau. Wir brauchten ihn nicht abzuleiten. Wir wussten irgendwann: Das bin ich. Je größer unser Gesichtsfeld wurde, je mehr unsere Umgebung sich differenzierte, lernten wir ein neues Spiel: das Vergleichen. Das beschäftigt uns nun lebenslänglich. Nicht immer spielen wir es mit so dramatischen Konsequenzen wie in der folgenden Geschichte.

3 Die Seuche des Vergleichens – Der Hauch wird getötet

»Ich hab eine Drei in Latein. Die Arbeit ist ganz schlecht ausgefallen, viele Fünfen, sogar zwei Sechsen.« Stolz erzählt mein Sohn von seinem Erfolg. Der zählt für ihn doppelt, weil es andere Kinder gab, die eine schlechtere Zensur erhielten. So etwas steigert vermeintlich die eigene Leistung. Leistung drängt nach einem Bezugsrahmen, definiert sich über Relation. Meistens wird dieser Bezugsrahmen durch »die anderen« gebildet. Die Steigerung von gut heißt besser. Wir leben im Komparativ. »Es ist wie eine Seuche«, denke ich, »dieses ständige Vergleichen.« Ich ertappe mich oft genug dabei. Sie sich auch?

Es gibt eine Geschichte in der Bibel, die vom Vergleichen erzählt. Dabei benutzt sie einen Kunstgriff. Indem sie ein in der Gegenwart beobachtetes Phänomen in die Vergangenheit zurückverlegt. So will sie uns sagen, dass es dieses Phänomen, das Vergleichen, vom Anfang der Menschheitsgeschichte an gegeben hat. Indem sie die Geschichte zweier Brüder erzählt, schildert sie Typologien menschlicher Existenz. In der Metapher gesprochen, sind wir die Nachkommen des Überlebenden, eines Mörders. Da waren also am Anfang der Zeit zwei Brüder mit Namen Kain und Abel. Kain ist ein Ackerbauer (ein Hinweis auf die sesshafte Lebensform, die sich schließlich durchsetzte), sein Bruder Abel ein Hirte (wie die Stämme Israels, die zunächst als Kleinviehnomaden den Sinai bevölkerten). Dem Brauch gemäß opfern die Brüder dem Herrn von ihren Erträgen. Das Opfer des Abel sieht Gott gnädig an, das Opfer des Kain nicht. Warum das so ist, erklärt die Geschichte nicht. Sie setzt die Unterschiede zwischen Menschen in der Welt als gegeben voraus. Auch ob Abel, der Viehzüchter, vielleicht besonders reich war, und seine Herden dem Kain die Felder leer fraßen, ist Spekulation. Vielleicht ist der Konflikt zwischen viehzüchtenden Nomaden und ansässigen Ackerbauern ein Erzählmotiv in der Geschichte, uns interessiert mehr die seelisch-anthropologische Dimension.

Anschaulich werden die Körperreaktionen des Kain beschrieben: »Da ergrimmte Kain sehr und senkte finster seinen Blick« (Genesis 4,5b). Im Hebräischen wird bei dem »Ergrimmen« sogar ausgedrückt, wie das Blut des Kain in Wallung gerät. Trotz der Hinweise Gottes, der Sünde des Vergleichens zu widerstehen, nimmt das schreckliche Geschehen bekanntermaßen seinen Lauf. Kain erschlägt seinen Bruder Abel auf dem Feld.

Seinen eigenen Wert nur durch Ableitung und in Konkurrenz zu anderen zu definieren, raubt der Seele die innere Zufriedenheit. Wie ein wildes Tier lauert der Hass auf den vermeintlich Besseren vor der Seelentür. Die ganze Sicht der Welt ist von diesem Blickwinkel geprägt. Plötzlich ist der Wettbewerb überall und man selbst mitten drin. Unsere Kultur hat diesen Wettbewerb zum Kult erhoben. »Konkurrenz belebt das Geschäft.« Wir leben in einem Wirtschaftssystem, das dieses Prinzip zur obersten Maxime erklärt hat. Wer seine Ellenbogen nicht so weit ausfahren mag oder kann, bleibt auf der Strecke.

Dabei ist es sicher kein Zufall, dass Abel, was zu Deutsch »Hauch« heißt, getötet wird. Der Lebensodem, die Besinnung auf das Wesentliche, das Spielen mit der eigenen Lebensmelodie haben es schwer. Diese Erfahrung machen Krebspatienten spätestens dann, wenn sie Anforderungen nicht mehr erfüllen können. Das erleben sie subjektiv als Versagen, fühlen sich in ihrem Wert nicht mehr bestätigt. Wer sein Leben allein aus dem Vergleich aufgrund von Leistung definiert, fällt in ein tiefes existentielles Loch, wenn er diese Leistung nicht mehr bringen kann oder darf. Es fällt schwer, das Leben mit allen Sinnen zu genießen, wenn die Maßstäbe dazu nicht im Innen, sondern im Außen gesucht werden. Besser zu sein als der andere ist ein anstrengendes Lebensprogramm. Es ist wie auf der Überholspur auf der Autobahn. So viele Autos Sie auch überholen, am Horizont taucht immer ein neues auf.

Eine schwere Erkrankung wie Krebs ist eine Chance, den Abel in uns zum Leben zu erwecken. Was hat uns der Hauch zu erzählen? Welche Botschaften warten in der Stille auf uns? Unser inneres Potential ist noch weitgehend unausgeschöpft, unser Reichtum wartet auf seine Entdeckung. Und wir verbringen die Zeit mit Vergleichen, Konkurrieren, Beargwöhnen, Hinter-dem-Rücken-Reden, Verurteilen und anderen giftigen Spielchen. Dabei schadet dieses Gift vor allem uns selbst. »Wenn du einen Helden triffst, schau ein zweites Mal hin, bestimmt hast du dich irgendwie kleiner gemacht«, sagt eine östliche Weisheit.

4 Das Leben in Fülle nehmen – Die Arbeiter im Weinberg

Der Kontrapunkt zu unserem Zeitgeistspruch »Wer zu spät kommt, den bestraft das Leben« steht als Quintessenz am Ende eines Gleichnisses vom Himmelreich im Matthäus-Evangelium. »So werden die Letzten die Ersten und die Ersten die Letzten sein« (Matthäus 20,16). Die Geschichte vorher ist schnell erzählt. Ein Mann sucht Arbeiter für seinen Weinberg und geht deshalb fünfmal aus, um Menschen anzuwerben, die er müßig stehen sieht. Die Letzten erst um die »elfte Stunde«, also kurz vor Ende des Arbeitstages. Der Knall passiert, als er am Abend seinem Verwalter befiehlt, allen den gleichen Lohn auszuzahlen. Den Lohn also, den er mit den Ersten als einen Silbergroschen und mit den Zweiten »ich will euch geben, was recht ist« ausgehandelt hatte.

Was dann an Gemurre losgeht, kann man sich leicht vorstellen. Ich habe es oft bei der Arbeit mit diesem Gleichnis live gehört. »Die Letzten haben ja nur eine Stunde gearbeitet. Wir haben dagegen die Hitze des Tages ertragen.« Großes Lamento. Doch auch die Letzten sind nicht immer glücklich. »Eigentlich haben wir es nicht verdient«, sagen Teilnehmer, wenn sie im Bibliodrama in dieser Rolle sind. Es fällt ihnen schwer, das unverdiente Geschenk

189

anzunehmen. Auch sie sind in einem bestimmten Gerechtigkeits-schema gefangen. Als Botschaft scheint das Gleichnis auf den ersten Blick den Faulpelzen aller Zeiten einen Freischein auszustellen. Die Fleißigen sind wieder mal die Dummen. Wieder liegt die Tücke im Vergleich. Warum ist es so schwer zu ertragen, dass ein anderer das Gleiche wie ich bekommt, wenn ich meinen Teil, der mir zusteht doch erhalte? Was lässt uns so wütend opponieren, wenn die Maßstäbe unserer Gerechtigkeit auf den Kopf gestellt werden?

Das Gleichnis ist eine Attacke auf den Grundkonsens unseres Gesellschaftssystems. Wenn es um die Entwicklung unseres Lebens geht, gibt es noch andere Maßstäbe, sagt das Gleichnis. Ist Güte unerträglich für uns? »Blickst du darum so scheel, weil ich so gütig bin?« All unsere bequemen Erklärungsmuster brechen zusammen, wenn die Säule des Vergleichens umgestürzt wird. Wenn ich mit meiner Existenz als Einzelne/r vor Gott stehe. Wenn keine Vergleiche, Entschuldigungen mehr zählen, und ich gefragt werde: Was hast du gemacht aus dem Geschenk deines Lebens? Hast du es in seiner ganze Fülle genommen?

»Er hat doch nie jemandem etwas getan, hat immer geholfen, wo er konnte.« So beschreibt eine Frau das Leben ihres sterbenden Mannes auf der verzweifelten Suche nach einem Sinn in diesem Sterben. Es gelingt ihr auf diesem Wege nicht, einen Sinn zu finden. Wäre sein Tod gerecht, wenn er ein mieser Zeitgenosse gewesen wäre? Krankheit und Tod sind nicht die Strafe für ein Leben, das in Brutalität und Verachtung für andere Menschen geführt wurde. Krankheit und Tod sind wesentliche Merkmale unserer Existenz. Die Botschaft des Gleichnisses, das Jesus erzählt, ist auf die Fülle des Lebens gerichtet. Diese Fülle ist immer Geschenk, mithin unverfügbar. Wir haben Zeit auf diesem Weg. Hast führt uns nicht schneller ans Ziel. Diese »Zeit für mich« haben wir als einen der Krankheitsgewinne benannt. Auch wenn das Credo unserer Tage anders lautet, ist inneres Wachstum nur mit Zeit zu erreichen. Deshalb ist es für Krebspatienten auch so wichtig, diese innere Gelassenheit einzuüben.

Es gibt viele Strategien, die dazu führen, das Leben nicht zu nehmen, es zum Überleben zu degradieren. Eine davon ist das Schielen auf die Belohnung für eine gute Leistung. Eine andere ist Bewerten und Vergleichen des eigenen Lebens. Eine weitere ist das Grübeln über die Gerechtigkeit des Lebens. Gemeinsam ist allen Strategien, dass sie uns vom Leben wegführen; uns in der Auseinandersetzung mit der Vergangenheit gefangen halten und uns die Hoffnung auf eine bessere Zukunft rauben. Eine beliebte Variante ist auch die Anklage an die, die uns in diese Welt gebracht haben: unsere Eltern. Wenn man manchen Menschen zuhört, ist es ein schieres Wunder, dass sie überhaupt leben – bei diesen Eltern.

5 »Du sollst Vater und Mutter ehren« – Eine Dreinrede nach Bert Hellinger

Liebe Mitmenschen,

wenn ich hier heute vor Ihnen stehe, um Ihnen die »Leviten zu lesen«, dann könnte ich auch, weil mitbetroffen, einen Rollentausch vornehmen und mich zu Ihnen setzen. Aber leider bliebe dann das Folgende ungesagt. »Wär' auch nicht schlimm«, höre ich jemanden rufen. Danke für das freundliche Vorurteil. »Du sollst Vater und Mutter ehren.« Außer dem »und« gibt es wohl kein Wort in diesem kleinen Satz, das uns Gärtner unseres Neu-rosengartens nicht auf die Palme bringt. »Du sollst« – »willst du mir sagen, was ich soll? Ich bin ich, das habe ich mir hart erarbeitet. Sollen – schon das Wort. Da mach ich gleich zu.« »Vater und Mutter«, »ja die haben mich doch so versaut. Deswegen habe

191

ich heute doch immer noch ein Autoritätsproblem.«»Ehren« –
»was ist das denn für ein altmodisches Wort? Soll ich denen etwa
dankbar sein, für den Scheiß, den sie da verzapft haben. Nie war
jemand für mich da.« So haben wir es mit therapeutischer Hilfe in
den letzten zwanzig Jahren ganz gut hingekriegt, unsere akuten
Probleme zu vermeiden und damit letztlich wirkliches Wachstum
zu verhindern. Entweder in totaler Abgrenzung: »Wage nicht zu
sagen, ich wäre wie meine Mutter!« Oder in Mitleid heischender
Suche nach der idealen Brust zum Ausweinen.

Im Konfliktfall zogen wir die Trumpfkarte der »frühen Störung«. Die »Dramen von uns begabten Kindern« waren eine be-
eindruckende Aneinanderreihung elterlicher Unmöglichkeiten.
Dass wir überhaupt groß geworden sind, kommt einem Wunder
gleich. Groß sind wir geworden, aber erwachsen? Und jetzt
kommt einer daher, der erzählt etwas von Ordnungen, schicksal-
haften Bindungen, Demut und Liebe. Entweder springen wir blitzschnell auf diesen neuen Ausschlag des Pendels therapeutischen
Zeitgeistes, oder wir bleiben kritisch räsonierende Zaungäste.
Also ehren sollen wir Vater und Mutter. Warum? Weil wir da sind!
Biologie vor Psychologie. Wenn sich die beiden nicht für einen
Augenblick vereinigt hätten, könnten wir heute noch nicht einmal
klagen. Das soll Grund zur Dankbarkeit sein? Wer redet von
Dankbarkeit? – Ehren heißt, die Eltern zu würdigen für das Geschenk des Lebens. Damit hatten sie eigentlich schon alles getan,
was zum Leben wichtig war. Sie dafür zu ehren, schafft innerlich
einen neuen Raum.

Das vierte Gebot, dem die Überschrift dieses Kapitels ent-
nommen ist, geht noch weiter: »... auf dass es dir wohl ergehe und
du lang lebest auf Erden.« Es geht gar nicht um Moral. Es geht um
eine Dynamik, die offensichtlich in familiären Systemen wirkt.
Die Integration abgespaltener Mitglieder dieser Familie oder Sippe ist oft die einzige Möglichkeit, »schicksalhafte Bindungen« zu

lösen und eine »neue Ordnung« zu schaffen. Jedenfalls verhindert dieses »Ehren« der Eltern nachhaltig die Flucht in die quälende Vergangenheit. Seinen Frieden mit ihnen zu machen, erhöht das eigene Wohlbefinden beträchtlich. Das heißt überhaupt nicht, dass von Stund' an alles gut war. Das heißt auch nicht, dass die Eltern nun geliebt und gemocht werden müssen. Es heißt nur, dass ich eine Entschuldigung weniger habe, mein Leben hier und jetzt nicht zu nehmen. Sie sind etwas neugierig geworden? Das ist mehr als zu erwarten war. Sie können in einer Übung selbst ausprobieren, wie es Ihnen damit geht. Aber ich warne Sie. Es kann passieren, dass sie aus dem bequemen Bett von Ausflüchten, Anklagen, Wehklagen und Larmoyanz aufstehen müssen und nicht mehr zurückkehren können. Es kann auch passieren, dass Sie in Zukunft ein schlechtes Gewissen bekommen, wenn Sie ihre üblichen Vermeidungsspielchen spielen. Es besteht das Risiko, dass Sie ihr Leben in Fülle nehmen und es sogar irgendwann genießen. Genug der Ironie.

 Sprechen Sie einfach den folgenden Text laut und indem Sie den Kopf etwas nach vorne neigen. Hartnäckig gesprochen kann sich kaum eine Wirkung einstellen:
»Liebe Mutter/lieber Vater, ich gebe dir die Ehre. Das Größte, was ich habe, habe ich durch dich: mein Leben. Ich nehme es von dir, so wie du es genommen hast von denen, die vor dir waren. Du kamst vor mir, ich komme nach dir. Ich bin dein Kind, du bist meine Mutter. Was du gegeben hast, war reichlich; was gefehlt hat, will ich mir von anderen holen. Ich lebe mein Leben dir zur Ehre und mir zu Lust und Freude.
Liebe Mutter/lieber Vater, ich gebe dir die Ehre.« (nach B. Hellinger)

Ich danke für Ihre Aufmerksamkeit.

6 Das Neinsagen lernen – Die andere Seite Jesu

Es gibt ein kleines Wort, das ein Leben verändern kann. Ausgesprochen in der richtigen Situation schafft es Raum und innere Freiheit. Doch vielen Patienten fällt es sehr schwer, dieses kleine Wort auszusprechen, erzählen sie mir. Das Wort heißt: Nein.»Wie viel Stress hätte ich vermeiden können, wenn ich öfter mal »nein« gesagt hätte«, nachdenklich blickt mich die junge Frau an. Dann gleitet ihr Blick von mir ab, findet irgendwo an einem imaginären Punkt im Raum Halt. Sie beginnt mit leiser Stimme zu erzählen: »Ich war für jeden da. Zuerst natürlich für meine Familie, meinen Mann, meine Kinder. Haushalt, Beruf, sie kennen das ja. Wir hatten aber auch einen großen Freundeskreis, da kamen am Wochenende oft auch die Anrufe. ›Kannst du mal? Hilfst du mit, wir planen ein Straßenfest?‹ Als ich dann gefragt wurde, ob ich Presbyterin werden wolle, konnte ich dem Pastor auch nicht absagen. Wenn jeder absagt, steht er ja ganz allein da. So kam eins zum anderen.« Sie hält inne, macht eine Pause. Ich schweige weiter, will ihren inneren Dialog nicht unterbrechen. Schließlich fragt sie mich:»Meinen Sie, das war verkehrt? Hat mich das wohl krank gemacht?« – »Wie geht es Ihnen jetzt, wenn sie an dieses Leben zurückdenken?« – »Na ja, es war anstrengend. Es hat aber auch Spaß gemacht. Sonst hätte ich es ja nicht gemacht. Es war ja alles freiwillig.« – »War es das? Freiwillig?« – »Im Beruf natürlich nicht. Als Lehrerin ist man ganz gefordert. Entweder man lässt sich darauf ein, oder man hat den falschen Beruf. Zu Hause war es auch nicht freiwillig. Die Kinder waren ja noch zu klein, um zu helfen. Und mein Mann war auch so unheimlich engagiert.« Ich unterbreche sie.»Wie haben Sie sich gehindert ›nein‹ zu sagen, wenn sie gefragt wurden und gespürt haben: ›das wird mir jetzt zu viel‹? Was haben Sie befürchtet?« – »Dass ich nicht mehr gefragt werde.«»Und dann, wenn Sie nicht mehr gefragt sind?«»Es war doch schon schwer genug, nach dem Umzug wieder Fuß zu fassen. Die ersten Jahre waren furchtbar. Nur die Kinder, zu Hause putzen, mal auf den Spielplatz, auf den Markt, in den Supermarkt. Alle Freunde waren weit weg. Ich hab' mich so einsam gefühlt. Mein Mann hat sofort Kontakt gefunden. Aber ich war oft allein. Das wollte ich nie mehr erleben. Das war wie früher, wenn ich in eine neue Schule kam. Mit meinen Eltern bin ich 11-mal umgezogen in meiner Schulzeit.« Ihre Augen röten sich. Sie beginnt zu weinen. Ringt um ihre Fassung. »Mein Gott, das ist doch schon so lange her. Ich dachte, darüber wäre ich schon längst weg.«»Es tut immer noch weh?« – »Ja, sehr sogar. Diese Hänseleien, diese fremden Augen. Der erste Tag in einer neuen Klasse. Ich habe die ganze Nacht vorher nicht geschlafen.« Sie erzählt jetzt ihre ganze Geschichte. Es wird deutlich, was für sie auf dem Spiel stand beim »Nein-sagen«.

Nein zu sagen birgt in der Tat das Risiko, in Zukunft nicht mehr gefragt zu werden. Diese Patientin fürchtete die Wiederholung ihrer Kindheitserlebnisse. Nein zu sagen erfordert Mut. Damit liefere ich mich allen möglichen Projektionen und Unterstellungen aus: »Ist der aber arrogant. Den frag ich auch nie wieder.« Wenn wir unseren Wert weitgehend von der Zustimmung und Akzeptanz der anderen abhängig machen, sind wir schnell, eventuell zu schnell bereit, ihre Erwartungen zu erfüllen. Dann steht bei einem Nein sofort die gesamte Existenz auf dem Spiel. Häufig lassen sich Menschen bis über ihre Erschöpfungsgrenzen hinaus treiben, bloß um das Risiko der Ablehnung nicht wieder einzugehen. In Therapiegruppen machen wir häufig folgende Übung, die Sie auch zu Hause mit einem Partner machen können.

Stellen Sie sich bitte einander gegenüber auf. Einigen Sie sich, wer A und wer B ist. A sagt nur das Wort: Nein. B sagt: Bitte komm! B kann seinen Ausdruck verändern: Schmeicheln, befehlen, laut rufen, leise flüstern. A bleibt bei seinem Nein und spürt genau, »Wann fällt es mir schwer, wann fällt es mir leicht, nein zu sagen?« Die Übung dauert zunächst drei Minuten, dann wechseln Sie die Rollen. Erst anschließend tauschen Sie sich über das Erlebte aus. Wir sind auf unterschiedlichen Kanälen ansprechbar; reagieren auf Schmeichelei oder autoritäres Gehabe, auf demütiges Flehen oder forsches Bitten. Wichtig ist es zu spüren, worauf reagiere ich?

Von Jesus erinnern wir meistens nur die zustimmenden Ja-Worte. Doch das ist nur die eine Seite. »Eure Rede sei ja, ja und nein, nein. Was darüber ist, das ist vom Bösen« (Matthäus 5,37). Eigentlich gedacht, die Jünger am Schwören zu hindern, zeigt uns dieses Wort auch die Bedeutung des Nein-Sagens. Diese Abgrenzung zu lernen, ist für uns lebenswichtig. Erst das Nein ermöglicht uns auch ein Ja. Entscheiden wir uns gar nicht, begeben wir uns in einen inneren Konflikt. Wir werden hin und hergerissen zwischen unseren inneren Impulsen und den äußeren Anforderungen und Erwartungen der anderen. Das Gefühl wichtig zu sein und anerkannt, verdunkelt dann oft noch zusätzlich den Blick. Je näher uns Menschen sind, je abhängiger wir uns von ihrer Zuneigung und ihrem Wohlwollen fühlen, desto schwerer fällt uns das Nein. Die Befürchtung, sie zu enttäuschen, ist groß. Dabei kann man auch das Nein modulieren. »In der Form verbindlich, in der Sache hart«, ist ein gutes Motto.

An dem Thema des Nein-sagens arbeiten Krebspatienten einerseits besonders ungern, andererseits besonders Gewinn bringend. Wenn sie es denn getan haben, berichten sie oft nach einigen Monaten von einer großen Befreiung in ihrem Leben. Und das Schönste ist: All die vorgestellten Katastrophen passieren überhaupt nicht.

7 »Ich bin ich, und du bist du« – Die Konktaktgrenze

Dieser Satz ist von Fritz Perls, dem schon erwähnten Begründer der Gestalttherapie. Der Satz geht noch weiter: *Ich bin nicht auf dieser Welt, um deinen Erwartungen zu genügen, und du bist nicht auf dieser Welt, um meine Erwartungen zu erfüllen.* Ich habe diesen Satz extra hervorgehoben. Es ist sehr bewegend mitzuerleben, wie ein Mensch, der sich in den Erwartungen anderer gefangen fühlt, diesen Satz zum ersten Mal mit vollem Ernst und Bewusstsein ausspricht. Es ist, als wenn er plötzlich einen »neuen Himmel und eine neue Erde« sehen würde. Den Gedanken zuzulassen, dass Leben etwas anderes ist als Pflichterfüllung und Befriedigung der Erwartungen anderer, schenkt eine nie gekannte Freiheit. »Du stellst meine Füße auf weiten Raum«, beschreibt der Beter des Psalm 31 (Vers 10) diese Erfahrung. Ich darf leben, ich darf sein, auch wenn ich fremden Ansprüchen nicht genüge.

Plötzlich taucht da noch eine ganz andere Dimension in meinem Leben auf. Wenn ich auf die Erwartungen anderer zu reagieren gelernt habe, hat das Konsequenzen. Zum einen habe ich verlernt zu spüren, was ich eigentlich will, was mir fehlt, was ich brauche; zum anderen reagieren Menschen häufig schon auf die Erwartungen, die sie sich bei anderen nur vorstellen. Das nennt man dann vorauseilenden Gehorsam. Jedes Hochziehen der Augenbraue, jede harmlose Bemerkung wird als Ablehnung und Missachtung gedeutet. So entsteht massiver Stress. Um der vermeintlichen Ablehnung zu entgehen, muss ich mich doppelt anstrengen, gut, lieb, zuverlässig, tüchtig usw. sein. Abgrenzung heißt das Zauberwort. Das Nein-sagen ist ein wichtiger Baustein, obiger Satz von Perls ebenfalls.

Plötzlich bekommt das eigene Leben eine andere Farbe. Aus grau wird bunt. Ja, auf diesen Kontakt will ich mich einlassen.

Nein, ich gehe heute Abend nicht mit dir aus. Ich habe eine Wahl. Aus einem verschwommenen Wir wird plötzlich ein Ich und ein Du. »Kontakt findet immer an der Grenze von Ich und Nicht-Ich statt« (Perls). Das gilt für den Kontakt zwischen Menschen genauso wie für den Kontakt mit der Umwelt. Wenn wir einen wirklichen Kontakt mit einem anderen Menschen aufnehmen, tun wir das ganz. Wir hören nicht nur auf das, was er sagt. Wir nehmen blitzschnell im »ersten Eindruck« die gesamte Person wahr. Unsere Sprache weiß noch um diesen sinnenhaften Kontakt. »Ich kann den nicht riechen.« »Der geht mir auf die Nerven /den Geist.« Die Kontaktgrenze wahrzunehmen war uns erst von dem Zeitpunkt an möglich, als wir zwischen Ich und Nicht-Ich unterscheiden konnten.

Unmittelbar nach unserer Geburt fühlten wir uns noch eins mit der Mutter. Der Ablösungsprozess von ihr, das Sich-auf-die-eigenen-Füße-Stellen, das Unterscheiden zwischen fremd und ähnlich, dieser gesamte Prozess will auch auf psychischer Ebene durchlebt werden. Wir nennen ihn mit Dürckheim den Prozess der Inidividuation: ein Subjekt werden.

Die Unterscheidung zwischen Innen und Außen, zwischen Ich und Du bezeichnen wir mit der Kontaktgrenze. Sie ist ein dynamischer Prozess und nicht etwa wie eine Landesgrenze ein genau definierter Strich in der Landkarte. Störungen in der Kontaktfähigkeit ergeben sich als verschiedene Muster. Bei der *Projektion* ist die Kontaktgrenze in den anderen Menschen hineinverlegt. Ich benutze ihn als Leinwand meiner Phantasien. In der Realität sieht das so aus: Ich selbst sitze da mit zusammengebissenen Zähnen und einem mulmigen Gefühl im Bauch. Ich bin wütend. Mein Gegenüber nehme ich als übellaunig und irgendwie aggressiv wahr. Statt nun diesen Eindruck auszusprechen, reagiere ich auf seine vermeintliche Aggressivität meinerseits aggressiv. Schon ist der Streit da. Die andere Form der Kontaktstörung ist die *Introjektion*.

Hier ist die Kontaktgrenze ganz in mich hineingenommen. Meine inneren Stimmen sind so mächtig und laut, dass ich zwischen ihnen und meinen eigentlichen, wesentlichen Impulsen gar nicht mehr unterscheiden kann. Manchmal klingen sie wie Mama oder Papa. Wenn ich sie aber nicht identifizieren kann, folge ich ihren Botschaften ungeprüft. So habe ich vielleicht Werte und Normen übernommen, die eigentlich nicht meinem Wesen entsprechen. Sprachlich drücken sich diese Introjekte als »Man-Sätze« aus. »Man tut dies, man tut das nicht«. In »Man-Sätzen« bin ich nicht anwesend. Ersetzen Sie mal probeweise jedes »man«, das Sie sagen durch ein »ich«. Sie werden staunen, wie sich ihr Kontakt zu sich selbst, aber auch zu anderen verändert.

Wenn wir aufhören uns mit den Bildern zu identifizieren, die sich andere auf Grund ihrer Erwartungen von uns machen, können wir endlich die werden, die wir sind. Das heißt auch Abschied in uns zu nehmen von dem lieben Mädchen und dem guten Jungen und die Männer und Frauen zu sein, die wir sind. »Ich steh zu mir«, diese Floskel versucht das auszudrücken. Nicht sicher ist, dass Ihr Leben dann leichter wird; aber sicher ist eines, es ist Ihr Leben.

8 »Ohne dich kann ich nicht sein« – Verschmelzung

Schlagertexte besingen die Liebe. Besingen sie die Liebe? – Sie besingen eine bestimmte Spielart der Liebe: das Ver-liebtsein. Die häufigste Anrede in den Texten für das Objekt der Begierde, Träume und Wünsche ist »Baby«. Warum bezeichnen sich erwachsene Menschen in ihrer Liebessprache mit verkleinernden Tiernamen? Mäuschen, Bärchen, Spätzchen etc.? Warum wird eine Frau oder ein Mann zum »Baby«, also der Bezeichnung für einen Zustand menschlicher Entwicklung, der schon eine Weile zurückliegt? Versuchen wir hier eine neue Situation mit einem bekannten Muster zu durchleben? Übertragen wir unsere Wünsche nach Nähe aus einer Zeit, die lange zurückliegt in die Gegenwart? Welches Bedürfnis liegt dahinter? Wir erkennen das Bedürfnis zu verschmelzen, eins zu werden mit dem anderen: ihn zu behüten, zu beschützen, zu halten, aufzufangen, ganz für ihn da zu sein. Dieses Muster kennen wir aus einer primären Beziehung. Es gab eine Zeit in unserem Leben, als diese Verschmelzung total war. Geborgenheit pur.

Wenn wir ganz tief berührt Liebe empfinden, gehen wir in unserer Entwicklung blitzschnell zurück. Wir regredieren. Werden wieder zu den Wesen, die wir einmal waren. Geschieht diese Verschmelzung auch sexuell, kennt die Bibel dafür das wunderschöne Wort: erkennen. Mann und Frau erkennen einander, die zwei werden »ein Fleisch«. Welche hohe, innige Bedeutung hat hier die Sexualität. – Doch je länger die Beziehung dauert, desto wichtiger wird es, auch andere Möglichkeiten des Miteinander zu entwickeln. Plötzlich wird einem von beiden alles viel zu eng: »Der klebt ja nur noch an mir.« So wie wir uns in unserer Entwicklungsgeschichte auf die eigenen Füße gestellt haben, tun wir das auch in der Paarbeziehung. Leider geschieht dies fast nie gleichzeitig. Daraus erwächst viel Leid. Während der eine noch den Weg des Veschmelzens gehen möchte, will die andere Distanz und Individualität. So wird aus dem scheinbaren Ideal der totalen Übereinstimmung bald ein Käfig. Bricht dann einer aus, ist das Desaster komplett. »Im Laufe der Jahre werden die Tiere immer größer«, sagte mir mal ein Mann vor seiner Goldenen Hochzeit zum Thema Kosenamen.

Bei der Verschmelzung (*Konfluenz*) wird Liebe mit diesem nicht konservierbaren flüchtigen Gefühl verwechselt, der Verliebtheit. Viele Menschen haben im Beziehungsalltag Sehnsucht nach diesem Rausch der ersten Verliebtheit. Sie werden süchtig danach sich zu sehnen, also »liebend zu verlangen« (Duden) ohne Erfüllung. Sie sind verliebt in ein Bild des anderen oder der Beziehung. Auch dies ist eine Form, Kontakt zu vermeiden. So paradox das im ersten Augenblick klingt. Konfluenz ist kein Kontakt. Sein eigenes Ich nicht mehr wahrzunehmen, den anderen nicht mehr als Ich wahrzunehmen, das ist Konfluenz: Äußerst verführerisch, weil als altes Muster in uns gespeichert, verhindert sie doch das Reifen des Einzelnen und das Wachsen der Beziehung.

Eine andere Form der Kontaktvermeidung ist die *Retroflektion*. »Er hat mich geschlagen, aber ich habe ihn ja auch gereizt.« Sofort ist die junge Frau bereit, ihren Partner zu entschuldigen. »Wie geht es Ihnen denn im Augenblick, wenn Sie an die Szene denken?« Sie beginnt zu weinen, ballt ihre Fäuste. »Was möchten Sie jetzt am liebsten tun«, frage ich sie. »Ich bin wütend, ich könnte so zurückschlagen. Das lass ich nicht mehr mit mir machen.« Aus der zurückgezogenen, stillen Frau ist plötzlich eine Aggressivität herausgebrochen, die lange geschlummert hat. Immer war sie bereit, ihrem Mann nach seinen Exzessen wieder zu verzeihen. Früh hatte sie gelernt, dass sie »an allem Schuld sei.« Schließlich könnte sie ja auch still sein, dann würde er auch nicht so wütend. Langsam wird ihr das Muster deutlich, wie sie lebt. Seit einem Jahr ist sie an Brustkrebs erkrankt. »Aber er vermisst nichts. Es ist ja brusterhaltend operiert worden.« Selbst in der Sexualität, die für viele Frauen nach einer Brustoperation schwierig geworden ist, hat sie das Wohl ihres Mannes im Blick. Statt ihre Bedürfnisse und Wünsche in der Beziehung zu äußern, versucht sie die seinen zu erfüllen. So kann kein Konflikt entstehen, das heißt, es gibt auch keine Lösung, keine Streitkultur, kein Wachstum. Sie will sich jetzt auseinander-setzen, um wieder zusammenzukommen.

Wenn einer von beiden jedem Streit aus dem Weg geht, »um des lieben Friedens willen«, wird eine Beziehung tot und leer. Der andere (häufig der Mann) kann dann seine Aggression unkontrolliert ausleben. Häufig treffe ich Patientinnen, die nach diesem Muster viele Jahre in der Familie und am Arbeitsplatz gelebt haben. »Ja nichts für sich fordern!« »Im Zweifelsfall bin ich sowieso schuld.« Dieses Verhalten baut einen enormen inneren Stress auf. Denn die Gefühle, wie z.B. die Wut in der jungen Frau, sind ja trotzdem da, auch wenn sie unterdrückt werden. Sie zermürben auf die Dauer. Wenn aus diesem inneren Konflikt kein Ausweg gefunden wird, sucht sich der Stress ein anderes Ventil. Der Ausweg heißt immer zuerst Ausdruck. Ausdruck meiner Wut, meiner Trauer, meiner Lust, meiner Zärtlichkeit. Hinunterschlucken, die Zähne zusammenbeißen sind unbekömmliche Ausdrucksmöglichkeiten. Gerade Menschen, die das Muster der Retroflektion leben, brauchen eine Unterstützung in ihren auch nicht-sprachlichen Ausdrucksformen. In manchen Fällen wirkt die Krankheit wie ein Wecker. Für die Umgebung hat das oft dramatische Konsequenzen.

9 »Ich bin nicht mehr so pflegeleicht«

Mit Stolz sagt das die Patientin, die ich nach der größten Veränderung durch die Krebserkrankung in ihrem Leben gefragt habe. »Was heißt das«, frage ich weiter. »Och, das zeigt sich überall. Zunächst in meiner Familie, in der Beziehung zu meinem Mann und meinen Söhnen. Aber auch bei Arztgesprächen und mit meinen Kollegen. Früher habe ich viel schneller zurückgesteckt. Wenn mir ein Arzt ausgewichen ist, habe ich auch nicht mehr nachgefragt. Ich war eher zurückhaltend. Manchmal erkenne ich mich kaum wieder.« – »Ist das angenehm oder unangenehm, diese Veränderung zu spüren?« – »Angenehm natürlich, ich möchte nicht mehr zurück. Das ging auch gar nicht mehr.«

Wir kennen uns schon eine längere Zeit. Immer wieder war sie in die Klinik gekommen. Eigentlich war ihre medizinische Prognose nicht so schlecht. Doch nach dem Tumor in der Brust waren im Abstand von jeweils einem Jahr Metastasen aufgetaucht. Die therapeutische Arbeit in der Klinik hatte ihr eine gute Unterstützung gegeben, doch wenn sie wieder zu Hause war, verloren sich auch ihre Erkenntnisse. So ging es über einen Zeitraum von zwei Jahren. Irgendwann saß sie ganz verzweifelt in meiner Sprechstunde und sagte:»So geht das doch nicht weiter. Hier geht es mir gut. Die Ärzte sind so nett zu mir, die Schwestern, das ganze Team, ich fühle mich wohl, aber zu Hause bin ich allein. Mein Mann steht zwar auch hinter mir, meine Jungs haben Angst um mich. Ach, ich weiß auch nicht.« Wir haben dann eine genaue Analyse ihres Lebensfeldes gemacht. Stressbilanz, Lebenskuchen, das ganze Programm. Ihr wird deutlich, wie sie zu Hause in ihr »normales Leben« wieder eintaucht.

»Was heißt normal?«, frage ich.»Normal heißt, dass ich an letzter Stelle komme. Erst die anderen, dann eine Weile nichts und dann ...« Ihre Stimme bricht ab. Erschüttert sitzt sie vor der Bilanz ihres Lebens. Sie will dann erklären, begründen. Als ich sie unterbreche, wird sie ein wenig ungehalten.»Sie hören mir ja gar nicht zu.« – »Nein, tu ich auch nicht.« – »Warum nicht?« – »Weil es mich nicht interessiert zu hören, wie Sie sich zugrunde richten. Entweder wir schauen auf Möglichkeiten der Veränderung oder unterhalten uns über irgendein interessantes Thema. Ihre Erklärungen haben nur ein Ziel: Es muss alles so bleiben, wie es ist.« Betroffen schaut sie mich an. Ich bin selbst erschrocken über mich. Will noch ein Wort der Erklärung hinzufügen. Bremse mich, als mir bewusst wird, was ich da tue. Stille. Nach einer Weile.»Was heißt denn ›nach Möglichkeiten schauen‹?« – »Das wissen Sie doch selbst.« Schließlich beginnt sie ganz langsam und stockend Möglichkeiten aufzuzählen.»Eine Stunde pro Tag nur für mich.

Ein eigenes Zimmer im Haus. Mit meinem Mann mal allein weg-fahren.« So geht es eine ganze Weile weiter. Inzwischen ist sie richtig in Fahrt gekommen. Sie macht Pläne, setzt sich Ziele, ver-abredet Kontrollen für sich. Das war vor zwei Jahren. Sie hat die Chance ihres Lebens neu genutzt. Für ihr soziales Umfeld war das zunächst ganz schwierig. Doch sie ist den Weg konsequent gegan-gen. Sie hat jetzt das Gefühl, ihr Leben zu leben.

11

»Diese Warum-Fragen machen mich noch verrückt«

1   »Warum ist die Banane krumm?«

Mit diesem Spruch beendete meine Mutter meine kindlichen Warum-Fragen. Irgendwann gibt es einfach keine Antwort mehr auf die Frage: Warum? Wir sind erst dann zufrieden, wenn wir die Warum-Frage mit dem Aufzählen einer Ursache befriedigen können. Gerade bei Krankheiten ein beliebtes Spiel. »Warum bist du erkältet?« »Ich war gestern wohl nicht warm genug angezogen.« Der Mensch bemüht sich, die Welt, in der er lebt, zu begreifen. Ursache und Wirkung sind ein solches Lebensprinzip. Doch meistens reicht eine Ursache als Erklärung für ein bestimmtes Phänomen gar nicht aus. Die Wissenschaft betreibt dann Grundlagenforschung. Das Alltagsbewusstsein wendet sich frustriert ab oder reduziert die Wirklichkeit , indem es unerklärliche Phänomene ausblendet. Warum-Fragen können quälen. Meistens den, der sie stellt. Die Frage: »Warum habe ich mich erkältet?« ist ja mit der Erklärung der unzureichenden Bekleidung nicht wirklich beantwortet. Das Warum-Spiel kann man noch weiter spielen. »Warum hast du dich nicht warm genug angezogen?« – »Ich hab nicht daran gedacht.« – »Warum hast du nicht daran gedacht?« – »Ich war in Eile.« – »Warum warst du in Eile?« – »Weil gestern so ein stressiger Tag war.« Und so weiter. Jeder kennt den Punkt, an dem es dann keine Antwort mehr gibt.

Wir nennen das Denken, das nach Ursachen fragt, das kausale Denken (causa lat. = Ursache, Grund, Schuld). Vor 2300 Jahren hat sich ein Philosoph mit Namen Aristoteles in Griechenland sehr eingehend mit der Grundstruktur des Denkens beschäftigt. Er fand, dass der denkende Geist immer drei einfache Grundelemente benutzt: den Begriff, das Urteil und den Schluss. Bei den Ursachen fand er vier verschiedene. Die ersten drei nannte er Materialursache (causa materialis), Wirkursache (causa efficiens) und Formursache (causa formalis). Jostein Gaarder erklärt in seinem Roman »Sophies Welt« anhand des Regens diese drei Ursachen. »Die stoffliche Ursache oder Materialursache ist die Tatsache, dass der aktuelle Wasserdampf (die Wolken) gerade da war, als die Luft kalt wurde. Die bewirkende Ursache oder Wirkursache ist, dass der Wasserdampf abkühlt, und die formale Ursache oder Formursache ist, dass es nun einmal die Form oder die Natur des Wassers ist, auf den Boden zu platschen« (J. Gaarder, Sophies Welt, München-Wien 1993, S. 134).

Uns interessiert die vierte Ursache. Aristoteles nennt sie Zweckursache (causa finalis). Ihr Fragewort ist das: Wozu? Wozu bin ich krank geworden? Wozu habe ich diesen Rückschlag erlitten? Wozu brauche ich diesen Ärger? So wie das Warum den Fragesteller quälend ins Gestern wirft, öffnet das Wozu den Blick ins Morgen. Warum lässt zurückblicken, wozu nach vorne. Plötzlich kann ich aus dem, was mir in meinem Leben passiert, etwas lernen. Egal ob Unfälle, Krankheiten oder beglückende Erfahrungen. Nur bei Letzeren fragt man in der Regel weniger, sondern genießt sie. Das Wozu weist auch auf die letzte große Frage hin. »Was will mich in dieser Welt?« Diese Frage zielt nicht nur auf das eigene Wollen. Das haben wir bei den Lebenszielen betrachtet. Was will mich in der Welt, fragt nach dem größeren Zusammenhang meiner

Existenz. Was ist noch offen in meinem Leben? Wer so fragt, lässt es zu, Antworten außerhalb des eigenen Wollens zu bekommen. Manches, was einem an Aufgabe zufällig vor die Füße fällt, kann ein Hinweis auf einen solchen Lebenszweck sein.

Ich habe das selbst einige Male in meinem Leben deutlich gespürt. Ein solcher Fall war meine Arbeit in der Veramed-Klinik. Vor acht Jahren hatte ich eine neue Stelle als Diakoniepfarrer nach zehn Jahren Gemeindearbeit angetreten. Nach einigen Wochen bat mich ein Kollege zum Krankenabendmahl in diese Klinik zu gehen, die ich vorher nie gesehen hatte. Als ich nach dem Besuch bei den Patienten mit einer Schwester im Flur stand, hatte ich das deutliche Gefühl. Dies ist ein guter Ort. Wenn du einmal krank würdest, möchtest du hierher kommen. Ich vergaß dieses Erlebnis wieder. Irgendwann ergab es sich im Gespräch mit Kollegen, dass ich gefragt wurde, ob ich mir vorstellen könnte, in der Klinik gelegentlich Gottesdienst zu halten. Ich sagte zu. Sprach dann mit der Leitung und den Mitarbeitern des Hauses und fand mein erstes Gefühl bestätigt: ein guter Ort. Mit der Zeit wurde mir immer deutlicher, dass die Arbeit für mich zwei Zwecke erfüllte. Ich konnte seelsorgerlich arbeiten, denn ich hatte in der neuen Stelle die Angst, bloß noch als Funktionär durch die Gegend zu laufen. Zum anderen verlor für mich die Krebserkrankung ihren Schrecken, und ich lern(t)e viel von den Patienten.

So hat der Lebenszweck immer zwei Gesichter. Ein Gesicht, das mir zugewandt ist, und ein Gesicht, das den anderen anschaut. Ich glaube, dass ein befriedigendes Leben und Arbeiten nur dann gegeben ist, wenn man das beachtet. Die Krebspatienten erzählten mir oft, dass sie nur das eine Gesicht, den einen Zweck sehen würden: für andere da zu sein. Der andere Zweck ist genauso wichtig. Ich bin genauso wichtig. Die tiefe Befriedigung, die in dem Befolgen des eigenen Lebenszweckes liegt, ist das Geschenk, das dann hinter dem Horizont wartet.

2 »Sorget nicht für den anderen Morgen«

So wie die Warum-Fragen uns im Gestern festhalten und durch ihre Unlösbarkeit die Hoffnung zerstören, sind es die Sorgen, die uns das Morgen vergiften. »Wie soll das bloß weitergehen?« Wer ohnehin dazu neigt, »sich den Kopf um ungelegte Eier zu zerbrechen«, wird dies bei einer Erkrankung doppelt tun. Selbst wenn im Augenblick alles ganz gut aussieht, die Werte in Ordnung sind, schweigt die Stimme der Sorgen nie still. Der Effekt ist bekannt: Spaß und Lebensfreude gehen verloren; Hoffnung schmilzt dahin; das Gefühl für den Augenblick verblasst; nur die Gedanken sind noch real. Es scheint den Menschen vor zweitausend Jahren auch nicht anders gegangen zu sein, sonst hätte Jesus nicht so eindrücklich darauf hingewiesen. Dabei führt er all unser Sorgen auf den entscheidenden Punkt. »Wer ist unter euch, der seines Lebens Länge eine Spanne zusetzen kann, ob er gleich darum sorget?« (Matthäus 6,27). Dann folgen die Vergleiche mit den Lilien auf dem Feld und den Vögeln unter dem Himmel. Ich habe diese Worte früher immer als Provokation empfunden. Soll man denn einfach in den Tag hineinleben? Man muss doch planen!

Im Kontakt mit den Patienten habe ich gelernt, was wirklich das Problem ist. Wenn sich die Spanne des Lebens nach allem Anschein sehr verkürzt, wird die ganze Energie auf das Verlängern dieser Spanne gerichtet. Koste es, was es wolle. »Ich will nicht sterben.« Krampfhaft bemüht, alles »richtig zu machen«, gehen wir dann am Leben vorbei. Darin besteht die Tragik. Manchmal denke ich, je verzweifelter wir bemüht sind, unser Leben zu bewahren, desto weniger Kraft bleibt für das Leben im Augenblick. Als wenn unser Immunsystem das spüren würde.

Jesus gibt uns – neben den Hinweisen, von uns weg und auf die Welt zu schauen – noch einen Fingerzeig. »Der morgende Tag wird für das Seine sorgen« (Matthäus 6,34). Welches Vertrauen, welche Hoffnung warten in diesen Worten auf uns. All das, was wir befürchten, können wir doch nicht ändern, wenn es geschieht. Es geht um die Angst loszulassen und sein Leben dem anzuvertrauen, der es bisher auch getragen hat. Jesus will uns am Urgrund unseres Sein verankern. Es gibt einen Zusammenhang, der größer ist als ich. Es gibt ein Leben, das weiter geht als meine Planung. Sich diesen Text meditierend zu erschließen, bringt Ruhe in die Flut der Gedanken. Im Auge des Orkans ist Ruhe.

3 »An ihren Früchten werdet ihr sie erkennen«

Neben dem Weg nach innen gibt es eine andere Möglichkeit, den quälenden Fragen des Gestern und den Sorgen des Morgen zu entkommen, die Hoffnung zu bewahren. Im Englischen gibt es den Spruch: »To move your body, means to move your soul.«

Wir sind alle ganz gut darin, neue Einsichten zu produzieren. Wenn es allein danach ginge, wären wir alle Weltmeister. Aber den ersten Schritt zu *tun*, daran scheitert es oft. Wir wissen, was gesund ist. Ja und? Die meisten Krankheiten in den modernen Industriegesellschaften sind auf unsere Ernährung und Bewegungsmangel zurückzuführen. Sind wir erst erkrankt, wollen wir alles nachholen. Manche werden richtig fanatisch bei ihrem Ernährungsprogramm. Andere wollen unbedingt einen Marathonlauf absolvieren, weil sie gelesen haben, dass jemand sich dadurch vom Krebs geheilt hat. Ich glaube, es kommt für jeden Menschen darauf an, sein Maß an Bewegung und die Art der Bewegung zu entdecken. Für mich ist es das Joggen. Ich laufe jetzt seit 15 Jahren, obwohl mir Laufen bis dahin ein Gräuel war. Immer zu mager, hatte ich nie Gewichtsprobleme, doch irgendwann entdeckte ich, dass das Zumachen der Schuhe schwer fiel. Zunächst kaufte ich mir ein Buch. Darin schrieb ein begeisterter Jogger von seinen Erlebnissen beim Laufen. Eigentlich interessierten mich mehr diese merkwürdigen Erlebnisse von Euphorie, Schmerzunempfindlichkeit und Trance als das Traben durch den Wald. Nachdem ich meine diversen inneren Antreiber kennen gelernt und hinter mir gelassen hatte, konnte ich das Laufen genießen. Das dauerte aber. Heute ist es so, dass ich manchmal »ein Problem mit auf die Strecke nehme«. Ich denke nicht bewusst daran, aber wenn ich nach einer Stunde oder mehr zurückkomme, hat mein Unbewusstes meistens eine neue Sicht der Dinge »erlaufen«.

Ein Beispiel: Heute wollte ich das Kapitel über die Warum-Fragen schreiben. Ich hatte etwas Angst, ob es mir gelingen würde, den guten Aristoteles so darzustellen, dass es verständlich, aber auch wieder intensiv genug sei. Also zog ich mich, ohne lange zu überlegen, um und machte einen herrlichen Lauf im Regen. Ich spürte den warmen Spätsommerregen, ich lief eine neue Strecke. Freute mich, dass ich wieder zurückfand. Es stürmte zwischendurch, kurz, ich war ganz mit meinem Laufen beschäftigt. Alle Stimmen in mir waren verstummt, ich lief wach mit allen Sinnen durch den Wald. Wieder zurück, nahm ich meine Arbeit auf. Das Ergebnis haben Sie schon gelesen. Es gibt andere Formen, sich in Meditation zu bewegen. Dies ist die meine. Ich kann Ihnen nur wünschen, dass Sie Ihre finden. Das Leben wird so viel reicher.

»Die Natur macht's auch beim Laufen: Wie amerikanische Sportmediziner und -psychologen von der University of West Virginia nun zeigen konnten, profitieren Läufer, die ihren sportlichen Aktivitäten in der Halle nachgehen, weit weniger von ihrem ansonsten gesunden Tun, als dies in natürlicher Umgebung der Fall ist (Psychology today 5/6, 1995)« (zit. in: Psychologie Heute compact, a.a.O., S. 42). Es gibt viele Formen der Körperarbeit, die so sanft sind, dass auch schwer kranke Menschen sie ausüben können. Untersuchungen zeigen die positiven Veränderungen im Körper selbst bei nur imaginierten sportlichen Aktivitäten. Es geht also nicht nur um die richtigen Einsichten, sondern um eine Möglichkeit, sich meditativ in Bewegung in sich selbst zurückzuziehen.

Eine andere Form probieren wir gerne in Gruppen aus: eine ganz leicht zu erlernende Art des Trommelns. Mit einfachen Symbolen werden »Noten« skizziert und dann beginnt es auch schon. Das kann jeder. Kinder am besten. Aber wehe, wenn man anfängt alles ganz genau und allein machen zu wollen. Das geht schief. Die Gruppe fängt einen immer wieder auf, holt einen zurück in den Takt. Ein wunderbares Erlebnis, vor allem für Menschen, die sich selbst für unmusikalisch halten. Die Bewegungsarbeit mit Rhythmus und Tanz ist ein anderer Weg, mit sich in Kontakt zu kommen, sich zu spüren und das auszudrücken, was innen ist. »To move your body, means to move your soul.«

4 »Wahrheit ohne Hoffnung ist eine tödliche Arznei«

Neben den Warum-Fragen, die den Blick ins Gestern lenken, und den Sorgen, die die Hoffnung auf ein gutes Morgen zerstören, ist es die so genannte Wahrheit, die Patienten alle Hoffnung rauben kann. Bis vor einigen Jahren war es üblich, dem Patienten die Wahrheit über die Schwere seiner Erkrankung nicht zu sagen. Das hatte ein ganz skurriles Szenario zur Folge. Alle wussten Bescheid. Die Familie wusste Bescheid, Ärzte und Pflegepersonal wussten Bescheid, nur der Kranke selbst, die Hauptperson wusste offiziell nichts. Um ihn zu schonen, so die offizielle Version. Insgeheim wusste er natürlich doch Bescheid, hatte Ahnungen, Ängste. Die waren aber nicht besprechbar, weil das offizielle Programm ja »Wieder-gesund-Werden« hieß. Dies alles geschah in der besten Absicht, dem Kranken seine Hoffnung nicht zu rauben. Manchmal werde ich an Krankenbetten gerufen, wo genau dies von den Angehörigen versucht wird zu praktizieren. »Beten Sie etwas mit meinem Mann und machen Sie ihm Mut, dass er wieder gesund wird«, sagt die Frau zu mir, die mich an das Bett ihres Mannes rufen ließ, noch bevor ich ihn gesehen habe. Von den Schwestern wusste ich, wie es um ihn stand. Lebenserwartung nur noch ein paar Tage, eher Stunden. »Nein, er will vom Tod nichts hören, er glaubt, dass er wieder gesund wird.« – »Und Sie? Was glauben Sie?«, frage ich. Leise beginnt sie zu weinen. »Ich weiß es ja. Die Ärzte haben offen mit mir gesprochen. Es geht bloß alles so schnell. Vor einem halben Jahr war er noch gesund. Es ist schrecklich.« – »Wie lange sind Sie jetzt verheiratet?« – »35 Jahre.« – »Das ist eine lange Zeit. Glauben Sie, dass Ihr Mann Ihnen vertraut?« – »Ja, absolut.« – »Was befürchten Sie, wenn Sie ihm die Wahrheit sagen?« – »Dass er zusammenbricht und alle Hoffnung aufgibt.« – »Meinen Sie nicht, dass Ihr Mann eine Ahnung hat, was mit ihm ist?« – »Ja, manchmal macht er solche Andeutungen.« – »Ich schlage Ihnen Folgendes vor. Ich spreche zunächst einmal allein mit ihrem Mann. Anschließend können wir uns gemeinsam unterhalten.« – »Ich bin einverstanden.« Das Gespräch mit dem Schwerkranken nimmt in dem Augenblick eine Wende, in dem ich zu ihm sage, dass alles im Leben seine Zeit hat, das Kämpfen und das Loslassen. Plötzlich entspannt sich sein angestrengtes Gesicht, er lässt den Kopf auf das Kissen sinken und murmelt: »Aber meine Frau. Die glaubt doch, dass ich wieder gesund werde. Ich kann sie doch nicht enttäuschen.« – »Ich glaube, wir sollten mal gemeinsam mit Ihrer Frau sprechen.«

Aus dem verzweifelten Bemühen, sich gegenseitig zu schonen, wird auf der letzten gemeinsamen Lebensetappe manchmal ein großer Stress. In diesem Fall konnten wir zu dritt die schwierigen Fragen besprechen und eine wirkliche Entlastung durch das

Aussprechen und Durchtrauern der Gefühle erreichen. Ging es in diesem Fall um das Verschweigen der Schwere der Krankheit aus vermeintlicher Schonung, so passiert neuerdings häufig das genaue Gegenteil. Aufklärung total und brutal. Ohne in Kontakt mit dem Patienten zu sein und zu spüren, wie viel »Wahrheit« er jetzt vertragen kann, werden die gesammelten medizin-statistischen Fakten verkündet – bis hin zu so verstiegenen Thesen, dass die Dauer der Überlebenszeit prognostiziert wird. Das ist dann die tödliche Arznei. Dabei sind die vermeintlich harten Fakten ja auch nur gesammelte Daten. Der Durchschnitt ist eben der Durchschnitt. Nicht mehr. Ein Menschenleben ist mehr als die Statistik.

Der Arzt, der seinen Patienten aufklären muss und will, bewegt sich auf dünnem Eis. Einerseits hat der Patient ein Recht auf volle Information, andererseits braucht ein Mensch Hoffnung zum Weiterleben, auch wenn dieses Leben sehr begrenzt erscheint. Es kommt darauf an, im Kontakt mit dem Patienten zu erspüren, was *seine* Wahrheit ist; vielleicht die Dosierung der Wahrheit genau zu bestimmen und das Feed-back des Patienten genau wahrzunehmen. Meistens wählen Ärzte eine andere Strategie: »Weitere Untersuchungen haben gezeigt, dass Ärzte bei problematischen Patientenfragen in 90% der Fälle Taktiken der ausweichenden Kommunikation (Nichtbeachten, Themenwechsel, ›es sind noch weitere Untersuchungen nötig‹) anwenden« (Koller/Lorenz, a.a.O., S. 167). Es gibt unter Psychologen und Medizinern die große Angst, dem Patienten »falsche Hoffnungen« zu machen. Manche meinen sogar zu wissen, wann die Auseinandersetzung mit dem Tod bei dem Patienten zu beginnen habe.

Natürlich klammert sich ein schwer kranker Mensch an jeden Strohhalm. Andererseits haben viele Patienten eine innere Stimme, die ihnen sehr genau sagt, wann der Zeitpunkt gekommen ist, sich auf das Abschiednehmen vorzubereiten. Manche hören auch nicht auf diese Stimme, stellen sie ab, wie ein unerwünschtes Radio. Auch das ist zu respektieren. Insgesamt können alle unterstützenden Personen, Familie, Ärzte, Pfleger nicht mehr Hoffnung »produzieren« als ein Mensch empfindet. Andererseits ist der Grad zwischen falscher Hoffnung und Wahrheit sehr schmal. Es ist letztlich der Patient selbst, der signalisiert, wie viel Hoffnung er braucht. Wir Begleiter sollten uns sehr zurückhalten mit unseren Bewertungen eines solchen Prozesses. Dagegen aber wach sein, für die oft sehr subtilen Signale des Patienten seine Situation zu erfassen.

12
»Hab keine Angst. Im Tode gilt die Schwerkraft nicht«

(J. Abele)

1 »Ich bin auf der Suche ...«

In der Angst vor dem Tod sind all unsere Lebensängste gebündelt. Bei einer Krankheit wie Krebs rückt das eigene Sterben irgendwann mehr ins Bewusstsein. Meistens taucht es als Angst auf, oft auch als Schmerz über den Verlust der eigenen kleinen Welt. Wenn Spiritualität die Fähigkeit ist, Wesentliches vom Unwesentlichen zu unterscheiden, so ist der Tod dazu ein wichtiger Lehrmeister. Er schärft unseren Blick für die Selbst-verständlichkeiten des Lebens. Zugleich lässt er das oft verachtete »normale« Leben als Ort der Sehnsucht in uns entstehen.

Die exakte medizinische Diagnostik liefert uns ein scheinbar objektives Bild eines Krankheitsverlaufes, das mit der subjektiven Wirklichkeit nicht zur Deckung gebracht werden kann. Das »Später« erscheint als Drohung ständig an der Wand. Was gibt unserem Leben in solchen Situationen Halt? – Viele Menschen beginnen ihre Suche nach Antworten in der Auseinandersetzung mit ihrer Erkrankung noch einmal ganz neu. Bei dieser spirituellen Suche geht jede/r seinen/ihren eigenen Weg. Das ist neu. Seit die Geschichte von Menschen auf dieser Welt dokumentiert wird, hat es

Zeugnisse ihrer Auseinandersetzung mit dem Tod gegeben. Niemals stand jedoch der Einzelne allein den Mächten des Todes gegenüber: Die Religionen halfen ihm dabei, seine Sterblichkeit zu akzeptieren. Sie bereiteten ihn auf sein Sterben vor und boten ihm Hilfe und Begleitung auf seinem letzten Weg.

Durch die Ethnologie, also die Völkerkunde, wird bestätigt: »Es gibt praktisch kein religionsloses Volk auf der Erde« (Prof. Thiel, mdl. Vortrag 21.9.98, Abteigespräche Meschede). Dabei ist der Inhalt der Religionen in einem Punkt ähnlich: Es geht um das, was nach diesem Leben folgt. »Alle glauben an ein Leben nach dem Tod. In den Religionen findet der Tod als absoluter Endpunkt nicht statt« (ebd.). Eine lateinische Grabinschrift fasst die Aussagen zusammen: mors porta vitae. Der Tod ist die Tür des Lebens. Die Religionen versprechen ihren Gläubigen, dieses ewige Leben zu erreichen, wenn sie bestimmte Regeln befolgen. Es war immer ein Teil der Religion, des Glaubens eines Volkes, eine Vorstellung vom »Danach« zu entwickeln. Diese Vorstellungen sind unterschiedlich. Sie reichen von der Reinkarnation, also der Wiederkehr ins irdische Leben, vielleicht mit einer besonderen Aufgabe, bis zum Leben in einer anderen Welt, dem Reich der Ahnen.

Manche Religionen glauben an eine Begegnung mit Gott im Tode. Durch eine Reihe von seelischen Reinigungen gelangt man dann zum ewigen Leben in Gottes Reich. Bei den Sumerern z.B. begab sich eine vom in die Erde gelegten Leib getrennte Gestalt in das unterirdische Reich der Toten, ohne nach Gut und Böse im Leben befragt oder beurteilt zu werden. Hier wurden sie von den Lebenden mit Opfergaben versorgt. In Ägypten stiegen die Verstorbenen entweder in den Nachen der Sonne oder folgten Osiris in sein unterirdisches Reich, nachdem er ihr Herz beurteilt hatte. In allen Religionen gibt es Riten, die die Hinterbliebenen in der Zeit nach dem Tod vollziehen. In diesen Riten findet die Trauer

216

ihren Ausdruck und die Hoffnung nimmt Gestalt an. Reste davon finden sich im katholischen Sechswochen- und Jahresseelenamt. Der Mensch in den hochkomplexen westlichen Gesellschaften hat diese Bezugssysteme und Rituale weitgehend verloren. Die Kehrseite der Individualität zeigt sich darin, dass er sich sein Bezugssystem selbst schaffen muss. Dabei kann er aus allen Weltreligionen auswählen. Zusätzlich bieten sich ihm noch diverse obskure Kulte an. Es gibt keine kollektiven Bewältigungsstrategien mehr. Während zu allen Zeiten der Einzelne als Glied in einer Kette gelebt hat, findet er sich jetzt allein wieder. In den Stammesgesellschaften Afrikas kannte niemand sein absolutes Alter. Sie konnten die Lebenszeit nur in der Relation bestimmen. »Ich bin älter als er, jünger als sie« (Hinweis Prof. Thiel, a.a.O.). Häufig wird dieses Alleinsein dann als Einsamkeit erlebt. Die größte Angst ist es, einsam zu sterben. Genau das geschieht aber sehr oft. Seit Krankenpflege mit der Stoppuhr abgerechnet wird, bleibt die Sorge für die Seele auf der Strecke. Eben diese Sorge für ihre Seele, ihren Glauben verbinden Menschen aber immer noch mit Religion. Dabei ist allerdings das Lebensalter entscheidend für die Prägung der Einstellung. »Die jüngste Befragtengruppe der 14- bis 29-Jährigen sieht sich am ehesten repräsentiert durch die Aussage ›Ich glaube an eine höhere Kraft, aber nicht an einen Gott, wie ihn die Kirche beschreibt‹ (37%)« (Fremde Heimat Kirche, hrsg. von Klaus Engelhardt, Gütersloh 1997, S. 47). Religiöses Empfinden und Religion werden je nach Lebensalter mit folgenden Gedanken assoziiert:

– »Gefühl für die Begrenztheit des Lebens« (43%   14–17 Jahre / 92% ab 70 Jahre).
– »Trost finden« (39% 14–17 Jahre / 91% ab 70 Jahre).

Leider haben sich die Fragen der ihren Glauben Suchenden und die Antworten der Wissenschaft weit von einander entfernt. »Die

Frage zum Beispiel, ob wir Christen nach unserem Tod die vor uns Gestorbenen wieder sehen werden, findet kein wirkliches Interesse in der evangelischen Theologie und kommt deshalb innerhalb theologischer Lehrbücher und Lehrpraxis so gut wie nicht vor. Umgekehrt sind aber viele alte und sterbende Menschen gerade mit dieser Frage beschäftigt ... Die beiden Seiten denken und glauben also in ganz gewisser Weise aneinander vorbei und – was noch schlimmer ist – wissen eigentlich nicht viel von einander« (Klaus-Peter Jörns, Die neuen Gesichter Gottes, München 1997, S. 7). Tragisch, dass wir unsere größte Fundgrube zu diesen Fragen schlicht beiseite gelegt haben.

2 »Was sagt das Alte Testament über die Seele und den Tod?«

Im Alten Testament (AT) sind die Anschauungen vieler Generationen zusammengeflossen. Wenn in einer deutschen Übersetzung im Alten Testament das Wort Seele erscheint, ist damit fast immer das hebräische Wort »näphäsch« gemeint. Unsere Sprache ist analytisch differenzierend, die hebräische synthetisch, denkt in Worträumen. Bei der Schöpfung des Menschen gestaltet Jahwe »den Menschen aus Staub vom Ackerboden und blies in seine Nase Lebensodem; so wurde der Mensch eine lebendige ›näphäsch‹«(Genesis 2,7).

Der Mensch *ist* näphäsch, er *hat* nicht nur eine näphäsch. Näphäsch ist also eine Beschreibung menschlichen Seins. Das synthetische Denken verortet solche Seinsbeschreibungen körperlich, indem es ein Körperglied mit seinen speziellen Tätigkeiten und Fähigkeiten als Kennzeichen des ganzen Menschen vorstellt (vgl. H.W. Wolff, a.a.O., S. 26 ff.). Schlund, Rachen, Kehle ist näphäsch für den Hebräer. Synonym für den bedürftigen Menschen (Psalm 107): die »schmachtende Kehle«, die Jahwe labt und sättigt (Jeremia 31,12.25); Kehle als der Ort, wo sich die elementaren Lebensbedürfnisse vollziehen: Essen, Trinken, Atmen. Schließlich schwingt in näphäsch auch die Bedeutung von Verlangen, Gier, unbegrenztem Begehren, die ganze Skala der Empfindungen mit. Genauso ist näphäsch das Organ des Mitgefühls mit den Bedürftigen: »Einen Fremden sollst du nicht quälen, ihr kennt die näphäsch des Fremden, denn Fremde ward ihr im Lande Ägypten« (Exodus 23,9). Näphäsch kann zum Synonym für das gesamte Leben des Menschen werden.

Für das alte Israel war klar: Gott ist ein Gott der Lebenden. Ist dann für Gott auch alles Leben immer lebendig? – Über den Tod wird in Israel nicht viel spekuliert. Im Gegensatz zu seiner Umwelt betreibt Israel geradezu eine Entmythisierung des Todes. Aus Angst, dass ein Auferstehungsglaube Geister- und Gespensterfurcht zur Folge hätte, beschreibt das Alte Testament den Tod in seiner ganzen Schrecklichkeit, bedeutet er doch im Innersten die Trennung von Gott. Der Sterbende tritt aus dieser Beziehung zu Gott heraus. Leben bedeutet für den Menschen des Alten Testaments in Beziehung zu Gott zu sein. Tot sein heißt also in diesem Verständnis getrennt sein von Gott. Dementsprechend gibt es in Israel keinen Toten-/ oder Gräberkult. Alles was mit dem Tode zu tun hat ist unrein. Das Grab selbst hat nur eine untergeordnete Bedeutung (H.W. Wolff, a.a.O., S. 153). »Nichts soll auch nur von ferne mit dem Todesbereich in Berührung geraten sein. Der Umkreis des Todes ist nicht heilig, sondern verunreinigt aufs gefährlichste« (ebd., S. 154).

Die Macht der Toten, ihre Wiederkehr, wird in Israel im Gegensatz zu seinen Nachbarn kategorisch abgelehnt. Allerdings gibt es auch die merkwürdige Geschichte von der Beschwörung des toten Samuel durch die Hexe von En-Dor (1 Samuel 28,3 f.). Weil der Herr sich von Saul abgewandt hat, nicht mehr mit ihm spricht, wendet sich der angesichts des Heeres der Philister angsterfüllte Saul an die Totenbeschwörerin, obwohl er vorher alle Totenbeschwörer vertrieben hatte. Aber auch der in seiner Ruhe gestörte Samuel kann ihm nicht mehr sagen als die Lebenden:»Warum willst du mich befragen, da doch der Herr von dir gewichen und dein Feind geworden ist?«(1 Samuel 28,16)

Es geht Israel um eine totale Entsakralisierung und Entmythisierung des Todes. Doch die totale Gottesferne der Toten führt Israel in ein Dilemma.»Der Tod ist einerseits als ein Raum gnadenloser Gottesferne beschrieben, in den Jahwe nicht mehr hineinwirken kann; jeder menschliche Versuch, auch nur die geringste Verbindung zwischen der Totenwelt und Jahwe herzustellen, wird streng unterbunden. Andererseits wird aber auch dem Tod jede Jahwe gegenüber selbständige, eigene Mächtigkeit bestritten; dass in der Totenwelt ein selbständiger Herrscher regiere, ist nicht zu denken« (ebd., S. 162). Dabei betrachtet das AT den frühen Tod als böse und schlimm. Lebenssatt zu sterben ist Gnade. In den ältesten Texten des AT gab es noch kein Interesse an einem individuellen ewigen Leben. Das Fortleben in den Nachkommen war Segen genug.»Bestenfalls wird das Leben im Jenseits als eine naturgegebene Tatsache gesehen, die keine sichtbaren Konsequenzen für das moralische oder religiöse Verhalten hat« (Eliezer Segal, Das Judentum, in: H. Coward, Das Leben nach dem Tod in den Weltreligionen, Herder 1998, S. 26). Später rechnete man damit, dass die Toten als»rephaim«(= Schatten) in eine Unterwelt, die She'ol, eingehen würden. Wer mit einem Gericht Gottes nach dem individuellen Tod rechnete (wie z.B. die Pharisäer z.Zt. Jesu), für den wurde die She'ol zum Ort der Verdammnis für die Verurteilten.

3 »Glauben Sie an ein Leben nach dem Tod?«

Dies ist wohl die Frage, die mir am häufigsten am Bett von Schwerkranken gestellt wird. Manchmal wird diese Frage so geäußert, dass keine Zeit mehr für ein längeres Gespräch bleibt. Dann antworte ich mit einem schlichten: Ja. Meistens versuche ich die Vorstellungen des Patienten als Anknüpfungspunkt zu benutzen. »Welche Vorstellungen haben Sie zu dieser Frage entwickelt?« »Was gibt Ihnen Kraft?« Es kommt auch vor, dass wir eine ganze Reihe von Gesprächen verabreden können. Dann ist Zeit und Raum, auch andere Gedanken einzubringen. Manchmal werde ich auch direkt gefragt, was die Bibel dazu sagt.

Die Vorstellungen über das ewige Leben gehen im Neuen Testament (NT) auseinander. Für die ganze Bibel gilt vorab ein Grundsatz. Gott allein ist unsterblich, deshalb findet der Ausdruck Unsterblichkeit für den Menschen keine Verwendung. Zur Zeit Jesu finden sich im Judentum drei Ansichten über das Leben nach dem Tod (nach Berichten des Historikers Flavius Josephus): Die Pharisäer predigten das ewige Leben der Seele. Die Toten werden »unter der Erde« gerichtet. »Die Gerechten gehen in andere Körper, während die Bösen auf ewig bestraft und zur »Gefangenschaft« verurteilt werden ... Die zweite große jüdische Schule, die priesterlichen Sadduzäer, lehnten jeglichen Gedanken an ein Leben nach dem Tode und ein Gericht jenseits des Grabes vollkommen ab« (E. Segal, a.a.O., S. 30). Die Essener beschreibt Josephus in ihrer Nähe zur griechischen Philosophie, die auch Eingang ins NT gefunden hat.

Überhaupt ist die griechische Philosphie die Folie, auf der sich der junge christliche Glaube entfaltet. Es gibt in ihrer Entwicklung zwei verschiedene Linien. Die eine betont die Einheit von Seele und Körper (vgl. die Anschauungen des AT zum Begriff nähpäsch). Das Seelische ist Qualität des Körperlichen: Kraft im

Magneten bei Thales, Atombegriff bei Demokrit. Schließlich Aristoteles, für den die Seele das Prinzip des Lebendigen ist. Die menschliche Seele als Vernunftseele hat die Fähigkeiten der vegetativen (Wachstumsseele, die sich auch schon bei Pflanzen findet) und der sensitiven Seele (die fünf Sinne des Menschen, die im Gemeinsinn zusammenfließen und in der Einbildungskraft und im Gedächtnis aufbewahrt werden). Die Seele ist unsterblich, allerdings nicht in ihrer Individualität sondern als Geist überhaupt. Ihr Sitz ist das Herz. Im Französischen heißt: mir ist schlecht »j'ai mal au coeur«, wörtlich: »ich habe schlecht im Herzen«. Erinnert sich die Sprache? – Alle natürlichen Körper sind Werkzeuge der Seele. Was erhalten bleibt ist die Kraft, nicht die Persönlichkeit.

Die andere Anschauung vertritt Platon (= der Breite, wegen seiner Statur). Für ihn ist die Seele Vermittlerin zwischen den ewigen Ideen und dem Diesseits. Die Seele ist unsterblich, an den Leib gebannt, ihn führend, aber auch an ihm leidend. Für Platon gibt es zwei Substanzen: Leib und Seele. Die komplexe seelische Substanz hat drei verschiedene Teile, die auch körperlich verortet werden: Geist (logistikon: Kopf), Gemüt (thymos: Brust-Zwerchfell), Begierde (epithymia: Unterleib). Daraus ergibt sich die Dreiteilung: Körper (soma), Seele (pneuma) und Geist (nous). Seele wird zur Vermittlerin zwischen soma, pneuma und nous. Eine starke Seele vermag den Leib zu formen. Die Seele ist unsterblich, aber im Sinne der Seelenwanderung muss sie den richtigen Weg kraft eigener, rationaler Entscheidung finden. Eine Erlösung aus Gnade etwa kann es nicht geben. Der Gedanke der Trennung von Leib und Seele fand auch Eingang in das NT.

Paulus, der Pharisäer, wird zum ersten christlichen Theologen. In seinen Briefen antwortet er auf Fragen, die in den Gemeinden in der Auseinandersetzung mit der neuen Lehre entstehen. Im 15. Kapitel des 1. Korintherbriefes nimmt er Stellung zur Frage der Auferstehung der Toten. Seine Begründung: Weil Christus von den Toten auferstanden ist, werden auch die, die zu ihm gehören von den Toten auferstehen.»Der letzte Feind, der vernichtet wird, ist der Tod« (1 Korinther 15,26). Dabei meint Paulus durchaus eine leibliche Auferstehung. Über die Beschaffenheit dieses neuen Leibes sagt er:»Es wird gesät verweslich und wird auferstehen unverweslich ... Es wird gesät ein natürlicher Leib und wird auferstehen ein geistlicher Leib. Gibt es einen natürlichen Leib, so gibt es auch einen geistlichen Leib« (1 Korinther 15,42 u. 44).

Zum Zeitpunkt dieses Geschehens – der Wiederkunft Christi – schreibt Paulus:»Denn es wird die Posaune erschallen, und die Toten werden auferstehen unverweslich, und wir werden verwandelt werden« (ebd.,Vers 52). Über den Verbleib der Gestorbenen in der Zwischenzeit bis zur Wiederkunft Christi können wir mit Paulus keine Aussage machen. Die Theologie spricht hier in Anlehnung an jüdisches Denken vom»Ganztod«. Beim so genannten Ganztod geht man davon aus, dass der ganze Mensch mit Leib und Seele stirbt und als solcher von Gott bei der Auferstehung wieder erweckt wird. Inzwischen existiert er höchstens im Gedächtnis Gottes weiter.

Es ist wichtig zu wissen, dass für Paulus die Wiederkunft Christi ganz nahe bevorstand. Je mehr sich diese Parusie (= Wiederkunft) verzögerte, desto mehr Aufmerksamkeit fand die Zeit zwischen individuellem Tod und Auferstehung am »Jüngsten Tage«. Ein Blick in die Evangelien, die insgesamt jünger als die Paulusbriefe sind, kann uns weiterhelfen. Im Markus-Evangelium wird Jesus von Sadduzäern zur Frage der Auferstehung befragt (Markus 12,18–27).»... sie sind wie die Engel im Himmel« (Markus 12,25), so spricht Jesus über die von den Toten Auferstandenen. Der vollkommene Einklang von Wesen und Wollen des Menschen, das meint diese Formulierung. Im Übrigen wird Jesus von den Evangelisten die pharisäische Auferstehungslehre zugeschrieben. Die kann sich durchaus als politisch relevant erweisen, da sie die Bereitschaft zum Märtyrertum impliziert (vgl. E. Drewermann, Das Markus-Evangelium, 2. Teil Olten 2. Aufl. 1989, S. 274). Das Licht der Auferstehung kann den Schatten der Angst über dem Leben vertreiben. Diese Aussage können wir an dem Sterben Jesu festmachen. Im Lukas-Evangelium drückt er diese Hoffnung im Dialog mit dem reuigen Verbrecher so aus:»Wahrlich ich sage dir: Heute wirst du mit mir im Paradiese sein« (Lukas 23,43). Diese Auffassung, die Lukas hier vertritt, setzt die Trennung der Seele vom Leibe voraus. Sie interpretiert die Vorstellung von Gericht und Auferstehung je individuell. Obwohl theologisch umstritten, ist sie seelsorgerlich außerordentlich hilfreich. Wenn sich die Seele vom Körper im Tode trennt, lassen sich aus dem NT verschiedene Möglichkeiten herleiten: Die Seele gelangt sofort zur Gemeinschaft mit Gott. Oder: Sie muss zunächst geläutert werden im Fegefeuer, bevor sie zu Gott gelangt. Oder: Sie wird von Gott getrennt und kommt in die Hölle. Auch eine Wiedervereinigung der Leiber mit ihrer Seele nach der Auferweckung am Ende der Zeit sowie das Endgericht mit der Chance zum Paradies oder zur ewigen Verdammnis wurde biblisch begründet.

Aus vielen Gesprächen mit Sterbenden und dem Nachdenken über diese biblischen Texte hat sich in mir ein Bild geformt.

4 Tod, Hölle, Fegefeuer –
Die Rechnung ist bezahlt

Die Bibel ist Gottes Wort durch Menschenmund. Menschen sind Gotteskinder, aber auch immer Kinder ihrer Zeit. Es gab Zeiten, in denen biblische Bilder benutzt wurden, um Menschen in Angst zu versetzen, auch in Angst über den Tod hinaus. Die Kirchen- und Theologiegeschichte ist voll von solchen Beispielen. Das zeigt uns, dass die Bibel für viele menschliche Absichten herhalten kann. Eigentlich muss man sich schon sehr anstrengen, um aus der Trostbotschaft Jesu eine Angstbotschaft zu machen; aber die Geschichte belegt, dass auch das geht. Hölle und Fegefeuer, ewige Verdammnis waren solche Angstbilder, die die Seelen von Menschen verkrüppelt haben. Das Perfide daran war ja, dass die Befreiung von diesen vermeintlichen Qualen »erkauft« werden konnte, materiell oder durch entsprechende Bußübungen.

Ich glaube, so wie wir Menschen sind, sind wir immer auch Sünder. Will sagen, wir machen Fehler, verletzen andere, begehen Grausamkeiten, verfehlen unser Leben. Daran können wir mit aller Anstrengung nichts ändern. Uns selbst zu erlösen, das heißt unser Leben aus eigener Kraft heil und ganz zu machen, wird uns nicht gelingen. In uns sind immer mindestens zwei Kräfte am Werke. Jesus hat sie in seinem Wüstenerlebnis als wilde Tiere und Engel in sich erlebt (Markus 1,12). Freud nennt sie Eros und Thanatos. Je mehr wir uns bemühen, die uns unheimlichen, oder unseren Normen und Werten nicht entsprechenden Kräfte abzutöten, desto deutlicher kommen sie uns aus dem Schatten wieder entgegen. Wir haben vor Gott nichts vorzuweisen, von ihm anrechnen zu lassen oder zu fordern (vgl. 8.4: simul iustus et peccator). Die Gnade, das Geschenk unseres Lebens, trifft uns unverdient. Aber es trifft uns und ist Gottes letztes Wort.

Paulus hat diese Erkenntnis nach einem langen Umweg so formuliert: »So halten wir nun dafür, dass der Mensch gerecht werde ohne des Gesetzes Werke, allein durch den Glauben« (Römer 3,28). Im Wissen um diese Gnade entsteht in uns dieses Gefühl von Freiheit, die einen Bezugspunkt hat. Für das Sterben und den Tod von Menschen heißt das: Auch hier wird die Gnade Gottes letztes Wort sein. So wie die gesamte Schöpfung aus Gnade entstanden ist. Der Mensch ist das einzige Wesen, das gnadenlos werden kann, sogar sich selbst gegenüber.

Mir ist die Vorstellung eines Ganztodes mit der entsprechenden konturlosen Übergangszeit viel zu abstrakt. In der Begleitung von sterbenden Menschen habe ich oft ein Bild von der Seele gefunden, die sich zu Gott erhebt. Was, wenn unsere Geburt nur das Entfernen dieser Seele von Gott wäre? Ist der Tod dann ihre Rückkehr zu ihm? Oder wie Meister Eckhardt es formuliert:»Die Seele ist nicht im Körper, der Körper ist in der Seele.« Wenn der Todeskampf durchlitten ist, nehmen die Gesichter der Menschen, wenn wir sie denn lassen, ganz entspannte Züge an. Sie werden zu Kindergesichtern, die sie einmal waren. Anfang und Ende fallen in eins. Und zugleich ist der Körper, der dann daliegt, nicht mehr der Mensch, den wir kannten. Etwas Wesentliches fehlt. Dabei versuche ich mit meiner Phantasie nicht weiter über die Grenze des Todes hinauszugehen. Dass Gott sich unser im Sterben annimmt, dass er nicht der ferne Gott, sondern der mitleidende ist, wissen wir durch Jesus Christus. Seine Zuwendung ist unaufhebbar.

Henri Nouwen erzählt dazu eine schöne Geschichte:»Eines Tages saß ich mit Rodleigh, dem Leiter der Truppe (von Trapezkünstlern, d. Verf.), in seinem Wohnwagen und unterhielt mich mit ihm übers Fliegen durch die Luft. Er sagte:›Als Luftspringer muss ich absolutes Vertrauen auf den haben, der mich auffängt. Sie und das Publikum halten vielleicht mich für den großen Star am Trapez, aber der wirkliche Star ist Joe, mein Fänger. Er muss für mich im Bruchteil einer Sekunde parat sein und mich aus der Luft angeln, wenn ich in hohem Bogen auf ihn zufliege.‹ ›Wie klappt das immer?‹, fragte ich zurück. ›Nun‹, sagte Rodleigh, ›das Geheimnis besteht darin, dass der Flieger nichts tut und der Fänger alles! Wenn ich auf Joe zufliege, muss ich bloß meine Arme und Hände ausstrecken und darauf warten, dass er mich auffängt und sicher auf die Rampe zurücksetzt.‹ ›Und sie tun dabei nichts!‹, erwiderte ich ziemlich überrascht. ›Nein, gar nichts‹, wiederholte Rodleigh. ›Das Schlimmste, was der Flieger tun kann, ist nach dem Fänger greifen zu wollen. Aber ich soll ja nicht den Joe auffangen, sondern er mich. Würde ich nach Joes Handgelenken greifen, könnte ich sie brechen, oder er könnte die meinen brechen, und das wäre für uns beide das Aus! Ein Flieger soll nichts als fliegen, ein Fänger nichts als auffangen; und der Flieger muss mit ausgestreckten Armen völlig darauf vertrauen, dass sein Fänger im richtigen Augenblick nach ihm greift!‹ Als mir Rodleigh das mit so großer Überzeugung sagte, kam mir der Ausspruch Jesu in den Sinn: ›Vater, in deine Hände lege ich meinen Geist‹ (Lukas 23,46). Sterben heißt, völlig auf den Fänger vertrauen!« (Henri Nouwen, Die Gabe der Vollendung – mit dem Sterben leben, Freiburg 3. Aufl. 1998, S. 81)

Der Glaube an die Zugehörigkeit der Seele zu Gott schafft in Menschen eine große Ruhe und Zuversicht. Auf dieser Grundlage lassen sich dann gemeinsam Bilder über das »Danach« malen, wie die Bibel das auch tut: das Haus Gottes, in dem für uns die Wohnung schon bereit ist; oder der neue Himmel und die neue Erde, wo das Lamm bei dem Löwen ruht, wo es Trauer und Tod nicht mehr gibt. Diese Visionen schauen wirklich in die Ewigkeit, sie sind ein Schatz, den es für uns zu heben gilt. Wir brauchen damit nicht bis zur Stunde unseres Todes zu warten.

13

»Wie kann mein Vertrauen wachsen?«

1 »Eine Tür steht immer offen« – Die Geschichte einer spirituellen Reifung

Vielen Menschen ist das Vertrauen auf Gottes Handeln in ihrem Leben verloren gegangen. Ja mehr noch, sie lehnen jede Form von Spiritualität und eine Transzendenz-Dimension in ihrem Leben ab. So beurteilen nur 14% der in der Studie »Männer im Aufbruch« befragten Männer den »religiösen Glauben als hilfreich zur Bewältigung persönlicher Krisen« (botschaft aktuell, Nr. 46, 1998, S. 2). Der Mensch wird sich selbst zum Maß und Gegenüber. Dabei sind jedoch viele Menschen ausgesprochen wissenschaftsgläubig. Den Glauben an Gott lehnen sie dagegen als unwissenschaftlich, als Erfindung, Ausdruck psychischer Unfreiheit oder einfach als überholt ab (vgl. Jörns, a.a.O., S. 220). Bei einigen wird durch eine Erkrankung dieses geschlossene System in Frage gestellt. Plötzlich wird die Lücke zwischen dem Glauben als Kind und der Vernunft des Erwachsenen ganz deutlich. Es tauchen spirituelle Fragen auf. Seelsorge darf solche Situationen nie als missionarische Gelegenheiten sehen und ausnutzen wollen. Sie muss aber bereit sein für die Suche, die Suche nach Antworten. Vielleicht aber gilt es zunächst auch nur, die Fragen aushalten. Wie kann Vertrauen wachsen? Es gibt im Lukas-Evangelium eine Ge-

schichte – Jesus nennt sie ein Gleichnis – die von zwei grundver-
schiedenen Söhnen eines Vaters handelt. Es ist eine Männerge-
schichte, die Mutter bleibt unerwähnt. Heute denke ich: schade,
ihre Stimme fehlt. Doch die drei Männer, der Vater und die Söhne,
stellen auch Typologien menschlicher Existenz dar. Sodass die ge-
schlechtliche Zuordnung dann sekundär sein dürfte. Kinder können so verschieden sein, dass Eltern sich manchmal ganz unglücklich fragen: Wie kann das sein? – Jesus erzählt also diese Geschichte von zwei ganz unterschiedlichen Brüdern und ihrem Vater. Wenn wir sie anschauen, sehen wir wie in einen Spiegel, entdecken Facetten von uns selbst. Der Jüngere von beiden kann seinen Platz im Haus der Eltern nicht finden. Alles ist ihm zu eng,
vielleicht fühlt er sich zurückgesetzt. Immer der Jüngste zu sein,
ist nicht so leicht. Der eigene Platz, das eigene Profil muss immer
in Abgrenzung zum Älteren gewonnen werden. Er hatte nie das
Erlebnis, der Eltern einziges Kind zu sein. Nicht jeder ist ein Abel,
der sich seinen Platz auch in der *Nähe* suchen kann. Irgendwann
reicht es dem jüngeren Sohn, er fordert sein Erbe. Bisher hat er von
und mit dem Ganzen gelebt. Was dem Vater gehörte, war auch
sein. Aber nicht auf Heller und Pfennig, sondern als ideelle Größe.
Das geht nicht mehr. Er will haben, will besitzen, will »mein« sagen.

Diesem Wunsch nach Aufteilung wohnt noch ein anderer
Gedanke inne. Kenneth Bailey schreibt in seiner Auslegung: »Seit
mehr als fünfzehn Jahren frage ich Menschen aus allen Lebensbe-
reichen von Marokko bis Indien, von der Türkei bis zum Sudan,
was das bedeutet, wenn ein Sohn sein Erbe verlangt, während der
Vater noch lebt. Die Antwort war immer mit allem Nachdruck die
gleiche ... Die Forderung bedeutet: er wünscht, dass sein Vater tot
sei« (K. Bailey, zit. in: Henri Nouwen, Nimm sein Bild in dein
Herz, Freiburg 1991, S. 49). Haben um jeden Preis: »Vater ich
kann nicht mehr warten, bis du tot bist« (a.a.O., S. 50). Der Sohn

fordert und bekommt ja nicht nur einfach seinen Teil, sondern er erhält auch die Verfügungsgewalt darüber. Die stand ihm bis zum Tod des Vaters aber gar nicht zu. Der Vater gibt beiden Söhnen den Besitz, obwohl der ältere nichts gefordert hatte. Die Gemeinschaft ist zerstört. Liebe ist nicht teilbar. Sie ist ganz oder gar nicht. Wo das Aufrechnen anfängt, ist die Liebe gestorben. Liebe braucht totales Vertrauen. Und Vertrauen wächst nur in Liebe. Wer das nicht aushält, nicht zulassen kann, muss ganz schnell seine Sachen raffen und gehen.

Ich denke an das Gespräch mit einer Frau, die nicht weiß, wohin mit ihrer Liebe zu einem Mann, der sie auch liebt, aber die Nähe fürchtet. Ich denke an die Regeln und Verträge, mit denen Menschen noch auf ihrem Sterbebett beschäftigt sind, um über ihren Tod hinaus ihren Besitz zu ordnen. Ich denke an das qualvolle Sterben eines Mannes, der kein Vertrauen zu seiner Frau hatte, dass sie mit dem gemeinsamen Besitz sinnvoll umgehen könnte. – Der Vater im Gleichnis spielt mit. Er gibt ihm, was er will. Er hält ihm keine Gardinenpredigt, ist nicht beleidigt, gekränkt oder zeigt es zumindest nicht. Er gibt und lässt ihn ziehen. Überlässt ihn den Folgen seines Tuns. Aber nicht mit der Häme: Du sollst mal sehen, was du davon hast ... Er hält sein Herz offen und dem Sohn eine Tür dazu. Welche Kraft, welche Großmut, welche Liebe! Loslassen und sich nicht innerlich verhärten. Seinen Schmerz zulassen und den Sohn nicht abschreiben. Verletzt werden und weiter lieben, weil nichts von dieser Liebe trennen kann.

Wie schwer ist das für uns »normale Eltern«. Wohin mit unseren Sorgen, was aus den Kindern wird? – Hier dagegen zeigt uns einer, was wirklich zählt. Das Vertrauen darauf, dass die Liebe, die ich meinem Kind geschenkt habe, einen Grund gelegt hat, auf den es irgendwann zurückgreifen wird – und sei es in den dunkelsten Stunden seines Lebens. Nur in diesem Vertrauen kann der Vater den Sohn in das fremde Land ziehen lassen. Dieses »Ziehen in ein fremdes Land« ist mehr als einfache Neugier. Der Sohn schneidet sich von seiner Tradition, Herkunft, seinem Erbe ab, das ihn zu dem macht, der er jetzt ist. Seine Wurzeln zu verleugnen bringt nicht eben einen sicheren Stand. Wie viele Anstrengungen nehmen wir dann auf uns, die Liebe zu bekommen, die wir brauchen, um erfolgreich, beliebt, geachtet zu sein? »Jedes Mal, wenn ich bedingungslose Liebe suche, wo sie nicht zu finden ist, bin ich der verlorene Sohn« (a.a.O., S. 57). Wie schwer ist es, den Gedanken zuzulassen, dass wir geliebt und gewollt sind – vor aller Zeit und vor unserem ersten Gedanken und Schrei?

In der Fremde gelten andere Regeln: »Hast du was, dann bist du was«: und sei es auch nur der völlig unverdiente Anteil am Erbe. Plötzlich ist der jüngste Sohn wer. Mit Geld hast du schnell Freunde. Er lebt in den Tag, so lange es ausreicht. Bezahlt in der Währung des Landes. Dann geht es nicht mehr. Das Geld ist verbraucht, die Freunde sind weg, sein Abstieg beginnt. Die Gesetze der Fremde sind hart und gnadenlos. Es gilt eben auch: Wer nichts hat, ist nichts wert. Kommt dann noch eine Hungersnot, geht es schnell abwärts. In diesem Hungerland kann er nur überleben mit dem, was er vom Vater hat. – Wie überleben wir im Hungerland unseres Lebens, wenn die Vorräte an Wärme und Zuneigung aufgebraucht sind? – Der jüngste Sohn macht die schmerzliche Erfahrung, ein vollkommen Fremder zu sein. Interessant für die anderen nur, solange er etwas zu bieten hatte. Furchtbar. Nicht einmal ein Zeichen des Erkennens zu bekommen, von Zuwendung ganz zu schweigen. Im Hungerland kämpft jeder für sich allein. Da gibt es keinen Raum mehr für Mitmenschlichkeit. »Erst kommt das Fressen und dann die Moral« (B. Brecht).

Die Schweine, die der Sohn nun hütet, und ihr Fressen werden zum Symbol für den Tiefpunkt des Lebens. Das Fleisch der Schweine kann nur den Hunger des Bauches stillen, und das auch nur bei denen, die dieses Fleisch kaufen können. Den Hunger der

Seele stillt es nicht. Doch selbst die Schweine sind noch wichtiger als der Fremde. Ihnen fressen zu geben, sie zu mästen bedeutet, Geschäfte machen zu können. Je größer der Hunger, desto höher der Preis. Das ist das Gesetz der Markwirtschaft. Der Sohn hängt sich an einen, der ihn zu den Schweinen schickt, aber ihm nicht einmal ihr Fressen gibt. Wertloser als ein Schwein. Lebenskrise total. Alle Sicherheit dahin, gescheitert. Tiefer geht es nicht mehr.

Was geht in solchen Krisenzeiten in uns vor? – Dann wenn alle Bilder, die wir uns von uns selbst gemacht hatten, zerbrochen sind. Wenn die, denen wir in aller Blindheit vertrauten, sich abwenden? Wenn da nichts mehr ist, was trägt? Krisen sind Chancen zum Wachstum, wenn wir sie nutzen. Doch dazu muss unsere Fassade, das falsche Selbst, zerbrechen. Und wir müssen irgendwann aufhören, uns zu beweinen, zu entschuldigen, zu erklären. Irgendwann will der Gedanke gedacht, die Erkenntnis gewonnen sein: Du bist am Ende deiner Selbsttäuschungen angekommen. Du bist nicht der, der du sein möchtest. Du bist ganz schlicht der, der du bist. Du bist diesen Weg in eigener Verantwortung gegangen, der dich hierher geführt hat. Es war deine Entscheidung. Gibt es dann einen Aus-Weg? Welchen?

Für viele Menschen zerbricht ihr Gottesbild, wenn sie schwer krank werden. Bis dahin haben sie an Gott als den Bewahrer ihres Lebens geglaubt. Und jetzt? – Andere haben sich manchmal seit langer Zeit keine Gedanken mehr über ihren Glauben, ihr Gottesbild gemacht. Eigentlich ist es seit Kindertagen unverändert geblieben, ist nicht mitgewachsen. Als der Weihnachtsmann entlarvt und Darwin entdeckt war, gab es keinen Raum mehr für Gott. Maxime ist: »Ich bewältige mein Leben allein und glaube an die Wissenschaft.« Nicht aber etwa, indem ich meinem inneren Gesetz folge.

Und dann bekommt dieses Bild plötzlich Risse, ein Abgrund von Angst lauert hinter dem wohl geordneten Dasein. All die Werte, für die wir uns abgerackert haben, sind plötzlich dahin. Was tun? Der Sohn in unserer Geschichte wählt den schwersten Weg. Er geht zurück an die Quelle. Da wo alles anfing. Er nimmt die Spur des Lebens noch einmal auf, wo er sie verlassen hat. Da ist ein Grund in ihm gelegt, den er nicht zerstören konnte. Da ist ein Vertrauen, das ihn trägt. Da ist ein Weg, den er gehen kann. »Die Umkehr des jüngeren Sohnes findet in eben dem Augenblick statt, in dem er seine Kindschaft wieder in Anspruch nimmt, obwohl er alle dazugehörige Würde verloren hat ... Als er merkte, dass er wie eines der Schweine behandelt werden sollte, wurde ihm klar, dass er kein Schwein, sondern ein Mensch war, der Sohn seines Vaters. Diese Einsicht wurde zur Grundlage, dass er sich zu leben entschied, statt zu sterben« (Bailey, a.a.O., S. 64). Doch der Rückweg ist hart. Viele Stimmen streiten in ihm. Das Sich-Aufgeben scheint leicht. Er bereitet sich schließlich auf die Zukunft vor. die Begegnung mit seinem Vater. Er hat ihm den Tod gewünscht. Wie wird er ihn empfangen? Zweifel, Angst. Was hat er anzubieten? Nichts. Stolz, Vermögen alles dahin. In Lumpen kommt er zurück. Er bereitet eine Rede vor. Eine ehrliche Rede. Er redet sich nicht heraus. Nicht die anderen waren schuld. Nicht die Verhältnisse oder falsche Ratgeber. Er sagt: Ich. »Ich habe gesündigt gegen den Himmel und vor dir« (Lukas 15,18).

Sind wir auch mit diesen inneren Reden beschäftigt auf unserer spirituellen Reise? Müssen wir uns auch solchermaßen vorbereiten? – Wir tun immer noch so, als wenn wir auch bei Gott auf unsere Leistungen und Verdienste hinweisen müssten. Als wenn wir die Ankunft vorbereiten müssten. Doch am Ende unserer Reise wird es uns ergehen wie dem Sohn. Als der ankommt, freut sich sein Vater über alle Maßen. Läuft ihm entgegen, umarmt ihn, küsst ihn, bevor jener ein Wort sagen kann. Er glaubte ihn tot. Er freut sich so sehr, fragt nicht nach woher und wohin, gibt einfach seiner Freude Ausdruck. Schnell muss es gehen, so lange hat er gewartet. Gefeiert soll sie werden, die Auferstehung des Sohnes ins Leben.

Doch da ist noch einer. Einer der seinen Groll nicht verbergen kann und will. Der ältere Sohn wird eifersüchtig: »Du hast mir noch nie einen Bock gegeben, dass ich mit meinen Freunden fröhlich wäre« (Lukas 15,29). Wieder das Vergleichen, wieder ist es der Ältere, der sich benachteiligt fühlt. Da ist sie wieder, die alte Wut auf den Zweitgeborenen, der die Eltern nahm, den sie verwöhnten, um den sich plötzlich alles drehte. Wie damals bei seiner Geburt. Aus dem sozialen Tod ist er wieder ins Leben gekommen, die Freude ist unbeschreiblich. Nur nicht bei ihm, dem Älteren. Hat er sich nicht ein Leben lang bemüht, ein guter Sohn zu sein? Hat er nicht seine Pflicht getan und mehr als das? Seine Klage bricht nur so aus ihm heraus. Das hat er lange Jahre angestaut. Dies ist eine ganz spezielle Art von Verlorenheit. Ohne es selbst zu merken, ist er über die Jahre verbittert.

Nichts zu fordern, sich nur anzustrengen, in der Hoffnung, dass die anderen schon sehen werden, was sie an einem haben: Das ist ein Lebenskonzept, das am Leben vorbeigeht. Sich aufopfern, still und selbst-vergessen seine Pflicht tun: Das macht bitter. Viele älteste Söhne und Töchter tragen diese Bitterkeit in sich. Wofür sie bei den Eltern kämpfen mussten, bekamen die Geschwister geschenkt. Was bei ihnen selbstverständlich erwartet wurde, wurde bei den Jüngeren euphorisch beklatscht. Da sitzt ein Stachel, der einen abseits bleiben lässt bei den spontanen Festen des Lebens. Endlich bricht es heraus aus dem älteren Sohn. Endlich durchbricht er die Mauer seines Schweigens. Er ist zwar nicht wie sein Bruder ins fremde Land gezogen, aber in eine innere Emigration. Räumlich in der Nähe, ist er in eine große Distanz zum Vater gegangen. Vielleicht hat ihn schon dessen Trauer um seinen Bruder verletzt. Es gibt kein Happy End in der Geschichte. Am Schluss steht die Erläuterung des Vaters: »Was mein ist, das ist dein.« Hör auf zu vergleichen, Sohn. Genieße das, was du hast. Schau auf deine Fähigkeiten und miss sie nicht an denen deines Bruders. Und vor allem wiege, zähle, messe meine Liebe nicht. Kinder wollen gerne von ihren Eltern wissen, wen sie lieber mögen. Sie müssen lernen, dass Liebe einmalig, personal, unvergleichlich ist. Das sagt der Vater seinem Ältesten. Dies gilt für die Liebe Gottes, wie für die Liebe der Menschen untereinander.

Natürlich fühlen sich die Frommen zur Zeit Jesu und aller Zeiten gerade von dem älteren Sohn angezogen. Verkörpert er doch ihr Schicksal. Mit ihm identifizieren sie sich schnell. Doch der letzte Schritt unserer Reifung ist erst erreicht, wenn wir uns mit dem Vater identifizieren können. Sein Kummer lässt ihn nicht verhärten. Die Kraft seiner Vergebung ist grenzenlos und bedingungslos. Er verlangt keine Entschuldigung. Er würdigt die Tat. Er erkennt noch vor dem ersten Wort den Wert des schweren Weges. Seine Großmut ist spontan und ohne jede Berechnung.

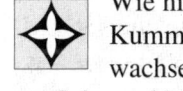 Wie hindern wir uns daran, so zu lieben? Wie können trotz Kummer und Enttäuschung Vergebung und Liebe in uns wachsen? Wann legen wir endlich unseren Rechenschieber zur Seite und hören auf, Buchhalter der Seele zu sein?

Die Seele folgt dem Körper. Unsere spirituelle Heilung ist für uns lebenswichtig. Die Figur des Vaters zeigt sie uns und will uns daran erinnern. Sie will uns auch daran erinnern, dass wir jederzeit wieder zurückkehren können zu Gott, wenn wir im selbstgewählten Hungerland darben. Dabei sind die Stimmen, die uns zweifeln lassen, ob wir willkommen sind, durch die offenen Arme des Vaters endgültig zum Schweigen gebracht. Doch andere Stimmen wirken noch weiter in uns.

2 »Ist meine Krankheit eine Strafe?«

Wenn wir Gott mal für einen Tag in seinem »himmlischen Regimente« ablösen dürften: Ja, dann gäb's endlich einmal Gerechtigkeit. Dann würden all die Kriegsverbrecher, Kinderschänder und übrigen Bösewichte sofort ihrer Strafe zugeführt. Mit Krankheiten würden wir sie schlagen. Kein Erbarmen gäb's für sie. Nur die Guten, Anständigen und Zuverlässigen, die würden wir am liebsten ewig leben lassen. Wenn das nicht ginge wegen der Überbevölkerung, dann bekämen sie nach einem langen Leben einen schönen, schmerzlosen Tod. So wäre das, wenn wir Gott wären. Das könnte auch jeder verstehen, und die Vernünftigen würden das einsehen und sich und ihr Leben danach einrichten. Aber leider sind wir nicht Gott, und deshalb ist alles so kompliziert. Die Kliniken sind voll mit Menschen, die ihre Krankheit nicht verdient haben; und die Bösen laufen kerngesund durch die Gegend.

Krankheit als Strafe, dieses Denken ist tief in uns verwurzelt. Im Denken der Naturvölker gab es einen Zusammenhang zwischen Sünde und Krankheit. »Krank wird jemand, der den Kontakt zur Welt der Träume verloren hat, indem er seinem Traumauftrag zuwiderhandelt oder aus Angst sich nicht getraut, an die Größe seines eigenen Wesens und seines eigenen Lebensweges zu glauben, die ihm im Traum gezeigt wurde« (E. Drewermann, Tiefenpsychologie und Exegese II, a.a.O., S. 101). Entfremdung vom eigenen Wesen und damit Entfremdung von Gott als Sünde des Menschen. Doch ist Krankheit dann nicht bloß als Strafe für Vergehen gedacht, sondern als Folge eines »Tun-Ergehen-Zusammenhanges«, der durchaus beeinflussbar ist. Es scheint, als wenn wir in unserer Erklärungsnot Zuflucht zu einer Strafinstanz nehmen, die wir im Himmel ansiedeln. Dabei entdecken wir sie viel eher in uns selbst.

Selbst bei Menschen, die nicht religiös sind, findet man häufig Ersatzerklärungen. Ungesunder Lebenswandel ist so eine quasi-religiöse Formel. Wenn dann Menschen erkranken, die »immer gesund gelebt haben«, nicht geraucht, nicht getrunken, kommen wir in Erklärungsnotstände. Meistens muss dann die Psyche oder doch der »liebe Gott« herhalten. Nach dem Motto: Siehst du, gesundes Leben nutzt ja auch nichts. – Dahinter steckt eine Phantasie: Wenn ich alles richtig mache, werde ich nicht krank. Wenn ich gesund esse, mich viel bewege, keinen besonderen Stress habe, und vielleicht noch ein frommer Mensch bin, bleibe ich gesund. Schönes schlichtes Weltbild, hinter dem die Angst ihr Gesicht zeigt. Denn: Wir werden mit einem Mysterium konfrontiert, das das menschliche Verständnis überschreitet. »Die Tatsache, dass Heilige manchmal leiden und Sünder nicht, ist nur ein Ausdruck dieses Mysteriums ... Wenn wir einem Mysterium begegnen, unternehmen wir oft verzweifelte Anstrengungen, es aufzulösen. Die Verzweiflung zeigt sich, wie wir schon gesehen haben, in dem Versuch, das Auftreten von schweren Krankheiten bei spirituell erleuchteten Menschen wegzuerklären – und alles, um unsere Lieblingstheorie zu retten, dass gute Menschen nicht krank werden« (Larry Dossey, Heilende Worte – Die Kraft der Gebete und die Macht der Medizin, Südergellersen 1995, S. 40). Dabei entsteht unbemerkt aus dem Versuch »alles richtig zu machen« ein großer Lebensstress. Zur Zeit Jesu gab es eine Gruppe von Menschen im Judentum, die auf einer religiösen Ebene genau dieses Lebenskonzept verfolgten: alles richtig machen. Ihr Name ist zum Synonym für Falschheit geworden, was äußerst ungerecht ist. Sie bemühten sich wirklich ernsthaft und übersahen dabei doch das Wesentliche: das Leben. »Die Laienbewegung des Pharisäismus erweitert den Personenkreis: die im Alten Testament für die Priester erlassenen Reinheitsvorschriften sollen nun auch für den jüdischen Nicht-Priester, den Laien, gelten, will er ein wirklich frommes Leben zu führen beanspruchen« (Herbert Braun, Jesus, Stuttgart 1969, S. 18). Wir sehen die Konfliktsituationen, die Jesus mit dieser Gruppe zu bestehen hatte. Im Kern ging es immer um die Frage: Ist der Mensch für das Gesetz da oder das Gesetz für den Menschen? »Gesetz« können wir für uns übersetzen mit all den Anstrengungen, die wir unternehmen, unser Leben aus eigener Kraft zu bewahren.

Jesus antwortet im Zusammenhang von Krankheit und Sünde in der Geschichte von der Heilung eines Blindgeborenen: »Es hat weder dieser gesündigt noch seine Eltern, sondern es sollen die Werke Gottes offenbar werden an ihm« (Johannes 9,3). Ähnlich wie bei der Auferweckung des Lazarus (Johannes 11,4) setzt Jesus die Krankheit in Beziehung zu seiner heilenden Gegenwart. Anstatt Gott in dieser schweren Zeit so an unserer Seite wahrzunehmen, machen wir ihn zu einem rachsüchtigen Götzen. Wozu? Dann nimmt auch »der Krebs« manchmal Züge eines Dämons an. Eine Patientin beschreibt das so: »Ich traue mich nicht zu sagen, dass es mir gut geht. Es ist, als ob dieser Krebs ein Dämon wäre, der ein Opfer braucht. Durch die vielen Rückschläge in der Krankheit entwickelt man eine Angst, daran zu glauben, dass Heilung überhaupt möglich ist. Ein solcher Gedanke wäre Ausdruck von Übermut. Und auf Übermut folgt die Strafe des Dämons.« Es werden viele alte Angststimmen durch die Erkrankung aktualisiert. Das Schlimmste ist dann, still vor sich hin zu leiden. Das verstärkt die Resignation, verhindert, dass Vertrauen entstehen und Hoffnung wachsen können. »Viel Eindruck, wenig Ausdruck, macht viel Druck« (Arno Paschmann).

3 Mit Gott ringen – »... und er zog hinkend in die Morgenröte«

So wird von Jakob berichtet, nachdem er mit Gott gekämpft hat (Genesis 32,32). Eigentlich heißt er da schon nicht mehr Jakob sondern Israel: »... denn du hast mit Gott und mit Menschen gekämpft und hast gewonnen« (Vers 29b). Eine ganze lange Nacht, so erzählt diese Legende, ringt Jakob ganz allein, nachdem er die Seinen in Sicherheit gebracht hat, am Fluss Jabbok mit einem Mann. Sicher finden sich in der Erzählung noch Spuren einer ganz alten Flussgeist-Erzählung, die hier adaptiert wird. Uns interessiert die Bedeutung dieses Kampfes, den Jakob mit den klassisch gewordenen Worten beendet: »Ich lasse dich nicht, du segnest mich denn« (Vers 27). Wenn der Morgen kommt, weichen die Geister der Nacht.

Für Kranke hat die Nacht oft einen ganz besonderen Schrecken. Sie fürchten Schlaflosigkeit aber auch die Einsamkeit der dunklen Stunden. Viele Gedanken gehen einem in einer solchen Nacht durch den Kopf. Wer jemals am Bett eines Kranken eine Nacht durchwacht hat, kann die Erleichterung nachvollziehen, die mit dem ersten Licht einzieht. Plötzlich fliehen die schwarzen Schatten. Es ist eigenartig, aber im Morgenlicht sieht das Gesicht eines schwer kranken Menschen häufig ganz verändert aus. Jakob kämpft die ganze Nacht, er ringt um den Segen.

 Wie ringen wir mit Gott?
Wie schnell geben wir uns mit Antworten zufrieden, die nicht weiterführen?
Wie laut und deutlich klagen, ja an-klagen wir?

Jede antike Tragödie hat eine Katharsis. Katharsis heißt Reinigung. Die tragischen Verknüpfungen haben ihren Höhepunkt erreicht. Nichts geht mehr. Vor der Lösung müssen die Helden durch

die Katharsis. Ich ermuntere Patienten immer dazu, mit Gott zu
»hadern«. All die Fragen müssen gestellt werden: »Warum ich?
Warum jetzt? Gibt es denn keine Gerechtigkeit?« All die Anklagen müssen ausgesprochen werden: »Mein Beten hilft ja doch
nichts. Es wird alles nur viel schlimmer. Ich seh da keinen Sinn
drin. Du bist so weit weg, Gott.« Schließlich muss die Wut heraus-
geschrien werden auf Gott und die Menschen und die ganze Welt.
Wie ein Vulkan bricht dann das aus uns hervor, was wir so lange
geschluckt haben. Welche Befreiung liegt darin! Das ist mehr als
intellektuelle Einsichtspiele im Kopf zu veranstalten. Bei Jakob
sehen wir die heilsame Wirkung der Aggression. Mit all unserem
»Lieb-und-brav-Sein« unterdrücken wir vitale Kräfte in uns. So
wie es wichtig ist, diese im sozialen Feld zu äußern, ist es auch
wichtig, sie in der Beziehung zu Gott auszudrücken. Man muss
kein Dichter sein, um mit Gott sprechen zu können. Häufig gehen
Krebspatienten, die schon eine lange Zeit mit der Erkrankung leben, in eine innere Emigration. »Ich fühle mich innen drin wie versteinert«, sagt eine ältere Frau mit tonloser Stimme. »Selbst beten
kann ich nicht mehr.« Sie bedauert das sehr, weil ihr das Beten immer so viel Kraft gegeben hat. Die jahrelangen Probleme mit ihrem immer liebloseren Mann haben jedes Empfinden in ihr abster-
ben lassen. Auch ihre Beziehung zu Gott ist auf einem Nullpunkt.
Sie leidet darunter. Jede Nacht liegt sie wach, kann fast gar nicht
mehr schlafen. Deshalb ist sie zu mir gekommen. Sie ist an ihrem
persönlichen Jabbok, jede Nacht aufs Neue. Ihr Bauchspeichel-
drüsenkrebs lässt ihr vermutlich nur noch wenig Zeit für die innere
Arbeit, diesen Kampf durchzukämpfen. Ich bitte sie, sich für eine
kleine Weile auf ihren Atem zu konzentrieren. Dann soll sie alle
Sätze aussprechen, die ihr in diesem Augenblick einfallen, wenn
sie an Gott denkt. Sie beginnt zunächst ganz zaghaft, wird dann
heftiger und kräftiger, landet schließlich bei dem Satz: »Ich hab'
eine Stinkwut auf dich, Gott.« Erschrocken hält sie inne, schaut zu

mir. Ich ermuntere sie, diesen Satz noch einmal, diesmal lauter zu sagen. Sie wiederholt diesen Satz noch einige Male, am Ende ruft sie ihn laut und mit aller Kraft. Als ich sie frage, was sie bei sich wahrnimmt, wacht sie wie aus einer Trance auf und sagt: »Oh, mir ist ganz warm, auch meine Füße sind warm.« Erstaunt und freudig erregt bescheibt sie ihre körperlichen Empfindungen. Ob das denn nicht eine Sünde sei, so mit Gott zu schimpfen, fragt sie mich. Ich erzähle ihr die Geschichte von Jakob's Kampf am Jabbok. Anschließend bittet sie mich, mit ihr zu beten. Beim nächsten Mal, als wir uns sehen, erzählt sie mir, wie sie ihren Schlaf wieder gefunden hat. Jedes Mal, wenn die Gedanken wieder anfingen, in ihr zu kreisen, hat sie sich an diese Geschichte erinnert und um Gottes Segen für die Nacht gebetet. Kurz darauf schlief sie jedes Mal ein.

Wut ist nur die andere Seite der Liebe. Das trifft auf Gott und Menschen zu. Zu Gott zu schreien und mit ihm zu schimpfen, zu klagen und zu weinen hat eine heilsame Wirkung, weil ich dabei in Kontakt mit meinen Gefühlen und mit Gott bin.

4 Beten – aber wie?

Leiden ohne Ausdruck ist schrecklich. »Es ist notwendig, dass Menschen zum Sprechen kommen, um nicht vom Unglück zerstört oder von der Apathie verschluckt zu werden« (Dorothee Sölle, Leiden, Stuttgart 1973, S. 97). Jahrhundertelang gab es für Menschen eine ganz intime Möglichkeit dafür: das Gebet. Welche andere Ausdrucksform ist an diese Stelle getreten? Im Gebet wurde gestammelt, geweint und gewünscht. Manche Menschen nehmen ihren Gebetsfaden in der Auseinandersetzung mit ihrer Krankheit wieder auf. Zunächst zögernd und fragend. Das Gebet ist Ausdrucksform vor und Zwiegespräch mit Gott. Das Vaterunser und Psalmen wie Psalm 23 oder 121 (Text s. Anhang) können ein gutes Geländer sein, an dem ich mich festhalten kann, wenn ich mich nicht traue, mein Gebet frei zu formulieren. »Aber wie soll ich denn beten?«, fragt mich eine Patientin. »Ich hab das seit meiner Kindheit nicht mehr gemacht.« Wir sprechen zunächst über die Körperhaltung, die sie mit Beten assoziiert. Gefaltete Hände, geschlossene Augen ... In das Gebet ist der ganze Körper einbezogen, deshalb ist es wichtig, eine persönliche »Gebetshaltung« zu entwickeln. »Achten Sie darauf, ob es für Sie ›stimmig‹ ist«, sage ich zu der Patientin. Dann erzähle ich ihr von den »vier Wegen des Betens« (vgl. Sheldrake/Fox, a.a.O., S. 120 f.).

Als Erstes können wir die »via positiva« (lat. via = Weg) betreten. Diese via positiva meint Paulus im Philipperbrief: »Lasst eure Bitten in Gebet und Flehen mit Danksagung vor Gott kundwerden« 4,6). »Dankt zuerst«. Schaut zuerst auf das, was da ist, dann erst auf das, was fehlt, würden wir vielleicht übersetzen. Man kann es auch so formulieren: »Der Lobpreis geht dem Glauben voraus« (Rabbi Abraham Herschel). Solches Beten verändert den Beter und seine Sicht auf das Leben. Der Dank als Vorläufer der Bitte lenkt den Blick auf die Realität. Lenkt den Blick auf das Geschenk des Lebens in all seiner Begrenztheit. So können wir unser Staunen über die »Wunderwelt Mensch«, die wir sind, wiedergewinnen. Es fällt uns schwer, diese »via positiva« zu gehen. So weit haben wir uns von unserem Wesen und der Schöpfung entfernt. Der Lobpreis will immer ein »aber« nach sich ziehen. Meister Eckhardt sagt dazu: »Hieße das einzige Gebet, das du in deinem ganzen Leben aufsagst: Ich danke dir, dann würde das genügen« (zit. ebd.).

Die »via negativa« führt uns in das Schweigen, in das Loslassen aller Gedanken und Absichten. Dies ist der Weg der Dunkelheit und des Leidens. Sich auf das Leiden einzulassen, eröffnet eine große innere Kraftquelle. Das eigene Wollen ist von einem bestimmten Punkt an hinderlich für das innere Wachstum. Die durchgebetete Leidenserfahrung lässt neue Räume entstehen. Wir werden gleich eine solche Erfahrung bei Jesus miteinander betrachten.

Die »via creativa« im Gebet führt uns zu unserem »kreativen Feuer«. Hinter der Leere, der Erfahrung des Leidens wirkt eine schöpferische Kraft in uns. Solche Augenblicke ähneln den »Gipfelerlebnissen«. Zeit und Raum verschwinden und eine große Klarheit stellt sich ein. Solche Augenblicke sind nicht »machbar«, sie sind Geschenk. Im Gebet werden sie als heilsame Erfahrung erlebt.

Die »via transformativa« schließlich ist der Weg der Wandlung. Das Bewusstsein, ein Teil dieser Schöpfung zu sein, mit allem in Verbindung zu stehen, führt uns zu einem tieferen Verstehen unseres Lebens. »Beziehung ist das Wesen von allem, was existiert« (Meister Eckhardt). Jenes Bewusstsein setzt in uns einen Prozess in Gang, der uns darum ringen lässt, allem gerecht zu werden. Nicht, es allen recht zu machen, sondern: Gerechtigkeit zu üben. Dies ist heilsam, vor allem für den, der es tut. So entsteht allmählich eine innere Haltung, die das Gebet in das Leben hineinnimmt.

»Was bringt mir aber das Beten?«, fragen viele Menschen. Bei der Antwort müssen wir zwischen dem kontemplativen Gebet und dem Bittgebet unterscheiden. Das Erste ist der meditativen Versenkung nahe. Seine heilsame Wirkung ist physiologisch messbar. Die Gehirnwellen verändern sich, es kommt zu einem Zustand der Entspannung und des inneren Friedens. Der amerikanische Arzt Larry Dossey nennt diese Form des Gebets »Andacht«. »Bei dem fürbittenden Gebet bittet man meist um bestimmte Ergebnisse, um die Zukunft zu beeinflussen, um »Gott zu sagen, was er tun soll«, wie zum Beispiel den Krebs entfernen. Andacht ist dagegen akzeptierend, ohne passiv zu sein, und dankbar, ohne zu resignieren, sie ist bereit, das Mysterium anzunehmen, Ungewissheit und das Unbekannte zu tolerieren. Sie erkennt die Richtigkeit von allem, was geschieht, an, sogar den Krebs« (Larry Dossey, a.a.O., S. 48). Das Bittgebet setzt den Glauben an seine Wirksamkeit voraus. Vom positiven Denken unterscheidet es sich allerdings fundamental. Das positive Denken ist eine Technik, mithilfe des eigenen Geistes einen bestimmten Wunsch zu realisieren. Das kann durchaus erfolgreich sein, wie die hohe Auflagenzahl von Büchern zu diesem Thema nahe legt. Das Gebet stellt das eigene Bitten in einen umfassenderen Kontext. Es vertraut auf das Handeln Gottes, in anderen Religionen auf das Wirken göttlicher Mächte. Im Unterschied zum positiven Denken ist daran nicht nur der eigene Geist beteiligt. Aber: Je enger die Bitte, desto mehr kann das Bittgebet zur Falle werden. Wir alle kennen solche Bitten aus unserer Schulzeit.

Wenn solche konkreten Bitten nicht erfüllt werden, stürzen sie den Beter häufig in tiefe Zweifel. Dabei liegt das Problem in der Engführung des eigenen Denkens. Es gibt keinen Gebetsautomatismus. Allerdings ist die Vorstellung einer erweiterten Psyche und einer spirituellen Realität, die über unseren Körper hinausreicht, sehr faszinierend. Dann ist nicht mehr unser Gebet subjektiv und die uns umgebende Welt scheinbar objektiv, sondern wir sind Teil einer kollektiven Psyche. Dies wird Konsequenzen für unsere Anschauungen über das Gebet haben. »Das, was wir in unserer Psyche und in unserem Geist und durch unser Gebet tun, kann eine Fernwirkung haben, weil unsere Psyche und die spirituelle Realität, in die wir eingebettet sind, nicht lokal sind, sie reichen über die Grenzen unseres Körpers hinaus« (Sheldrake/Fox, a.a.O., S. 133). So werden sich Phänomene, die wir jetzt nur beobachten können, vielleicht eines Tages erklären lassen, allerdings sollten wir nicht bis zu diesem Tag warten, um wieder mit dem Beten zu beginnen. »Fast 400 Patienten, die in einem Herzzentrum in San Francisco stationär behandelt worden waren, wurden über einen Zeitraum von zehn Monaten beobachtet. Die Hälfte der Patienten erhielt Personen zugeteilt, die regelmäßig für sie beteten, die andere Hälfte nicht. Bei den Patienten, für die gebetet wurde, traten deutlich weniger akute Herzschwächen, Herzstillstände und Lungenentzündungen auf, und sie benötigten weniger Diuretika und Antibiotika« (H. Benson, a.a.O., S. 218).

Es gibt ein Gebet, das alle Bitten zusammenfasst: das Vaterunser. Ich bin immer wieder überrascht, welche heilsame Wirkung dieses Gebet hat. Selbst bei Menschen, die ansonsten ihren Kontakt zum Glauben schon lange verloren hatten, kommt eine Erinnerungsspur bei den Worten des Vaterunsers auf, die sie selbst lange verloren glaubten. Ich denke an die Situation, die mir Sr. Borromäa, die Leiterin unseres Hospizes, neulich erzählt hat. Sie selbst Ordensfrau, hat nach einem arbeitsreichen Leben in vielen leitenden Stellungen in Klinik und Altenheim im »Ruhestand« die Arbeit im ambulanten Hospiz begonnen. Dabei haben wir uns kennen gelernt. Für besondere Fälle hat sie in ihrer kleinen Kommunität zwei Betten, in denen Menschen auf ihrem letzten Weg aufgenommen werden können. In einem dieser Betten lag seit einigen Tagen ein Mann mittleren Alters. Mit der Kirche »wolle er nichts zu tun haben«, aber »zu den Schwestern« würde er wohl gehen. In seiner anti-kirchlichen Haltung fühlte er sich seinem Bruder verpflichtet. Allein stehend, schwer krebskrank hatte er nicht mehr viele Wahlmöglichkeiten. Er war sehr unruhig, sein Sterbeprozess dauerte mehrere Tage und Nächte. Häufig wachten die Schwestern gemeinsam mit ehrenamtlichen Hospizhelfern. In einer dieser Nächte nun waren der Bruder des Sterbenden und eine weitere Verwandte gemeinsam mit einem Helfer am Bett. Der Patient war unruhig, alle Versuche, ihn zu beruhigen, scheiterten. Schließlich wurde die Schwester gerufen. Mit einem aus langer Erfahrung geschärften Blick bat sie zunächst die Angehörigen aus dem Zimmer. Dann setzte sie sich zu dem Patienten, nahm seine Hand und fragte ihn, ob sie das Vaterunser sprechen dürfe. Der Patient nickte schwach. Sie sprach die bekannten Worte. Wiederholte sie noch einmal. Zum Erstaunen des noch anwesenden Hospizmitarbeiters entspannte sich der Patient mehr und mehr. Seine Atmung wurde ruhig. Er erwachte noch einmal, schaute die Schwester tief an und sagte: danke. Im Laufe der Nacht verstarb er.

Hier kam mehreres zusammen, was hilfreich wirkte. Die Erfahrung und die Sensibilität der Schwester (»darf ich beten«?), die Bereitschaft der Verwandten ohne große Erklärungen zu gehen, die Zurückhaltung des Mitarbeiters. Eine Sternstunde. Sicher kein Allheilmittel und nicht geeignet für den Rezeptblock, aber eine kleine Mutmachgeschichte zum Beten. Manchmal brauchen wir einen Anstoß zum Beten. Dabei ist für die Begleitenden von schwer kranken Patienten ganz wichtig zu beachten, dass sich die Kraft eines Gebetes nur dann entfalten kann, wenn es ganz bewusst und mit innerer Präsenz gebetet wird. Nichts ist schlimmer als heruntergeleierte, ritualisierte Standardgebete. Dann ist die Stille heilsamer. Mir ist es immer wichtig, das Einverständnis der Betroffenen einzuholen, wenn ich für jemanden beten soll. Wenn das nicht mehr möglich ist, formuliere ich das im Gebet.

Manche Menschen haben Hemmungen, laut zu beten. Das ist verständlich. Wir können heute leichter über unsere Sexualität als über unser Beten sprechen. Die Schamgrenzen haben sich verschoben. Ich mache Menschen Mut, frei zu beten. Allerdings sind auch oft bekannte Worte, Psalmen wie der erwähnte 23. oder 121. (Text s. Anhang) oder das Vaterunser ein hilfreiches Geländer, den Weg zum Beten wieder zu finden. – Es gibt ein Beispiel, die Schilderung einer kurze Szene, in der Jesus so gebetet hat, dass er die Kraft bekam, seinen Weg bis ans Kreuz zu gehen.

14

»Meine Hoffnung ist wie eine kleine Blume«

1 »Einverstanden mit dem, was ist« – Jesus in Gethsemane

»Meine Seele ist betrübt bis an den Tod« (Matthäus 26,38). So können wir uns Jesus nur schwer vorstellen. Das zerstört unser Bild vom Gottessohn, der diese Erde kaum mit den Füßen berührt, so hoch haben wir ihn in den Himmel gehängt. Verzweifelt und voller Angst schildern ihn uns die Evangelien. In unsere Vorstellungen würde wohl eher der souveräne Sokrates, der seinen eigenen Tod in Ruhe herbeiführt, passen. Bei Jesus dagegen findet sich keine »ars moriendi« (Kunst des Sterbens), wie sie als philosophische Haltung in der Antike gepflegt wurde. Hier hat der Mensch Jesus brutale Angst. Was tut er nun in dieser Situation? Zunächst spricht er diese Angst aus. Er flüchtet nicht in eine Rolle, spielt nicht den »starken Mann«. Er ist auch nicht tapfer, »reißt sich nicht zusammen«. Eben das wird aber von Patienten heute oft erwartet. Und viele sind bereit, diese manchmal unausgesprochene Erwartung zu erfüllen. Jesus spricht aus, was ihn bewegt. »Meine Seele ist betrübt bis an den Tod.« Wenn so etwas nicht formuliert, nicht bewusst geäußert wird, verkommt jeder Trost zu billiger Tröstung. Dann kann die Hoffnung nicht wachsen, sondern wird als menschliche Verzweiflungsattitüde der kreatürlichen Angst nur übergestülpt. Darunter schwären Angst und Zweifel wie eine eiternde seelische Wunde.

Jesus spricht seine Gefühle bei den Menschen aus, mit denen er am engsten verbunden ist. Er fordert ihre Unterstützung ein: »Bleibt hier und wacht mit mir.« Hier wird die soziale Dimension jeder Hoffnung angesprochen. Doch Jesus geht über den Wunsch nach Unterstützung aus seinem privaten Bezugssystem noch hinaus. Er trennt sich nach dieser Bitte sogar von den Menschen, die ihm so nah sind. Zwar nur einen Steinwurf; aber für das, was jetzt folgt, muss er allein sein mit seinem Gott. Nachdem er seine Gefühle den Menschen, seiner Umgebung mitgeteilt hat, bringt er sie jetzt, verbunden mit einer Bitte vor Gott. Dies ist der entscheidende Schritt, um die spirituelle Dimension der Hoffnung zum Leben zu erwecken. In der Intimität des Gebetes all das auszusprechen, was mich bedrückt, alle Bitten zu äußern, alle Tränen zu weinen, alle Fragen zu stellen, wirkt so heilsam. Das ist die Katharsis (seelische Reinigung) für Jesus. Und er formuliert seine Bitte, so wie sie ihm auf der Seele liegt: »Mein Vater, ist's möglich, so gehe dieser Kelch an mir vorüber« (Matthäus 26,39). In dieser Bitte, das scheinbar Unausweichliche doch noch abzuwenden, konnten sich schon viele Menschen wieder finden ... Der entscheidende Durchbruch, den wir von Jesus lernen können, liegt in dem nachfolgenden, unscheinbaren Halbsatz: »... doch nicht wie ich will, sondern wie du willst« (Matthäus 26, 39b). Das ist der eigentliche Schritt in jedem Gebet: einverstanden werden mit dem, was ist. Das Ansprüchestellen liegt hinter Jesus. Das Fordern ohnehin. Die eigentliche Qualität des Gesprächs mit Gott liegt in diesem Gebet in diesem Satz. So wird das Gebet zur »Tür aus dem Gefängnis unserer Sorge« (Helmuth Gollwitzer).

Vertrauen ist die Haltung der Gelassenheit. Eigentlich ein Widerspruch: Halten und Lassen. Doch wenn das Halten zum Gehaltenwerden wird und das Lassen zum Loslassen, kann über das

Vertrauen die Hoffnung wachsen. Nur so können wir uns aus der inneren Zwickmühle von Wunsch und Erfüllung befreien. Dies ist ein schwerer Weg, und wir können ihn nur allein gehen. Bei seiner Rückkehr findet Jesus seine Jünger immer schlafend. Wie Kinder, denen vor Müdigkeit die Augen zufallen. Doch Schlaf ist auch die »konsequenteste Form des Rückzugs« (Fritz Perls).

An diesem Phänomen des Einschlafens ist einiges »merkwürdig«. Viele Sterbende sterben in dem Augenblick, wenn die bei ihnen wachenden Angehörigen gerade eingeschlafen sind. Als wenn sie sich den Zeitpunkt des Todes suchen müssten, in dem sie allein sind. Krebspatienten, die lange mit ihrer Krankheit leben, machen die Erfahrung, dass die Unterstützung ihrer Umgebung irgendwann erlahmt: gerade dann, wenn sie diese vielleicht besonders nötig haben. Genau wie Jesus formulieren sie dann voller Vorwurf: »Könnt ihr denn nicht eine Stunde mit mir wachen?« Wenn wir uns mit den Jüngern identifizieren, entdecken wir auch in uns diese Neigung vor schwierigsten Aufgaben, erst mal die Augen zu verschließen. Vielleicht, so unser kindlich-magisches Denken, passiert ja ein Wunder im Schlaf. Doch Jesus misstraut dieser Art von Schlaf. Die Gefahr der Anfechtung, des Zweifels, der Resignation befürchtet er. »Wachet und betet, dass ihr nicht in Anfechtung fallt.« Hoffnung will erbetet sein. Hoffnung ist das Geschenk, das hinter dem Horizont des Vertrauens aufscheint. Jesus bleibt beharrlich bei seinem Gott, betet dreimal »dieselben Worte«. Die Jünger lässt er schlafen, er braucht seine Kraft jetzt für sich und findet sie ohnehin nicht bei ihnen, sondern in Gott. Nach diesem dreimaligen Gebet und der Erfahrung des Alleinseins ist Jesus bereit zu gehen. Er hat seinen Frieden gemacht mit den angstvollen, fragenden Stimmen in seiner Seele.

2 »Nur einer kehrte zurück«

»Wir besuchen uns aber ganz bestimmt, wenn wir aus der Klinik entlassen sind. Fest versprochen.« Die Adressen sind ausgetauscht, das Versprechen gegeben. – Dann passiert nichts. »Eigentlich müsstest du ja mal ...« »Die könnte sich aber auch mal melden.« Aus dem eilig gegebenen Versprechen wird im Laufe der Zeit ein innerer Zwang. Schließlich verläuft ein Telefongespräch gar nicht so wie geplant, wenn es dann doch zustande kommt. Irgendwie ist da eine Fremdheit, obwohl man sich vorher so gut verstanden hat. Viele Patienten erzählen mir solche Geschichten. Meistens mit einem schlechten Gewissen, weil sie sich dieses Phänomen nicht erklären können. »Wir haben uns auf unserem Zimmer doch so gut verstanden. Wir haben über alles gesprochen.« Nach einigem Nachfragen kommen meist verschiedene Motive für diese so genannte Unzuverlässigkeit zutage: »Ich will zu Hause nicht an die Klinik erinnert werden. Da will ich leben und meine Ruhe haben.« Oder: »Mich belastet das so, wenn es ich höre, dass es ihr wieder schlechter geht.« Oder: »Ich kann ihr ja auch nicht helfen mit ihren Eheproblemen, was soll ich denn sagen?« Oder ganz schlicht: »Mir wird das zu viel. In der Klinik ist das etwas anderes. Da ist man weg von zu Hause.«

Viele Menschen brauchen eine Atempause mit ihrer Krebserkrankung, vor allem, wenn sie schon lange mit ihr leben. Sie möchten dann nicht ständig daran erinnert werden, und der Kontakt zu Mitpatienten ist eine solche Erinnerung. Zwei Aspekte dieses Verhaltens wollen betrachtet werden. Zum einen kann man diesen Prozess als *Verdrängung* bezeichnen. Nichts soll an die Erkrankung erinnern. Das Leben soll so »normal« weitergehen wie vorher. Wenn dies so weit geht, dass die Auseinandersetzung mit der Erkrankung verhindert wird, kann das zum Problem werden. Der andere Aspekt ist der der *Abgrenzung*: ein ganz vitaler Mecha-

250

nismus. Es kann wirklich belastend sein, das Schicksal der Mitpatienten als vermeintliche eigene Zukunft vor Augen zu haben. Das passiert im klinischen Raum ohnehin. Da soll zu Hause wenigstens Ruhe sein. Ich möchte Ihnen zu dieser Form der Abgrenzung ausdrücklich Mut machen.

Neulich erzählte mir eine Patientin ganz stolz folgende Geschichte. »Meine Zimmernachbarinnen tauschten ihre Adressen einen Tag vor der Abreise aus. Ich wurde auch dazu aufgefordert, machte auch mit. Schrieb mir brav die Adressen auf, gab meine eigene ab. Am Abend merkte ich: Eigentlich willst du das doch gar nicht. Hier haben wir uns gut verstanden, aber ich will daraus keine dauerhafte Freundschaft machen. Aber wie sag ich das jetzt? In der Nacht schlief ich nicht gut, kam mir wie eine Verräterin vor. Am nächsten Morgen nahm ich all meinen Mut zusammen und sagte zu den beiden anderen: Eigentlich möchte ich meine Adresse gar nicht mit euch austauschen. Nicht weil ich euch nicht mag, aber mir wird das einfach zu viel zu Hause. Ich möchte euch nicht anrufen und auch nicht angerufen werden. Wenn wir uns in der Klinik wiedertreffen, freue ich mich. Aber mehr bitte nicht. Die beiden haben mich total verwundert angeguckt«, fährt sie fort, »aber übel genommen haben sie es mir nicht. Mir ging es jedenfalls unheimlich gut danach.« Ich spüre ihre Erleichterung immer noch, als sie erzählt. Hier ist jemand einen großen Schritt vorangekommen in der selbstbewussten Wahl von Nähe und Distanz. Diese Abgrenzung in sozialen Bezügen ist nicht zu verwechseln mit dem panischen Fliehen von allem, was an die Krankheit erinnert oder dem zwanghaften Herstellen von »Normalität« mitten auf einem Vulkan der Angst. Diese Art der Verdrängung verhindert einen inneren Gesundungsprozess. Sie verhindert auch ein spirituelles Heilwerden.

Es gibt eine Geschichte im Lukas-Evangelium, die von diesem Weg des spirituellen Heilwerdens erzählt (s. Anhang). Lange ist diese Erzählung als Beispiel für menschliche Undankbarkeit gepredigt worden. Doch darum geht es eigentlich nicht. Betrachten wir das Geschilderte für eine kleine Weile ohne die Brille der Moral (Lukas 17,11 ff.). Jesus zieht zwischen Galiläa und Samarien dahin, eine Mittelgebirgsgegend, abgesehen vom Jordangraben. Natürlich halten sich die Aussätzigen gemäß den jüdischen Reinheitsgeboten fern von anderen Menschen. Eben diese Reinheitsgebote sind es auch, die sie zwingen, sich zunächst den Priestern zu zeigen, bevor sie als geheilt wieder in die menschliche Gemeinschaft zurückkommen dürfen (vgl. 2.3). Nach erfolgter Heilung verschwinden neun von ihnen von der Bildfläche. Sie nehmen vermutlich ihren Lebensfaden da wieder auf, wo er durch die Krankheit abgeschnitten wurde. Ihre Freude über die Heilung lässt keinen Gedanken mehr an deren inneren Zusammenhang aufkommen. So schnell wie möglich soll alles wieder »normal« sein. Viele Patienten, denen nach einer Krebsoperation gesagt wird: »Es ist jetzt alles in Ordnung«, nehmen diese Information begierig auf. Die schlimme Krankheit bleibt eine hoffentlich beendete Episode im Leben. Damit ist die Tür für einen weiteren Auseinandersetzungsprozß zugeschlagen.

Nur einer kehrt um, nimmt die Spur noch einmal auf. Rein räumlich war das ein aufwendiges Unterfangen. In diesem bergigen Gelände Jesus zu suchen und zu finden, setzt erhebliche Anstrengungen voraus. – Und das ohne Handy! – Da ist es einem ernst. Jesus danken heißt, Gott die Ehre geben. Und dann noch ein Fremdling. Die Botschaft der Krankheit verstehen wollen, kann manchmal mühsam sein. Bequemer ist der Weg der neun. Den Lebensweg noch einmal zurückgehen heißt auch, den Lebensfaden da suchen, wo er durch die Erkrankung verändert wurde. Gott die Ehre geben heißt, sein Leben in den großen Zusammenhang der Geschöpfe Gottes zu stellen.

Wie vielen Spuren sind wir in unserem Leben schon gefolgt? Wie oft haben wir erst viel später erkannt, dass sie uns eigentlich von unserem inneren Prozess entfernt haben?

Dieser eine macht ernst, weil er verstanden hat, dass die körperliche Heilung (gerade bei einer Hauterkrankung) nur der eine Teil ist. Die Haut als Kontaktorgan weist uns immer auch auf unsere Kontaktgrenze in dieser Welt hin.

 Reiben wir uns wund?
Haben wir ein dickes Fell?
Geht uns etwas unter die Haut?

Der eine hat verstanden, dass der Kontakt zu dem, dem er in Jesus begegnet ist, seinen inneren Heilungsprozess fördert. Dafür geht er weite Wege.

3 Die heilsame Kraft des Glaubens

Mit großer Begeisterung beschreiben Ärzte wie Dr. Benson oder Dr. Simonton die Heilkraft des Glaubens. Dabei sind sie sehr auf die heilsame Funktion des Glaubens an sich, also die spirituelle Dimension des Daseins ausgerichtet. Die Inhalte des Geglaubten sehen sie ganz pragmatisch. Theologische Fragestellungen tauchen eigentlich im wörtlichen Sinn des »Nachdenkens über Gott« nicht auf. Diese sehr offene Herangehensweise bringt doch als gemeinsames Ergebnis: Wer an eine »höhere Macht« (gleich welcher Art) glaubt, hat es leichter, Krankheiten zu bewältigen und sich auf den Tod vorzubereiten. Diese aus subjektiver Beobachtung gewonnene Ansicht wird durch statistische Untersuchungen bestätigt. »Religiosität wirkt sich in 84% der Fälle positiv aus« (in Bezug auf die Gesundheit), »13% neutral und nur bei 3% erwies sich Gläubigkeit als gesundheitsabträglich« (Heinrich Pompey,

Religiosität in der Lebens- und Leidbewältigung von TumorpatientInnen, in: Krankendienst 6/98, S. 189, als Ergebnis einer Meta-Analyse amerik. Veröffentlichungen). Mit Religiosität ist hier wie im ursprünglichen Wortsinn (religio lat. = Rückbindung) die Rückbindung einer Person an eine Wirklichkeit gemeint, die das eigene Leben transzendiert. Wenn ich solche Untersuchungsergebnisse lese, bekomme ich immer ein ganz komisches Gefühl. Es scheint mir, als wenn etwas so Intimes wie der Glaube an Gott plötzlich auf Effizienz untersucht wird. Wenn sich dann messbar herausstellt, dass er hilft, wird er als »gesund« empfohlen. Es stört mich etwas an dieser Herangehensweise, obwohl die Ergebnisse mich eigentlich freuen müssten.

»Beim gegenwärtigen Stand der Forschung lässt sich für den Zusammenhang von Religiosität und Gesundheit sagen: Die günstige Wirkung des Glaubens beruht mit hoher Wahrscheinlichkeit auf der Kombination von sozialer Unterstützung, Lebenssinn, dem Gefühl, mit einer höheren Macht verbunden zu sein, und stressreduzierenden Gebets-Meditationspraktiken« (ebd., S. 197).

Meine »innere Konferenz« beginnt lebhaft zu diskutieren. »Ja wenn das so einfach wäre. Glauben hilft, das sagt sogar die Psychologie, also wird geglaubt«, sagt der Theologe. »Was suchst du denn wieder für Haare in der Suppe? Wenn es den Menschen hilft, schreib das auf und gut«, erwidert leicht genervt der Pragmatiker. »Worüber streitet ihr eigentlich?«, will eine ganz leise, ruhige Stimme wissen. »Darüber, dass er immer alles verkomplizieren muss. Selbst Ärzte wie Simonton, Benson und andere betonen den Wert des Glaubens für die eigene Gesundheit, und er mäkelt nur rum«, sagt der Pragmatiker. »Ja würde ich denn aufhören an Gott zu glauben, bloß weil irgendeine Statistik beweist, dass es ungesund ist?«, schreit der Theologe wütend. »Mir geht dieser Pragmatismus auf die Nerven. Die Menschen wollen eine Antwort und keinen Beweis, dass Glaube gesund ist.« »Was meinst du, welche

Antworten die Menschen, die an Krebs erkrankt sind, hören wollen?«, fragt die ruhige Stimme. »Von deinen fertigen Antworten haben sie sowieso genug«, meldet sich plötzlich der Therapeut, der bisher geschwiegen hatte. »Welche Fragen stellen denn die Menschen? Vielleicht ist es gut, ihnen erst mal zuzuhören«, fährt er fort. »Deine Überheblichkeit nervt mich tödlich«, ruft der Theologe. »Es gibt keine Sicherheiten im Glauben. Wo Glaube ist, da ist auch Zweifel. Auf Gott zu vertrauen, ist jeden Tag eine neue Herausforderung. Du kannst deinen Glauben nicht haben, so wenig wie du dir der Liebe eines Menschen sicher sein kannst. Glauben heißt Vertrauen, heißt loslassen, heißt: wie Jesus einverstanden zu sein, mit dem was ist.« »Hör auf zu predigen«, sagt der Therapeut mit einem herablassenden Unterton. »Stopp mal!«, die ruhige Stimme wird jetzt energisch. »Ich verstehe deine Skrupel, Theologe. Du möchtest, dass Menschen ohne Berechnung auf Gott vertrauen. Du möchtest ihnen sagen, dass Gott ihnen gerade in ihrem Leiden nahe ist. Und du weißt auch, dass sich solche Sätze mit einer lebensbedrohlichen Krankheit anders anhören als sonntags vor der Kanzel.« »Ihr streitet hier 'rum, redet über »die Menschen« und was sie glauben oder nicht. Soll ich euch mal sagen, was die Menschen glauben?« »Noch 'ne Statistik«, stöhnt der Theologe. »Na lass ihn mal, unseren Pragmatiker«, sagt die ruhige Stimme. »Also es gibt da diese Untersuchung von Klaus-Peter Jörns »Die neuen Gesichter Gottes«. »Ach ist das der, der herausgefunden hat: ›Wer ein Haustier hat, glaubt häufiger an einen persönlichen Gott‹«, der Theologe lacht aus vollem Hals. »Statistiken sind wie Bikinis. Sie zeigen viel und verbergen das Wesentliche.« »Jetzt hört doch mal mit euren Hahnenkämpfen auf. Also was wolltest du sagen, Pragmatiker?«, die ruhige Stimme muss sich jetzt anstrengen, damit die Debatte nicht im Chaos endet. »Ich wollte euch mal aus dieser Untersuchung von dem Jörns vorlesen. Da werdet ihr hören, was die Menschen glauben.« »Seid ihr einverstanden, dass wir ihm zuhören?«, fragt die ruhige Stimme. Theologe und Therapeut nicken stumm. »Also, lies«.

»Ja, zuerst muss ich noch zwei Sätze zur Einleitung sagen. Nehmen wir so zentrale Worte wie Erlösung und Heil. Erlösung wird vor allem als Erlösung vom Streben nach Macht verstanden, Heil als Geborgenheit in personalen Lebensbezügen gedeutet. Dementsprechend müssen für die meisten Menschen Gott und die Menschen nicht mehr miteinander versöhnt werden. Jetzt fang ich an zu lesen: »Sie (die Menschen, d. Verf.) gehen vielmehr davon aus, dass Gott auf ihrer Seite ist und ihnen dazu hilft, den sie bedrängenden Lebensproblemen, vor allem den Erfahrungen von Sinnlosigkeit und Gewalt, standhalten zu können. Im Vordergrund des religiösen Interesses steht für die meisten nicht die – kultisch normierte – Verehrung einer durch ihre Selbstoffenbarung gestaltmäßig festgelegten Gottheit, sondern das Vertrauen und die Hoffnung darauf, trotz der Angst, die sie in der Welt haben, mit Gott besser als ohne ihn zu leben und sterben zu können und eine Perspektive zu haben, die über den Tod hinausreicht. Dabei muss deutlich gesagt werden ..., dass sich die Erwartungen an Gott mit Lebensalter, Umgebung und Lebensform wandeln und von Kirche und Theologie ernst genommen werden wollen« (Jörns, a.a.O., S. 222).

»Dann musst du aber auch erwähnen, dass Menschen, die in stabilen Lebensverhältnissen leben und insgesamt mit ihrem Leben zufrieden sind, eher an einen persönlichen Gott glauben, als andere«, sagt der Theologe. »Na und das Bild dieses persönlichen Gottes hängt wieder von der Person des Vaters ab. Strenger Vater – richtender Gott. Letzteres ist dann für die Gesundheit wieder nicht so positiv, weil zu rigide«, wirft der Therapeut ein. »Ich denke, ihr wolltet den Glauben an Gott nicht durch Effizienzüberlegungen instrumentalisieren«, empört sich der Pragmatiker. »Was für eine Schlussfolgerung ziehen wir denn jetzt?«, fragt die ruhige

Stimme. »Das ist dein Job«, rufen alle drei im Chor. »Du bist die Konferenzleitung.« »Also, ich halte fest: Der Glaube an Gott kann heilsam wirken, je liebevoller das persönliche Gottesbild, desto mehr. Glaube schenkt Verbundenheit in den Lebensbezügen. Er ist kein Besitz. Er darf nicht wie ein Instrument benutzt werden. Er ist Geschenk. Er will aktiv überprüft, erfahren, kurz, gelebt werden. Seid ihr damit einverstanden?«

4 »I can get no satisfaction« – Vom Sattwerden

Der Schrei von Mick Jagger wurde zur Hymne. Ihre Botschaft ist schnell erzählt: Gib dich nicht mit dem zufrieden, was dir eine bürgerliche Welt an Befriedigung bietet. Konsum macht dich nicht wirklich satt, gibt dir keine dauerhafte Befriedigung. So wie die Rolling Stones selbst zum Konsumartikel wurden, suchte meine Generation zum Beispiel ihre Befriedigung vielfach in einer »befreiten« Sexualität, der Verweigerung »bürgerlicher« Normen und intensiven Drogenexperimenten. Dabei erwiesen sich vor allem Letztere als unabsehbar in den Folgen. »Die Gesellschaft« zeigte sich jedoch äußerst flexibel. Entweder kaufte sie den Protest ein, machte ihn zum Business und assimilierte ihn als Mode. Oder sie kriminalisierte ihn, sperrte ihn weg, schuf Märtyrer. Der »Marsch durch die Institutionen« war mühseliger als die Wüstenwanderung des Volkes Israel. Vor allem deshalb, weil sich die Rückkehr zu den Fleischtöpfen Ägyptens als innere Wandlung schleichend, fast unbemerkt vollzog. So haben wir dem Götzen Karriere-Baal, Sicherheit-Baal, Eigenheim-Baal, Politik-des-Machbaren-Baal seine goldenen Kälber gebaut. Dabei ist es typisch für unsere ungeheure Verdrängungsfähigkeit, wenn der US-Präsident als »mächtigster Mann der Welt« seine Haschischexperimente wegen fehlender Inhalation des Rauchs und eine außereheliche sexuelle Beziehung wegen fehlender Penetration leugnet.

Verdrängung von Bedürfnissen ist keine Methode, um im Leben satt zu werden.

Satt werden, das Wort bezieht sich zunächst auf die Stillung von Hunger. Dabei ist dieses Gefühl Millionen Menschen in jeder Stunde auf dieser Erde nicht gegeben. Sie hungern. Erst wenn dieser körperliche Hunger durch Essen gestillt ist, tauchen andere Bedürfnisse, ein anderer Hunger auf. Dieses Sattwerden benennt die Bibel in ihrem Alten Testament mit einem interessanten Wort: »saken«. Das ist hebräisch und heißt »lebenssatt«. So wird von Abraham im ersten Buch Mose berichtet: »... und er starb in einem guten Alter, alt und lebenssatt«. Sattwerden am Leben: ein schönes Wort. Was verbinden wir damit? Die Vorstellung zu sterben wie Abraham, können wir schon teilen. Nach einem langen, intensiven Leben in einem guten Alter zu sterben: Wir verbinden damit fast automatisch die Quantität und nicht die Qualität des Lebens. Wir schauen auf die Länge anstatt auf die Intensität.

Aber leider ist ein langes Leben keine Garantie dafür, auch »satt« geworden zu sein. Warum sterben manche sehr alt gewordenen Menschen sonst so schwer? Dabei schwingt dennoch die Hypothese im Hintergrund mit: Wenn ich satt geworden bin im Leben, kann ich leichter sterben. Wie aber können wir satt werden? – Zunächst einmal ist das Empfinden satt zu sein wie alle Empfindungen ein subjektives inneres Geschehen. Es gibt für Sättigung keinen objektiven Maßstab. Das zeigt auch, wie absurd die Versprechungen der schönen bunten Kaufwelt sind (s.o.). Dabei ist absurd ganz wörtlich gemeint: surdus (lat. taub), ab-surdus = missklingend, vom Ursprung her: besonders taub. Diese Versprechungen enthalten alle die Suggestion: Wenn du mich kaufst/besitzst, gelingt dein Leben. Das Mittel zum Erwerb ist das Geld. Also versuchen viele, so viel wie möglich davon zu verdienen, bekommen, erschleichen, erschwindeln ... Damit sind wir so beschäftigt, dass wir taub werden für die inneren Einflüsterungen unseres Wesens. Wir nehmen »Schaden an unserer Seele«, ohne es zu merken.

In der »Haben-Dimension« (Erich Fromm) unseres Lebens gibt es keine Grenze. Die Tragik besteht darin, dass wir so viel Energie für das Raffen verbrauchen, dass das Leben auf später verschoben werden muss. Da wir uns fast ausschließlich durch die Tatsache definieren, »Kunden« zu sein, sind wir zwar alle Könige, aber unser Reich macht uns nicht wirklich reich. Satt werden heißt, sich immer wieder die Frage zu stellen: Was aber fehlt mir wirklich? – Der Maßstab liegt in mir! Leider ist er schwer zu finden und dann auch schwer zu bewahren.

Noch einmal zurück zum Alten Testament. Landläufig sollte man meinen: lebenssatt, der hat es aber gut gehabt; dem ist es aber gut gegangen, der ist richtig satt geworden. Zu kurz gedacht. Mit dem Wort »lebenssatt« ist beides gemeint: das Positive und das Negative in unserem Leben. Das wird deutlich daran, dass auch von Hiob gesagt wird, dass er »lebenssatt« gestorben ist. Von ihm kann man wirklich nicht sagen, dass sein gequältes Leben leicht gewesen ist. Es bleibt doch festzustellen, dass Hiob an seinen Schwierigkeiten gewachsen ist. Er hat an Gott festgehalten und Gott an ihm. Lebenssatt meint also: Satt werden im Leben, aber satt werden von beidem, von dem, was mich froh macht, und von dem, was mich leiden lässt. Einfacher ist Wachstum und Zufriedenheit wohl nicht zu haben. Und: Satt werden kann ich nur in nahrhaften Beziehungen – zu Menschen und zu Gott.

5 Vampire sind überall

Es gibt Menschen, die hängen sich wie Vampire an andere: Sie saugen, klagen, fordern. Dabei bedienen sie sich aller Tricks. »Wenn es mir schlecht geht, bist du schuld.« »Ich brauch doch jemanden, der mir zuhört.« »Du bist meine letzte Rettung.« Schmeichelei und Drohungen, Schuldzuweisungen und Wut-Tiraden, die Palette ist groß. Dabei brauchen sie einen Verbündeten im anderen: das schlechte Gewissen! »Eigentlich bin ich ja total erschöpft, aber wenn ich Marianne jetzt absage, nimmt sie mir das bestimmt übel.« »Ich hab' zwar selber eine Grippe, aber ich muss Martin doch pflegen, er hat ja sonst niemanden.« – Wunderbar für den Vampir! Er braucht an seinem System nichts zu ändern. Er kann weiter mit Erfolg versuchen, seine Umwelt so zu manipulieren, dass sie ihm das gibt, was er zu brauchen meint. Den Preis, den er zahlt: Wachstum kennt er nur als Wort im Lexikon. Für sein eigenes Leben tut er sich mit dieser Form der gelebten Oralität keinen Gefallen, aber das soll uns im Augenblick egal sein.

 Überprüfen Sie einmal spontan, ich meine jetzt, wie viele solcher Vampirbeziehungen Sie pflegen.
Wo haben Sie das Gefühl, mehr zu geben als zurückzubekommen?
Wo haben Sie das Gefühl, ausgesaugt zu werden?
Wo haben Sie Angst, die Beziehung zu beenden?
Wo lassen Sie sich erpressen?

Diese Prozesse laufen sehr subtil ab. Viele Menschen spüren nur das Ergebnis: ausgepowert, ausgebrannt, leer, erschöpft. »Immer nur für andere« heißt das Programm. Solche Vampirbeziehungen gibt es nicht nur im Privatleben, auch im Beruf spielen sie eine wichtige Rolle. Wenn Sie z.B. als Chef einem Mitarbeiter das Gehalt erhöhen, weil Sie Angst haben, »er könnte sonst nicht mehr motiviert sein«, können Sie ihn lieber gleich entlassen. Oder: Zu viele Frauen haben für den Traum einer heilen Familie Gesundheit und Leben geopfert. Zu viele gutmütige Mitarbeiter lassen sich von Kollegen ausnutzen. Zu viele Chefs lassen sich von ihren Mitarbeitern erpressen. Wie ein Gespenst schleicht sich der Vampir heran. Und die Lösung? *Abgrenzung* heißt das Zauberwort. »Nein« – das wirksamste Mittel. »Ich bin ich ...« das Credo.

Schauen Sie genau hin, für wen und was Sie die Verantwortung übernehmen wollen. Nur wenn Sie den Eindruck haben, dass eine Katastrophe von Tod und Leben bevorsteht, sollten Sie für den Augenblick in einer Vampirbeziehung verbleiben. Aber höchstens bis Sie am nächsten Tag Hilfe holen können. Keine Stunde länger. Ich schreibe das so eindrücklich, weil sich nach meiner subjektiven Beobachtung (die ich in der Literatur durchaus bestätigt finde) Krebspatienten durch ein hohes Maß an Verantwortungsbereitschaft auszeichnen. Ich schreibe dies auch, weil sich in kirchlichen Kreisen und anderen Organisationen, die auf Ehrenamtlichkeit aufgebaut sind, Heerscharen von Frauen und auch Männern dieser Vampirstruktur ausliefern. Aus Angst, Nein zu sagen, aus dem Gefühl gebraucht zu werden, aus Mitleid mit dem Pastor, dem Heimleiter, dem Sozialarbeiter, dem Vorsitzenden. Die Liste ist beliebig zu ergänzen.

Freiwilliges Engagement muss aus einem Ja entstehen. Ja, da will ich mitmachen. Ja, ich helfe an diesem Wochenende. Ja, ich übernehme diese Betreuung. Und: Ich weiß, dass ich mich auch wieder verabschieden kann. Auch wenn jemand dann enttäuscht oder sauer auf mich ist. Ich kann gehen. Auch Organisationen sind lernfähig. Erst wenn die Ausgenutzten sich verweigern, besteht allerdings die Notwendigkeit dazu. So lange alles läuft, ist es sehr bequem, in dieser Struktur weiter zu bleiben. Das ist bei Einzelnen genauso wie bei großen Organisationen. Es ist ja bequem. Jedenfalls für den, der das Blut saugt.

Das Opfer eines Vampirs ist ein für alle Mal abhängig, sagen die Gruselgeschichten. Das heißt wohl, dass es an der inneren Struktur der Opfer zu arbeiten gilt, die dem Vampir sein Tun ermöglicht. Die Mittel dazu sind bekannt (s.o. Abgrenzung etc.).

Symbiose definiert das Lexikon als »enge Beziehung zum wechselseitigen Nutzen«. Nahrhafte Beziehungen sind durch diesen wechselseitigen Nutzen gekennzeichnet. Manchmal ist es gut für Menschen, die sehr dazu neigen, sich durch andere ausbeuten zu lassen, eine Bilanz aufzustellen. Es gibt dieses innere Gespür in uns, das uns sehr genau sagt, wann eine Beziehung ausgeglichen ist. Dann stellt sich nämlich ein Gefühl der Zufriedenheit ein. Darin kommt das Wort Frieden vor. Seinen Frieden in Beziehungen zu Menschen zu finden, ist eine Voraussetzung dafür, im Leben satt zu werden. Seinen Frieden in der Beziehung zu Gott zu finden, ist die andere Voraussetzung dafür, satt zu werden in seinem Leben.

6 Vom Frieden, der alle Vernunft übersteigt

»Der Friede Gottes, der all unsere Vernunft übersteigt, bewahre unsere Herzen und Sinne in Christus Jesus unserem Herrn« (Philipper 4,7). Mit diesen Worten schließe ich jede Predigt wie viele meiner Kollegen auch. Für mich bedeutet dieser Satz beides: Relativierung jedes menschlichen Wortes und Zusage Gottes, dass er uns jenseits aller Vernunft »bewahrt«. Es gibt diese Zusage Gottes, die hinter allen Logeleien für unser Leben und Sterben Wirklichkeit werden will: sein Friede. Wir müssen uns unseren Frieden nicht selbst erarbeiten, schaffen, erringen. Wir müssen uns nicht anstrengen, um ihn am Ende eines gelungenen Lebens geschenkt zu bekommen. Wir dürfen eintauchen in Gottes Frieden, der vom Anbeginn der Zeit auf uns wartet: ewig, weil göttlich; unverdient, weil menschlich nicht machbar.

Wie können wir in Gottes Frieden eintauchen? Indem wir loslassen. Mit jedem Ausatmen ein wenig mehr. Was sträubt sich in uns dagegen? Alles! Warum? Weil es so einfach und so schwer zugleich ist. Wir leben ja so, als ob es über, hinter, neben unserer Vernunft nichts gebe. Also auch keinen Frieden. Wozu sonst die ganze Anstrengung? Wo haben solche Überlegungen ihren Sitz? In unserem Herzen und unseren Gedanken, sagt Paulus. Der Spruch zu Beginn ist ein Zitat aus seinem Brief an die Gemeinde in Philippi. Die Übersetzung von Luther ist an entscheidenden Punkten ungenau. Der griechische Text spricht nicht von Gedanken und Sinnen, sondern meint unser innerstes Ich. Auch steht das Wort »bewahren« im Indikativ (nicht: »möge ...«): Es geht um eine Realität, so sicher ist diese Zusage!

Die wichtigsten Schritte unseres Lebens müssen wir ohne das Geländer unseres Ich, unserer Vernunft gehen. Geburt und Tod. Es gibt da keine Sicherheiten mehr, an die wir uns klammern könnten. Vertrauen hat keinen doppelten Boden. Hoffnung kann nur im Vertrauen auf diesen Frieden Gottes ihren letzten Grund finden. Alles andere ist menschliches Konstrukt. Die Verwandlung des Ich im Sterbeprozess beschreiben alle Religionen in Übereinstimmung. Diese Verwandlung geschehen zu lassen, ohne eigene Sicherheiten ins Feld zu führen, ist unsere letzte große Aufgabe. Dabei ist das Wort »Aufgabe« durchaus doppeldeutig gemeint. Unser Ich aufzugeben, erscheint uns unmöglich. Bei Jesus sehen wir, wie aus seiner Angst ein Einverständnis mit dem, was ist, gewachsen ist. Wir können uns im Gebet an diese Kraft anschließen. Dabei spielt unser Alter, unsere Klugheit und unser Wissen überhaupt keine Rolle. Gottes Kraft wirkt im Gebet eines Kindes und im Traum eines Hirtenjungen (vgl. 7.4). Seine Möglichkeit ist so groß, wie der Himmel von der Erde entfernt ist. Er hat sein Haus im Morgen und will uns dahin liebevoll einladen. Loslassen im Vertrauen auf ihn meint die Bitte des Vaterunsers: Dein Wille geschehe, wie im Himmel so auf Erden. Bereit sein zu diesem großen Loslassen heißt auch, seinen Hoffnungsanker jenseits aller »vernünftigen Überlegungen« in den Grund zu werfen, der Jesus Christus heißt.

Und wenn ...

Und wenn da hinter allem Schweigen
eine Stimme wäre,
nur leis, die nur dies eine Wort sagt: Komm?

Und wenn da hinter allem Weinen
Augen wären,
die auch noch nicht geweinteTränen sähen?

Und wenn da hinter rausgestöhntem Schmerz
zwei Hände wären, die mich hielten?

Und wenn da hinter allen Fragen Arme wären,
geöffnet und bereit mich zu empfangen?

Ja, würd ich es wagen, loszulassen
und springen – wie ein Kind?

Epilog

Ich habe dieses Buch mit der Geschichte von Arno begonnen. So möchte ich von ihm auch zum Schluss erzählen: Ihm geht es gut! Er ist zurzeit im Ski-Urlaub und genießt sein Leben. Die Operation war offensichtlich früh, seine Veränderungsprozesse intensiv genug. Seine Geschichte ist eine Mutmach-Geschichte. Wir sind dankbar, dass es so ist.

Es gibt auch bei einer Krebserkrankung eine Hoffnung, die weiter trägt. Von dieser Hoffnung und dem Bewusstsein ein Teil des universellen Lebensprozesses zu sein, erzählt ein Gedicht:

Advent

Aus himmelhohen Fernen schweben die Kristalle,
sechsarmig, alle, drehen, funkeln,
als wären sie den Händen aller Engelkinder
entsunken, die erschreckt vom Dunkeln
zur Mutter eilen, die im Mantel steht.

Die Hügelketten ruh'n wie riesenschwarze Rinder.
Sie kau'n an ihrem Sommer wie im Traum,
und Nebel deckt den Wald mit kalten Mützen,
der Tag versickert in den Lichterpfützen
der Dörfer. Wind weht die Zeit, bis sie vergeht.

Es schweigt die Stille im Geäst der Bäume.
Am Himmel redet fern der erste Stern mit sich.
Ein letztes, weggeworf'nes Federhemdlein baumelt
an seinem Strahl mir zu; mein Herz, für mich?
Warte und bete, bis die Welt sich dreht.

Johann Abele

Anhang

Bileams Eselin

21 *Da stand Bileam am Morgen auf und sattelte seine Eselin*
und zog mit den Fürsten der Moabiter.

22 *Aber der Zorn Gottes entbrannte darüber, dass er hinzog.*
Und der Engel des Herrn trat in den Weg,
um ihm zu widerstehen.
Er aber ritt auf seiner Eselin,
und zwei Knechte waren mit ihm.

23 *Und die Eselin sah den Engel des Herrn*
auf dem Wege stehen mit
einem bloßen Schwert in seiner Hand.
Und die Eselin wandte sich vom Weg ab
und ging auf dem Felde; Bileam aber schlug sie,
um sie wieder auf den Weg zu bringen.

24 *Da trat der Engel des Herrn auf den Pfad zwischen*
den Weinbergen,
wo auf beiden Seiten Mauern waren.

25 *Und als die Eselin den Engel des Herrn sah,*
drängte sie sich an die Mauer
und klemmte Bileam den Fuß ein an der
Mauer, und er schlug sie noch mehr.

26 *Da ging der Engel des Herrn weiter*
und trat an eine enge Stelle,
wo kein Platz mehr war auszuweichen,
weder zur Rechten noch zur Linken.

27 Und als die Eselin den Engel des Herrn sah,
fiel sie in die Knie unter Bileam.
Da entbrannte der Zorn Bileams,
und er schlug die Eselin mit dem Stecken.

28 Da tat der Herr der Eselin den Mund auf,
und sie sprach zu Bileam:
Was hab ich dir getan,
dass du mich nun dreimal geschlagen hast?

29 Bileam sprach zur Eselin:
Weil du Mutwillen mit mir treibst!
Ach dass ich jetzt ein Schwert in der Hand hätte,
ich wollte dich töten!

30 Die Eselin sprach zu Bileam:
Bin ich nicht deine Eselin, auf der du
geritten bist von jeher bis auf diesen Tag?
War es je meine Art, es
so mit dir zu treiben? Er sprach: Nein.

31 Da öffnete der Herr dem Bileam die Augen,
dass er den Engel
des Herrn auf dem Wege stehen sah mit
einem bloßen Schwert
in seiner Hand, und er neigte sich und fiel nieder
auf sein Angesicht.

32 Und der Engel des Herrn sprach zu ihm:
Warum hast du deine Eselin
nun dreimal geschlagen? Siehe, ich habe mich aufgemacht,
um dir zu widerstehen;
denn dein Weg ist verkehrt in meinen Augen.

33 Und die Eselin hat mich gesehen
und ist mir dreimal ausgewichen.

Sonst, wenn sie mir nicht ausgewichen wäre,

so hätte ich dich jetzt getötet,

aber die Eselin am Leben gelassen.

Da sprach Bileam zu dem Engel des Herrn:

Ich habe gesündigt; ich hab's

ja nicht gewusst, dass du mir entgegenstandest auf

dem Wege.

Und nun, wenn dir's nicht gefällt, will ich wieder umkehren.

34 *Der Engel des Herrn sprach zu ihm:*

Zieh hin mit den Männern,

aber nichts anderes, als was ich zu dir sagen werden, sollst

du reden.

So zog Bileam mit den Fürsten Balaks.

Numeri 22, 21 ff.

(Übersetzung nach Martin Luther, Stuttgart)

Maria und Martha

38 *Es begab sich aber, da sie weiterzogen,*

kam er in ein Dorf.

Da war eine Frau mit Namen Martha,

die nahm ihn auf in ihr Haus.

39 *Und sie hatte eine Schwester, die hieß Maria;*

die setzte sich zu Jesu

Füßen und hörte seiner Rede zu.

40 *Martha aber machte sich viel zu schaffen, ihm zu dienen.*

Und sie trat hinzu

und sprach: Herr, fragst du nicht danach,

dass mich meine Schwester

lässt allein dienen? Sage ihr doch, dass sie es auch angreife!

41 *Der Herr aber antwortete und sprach zu ihr:*
Martha, Martha, du hast viel
Sorgen und Mühe.

42 *Eins aber ist Not. Maria hat das gute Teil erwählt;*
das soll nicht von ihr
genommen werden.

Lukas 10,38 ff.

Die zehn Aussätzigen

11 *Und es begab sich, da er reiste nah Jerusalem,*
zog er zwischen
Samarien und Galiläa hin.

12 *Und als er in ein Dorf kam,*
begegneten ihm zehn aussätzige Männer,
die standen von ferne

13 *und erhoben ihre Stimme und sprachen:*
Jesu, lieber Meister,
erbarme ich unser!

14 *Und als er sie sah, sprach er zu ihnen:*
Gehet hin und zeiget euch
den Priestern! Und es geschah, da sie hingingen,
wurden sie rein.

15 *Einer aber unter ihnen, da er sah, dass er gesund*
geworden war,
kehrte er um und pries Gott mit lauter Stimme

16 *und fiel auf sein Angesicht zu Jesu Füßen und dankte ihm.*
Und das war ein Samariter.

17 Jesus aber antwortete und sprach:
    Sind ihrer nicht zehn rein geworden?
    Wo sind aber die neun?
18 Hat sich sonst keiner gefunden, der wieder umkehrte
    und gäbe Gott
    die Ehre, denn dieser Fremdling?
19 Und er sprach zu ihm: Stehe auf, gehe hin;
    dein Glaube hat dir geholfen.

Lukas 17,11 ff.

Psalm 23

1 Der Herr ist mein Hirte,
   mir wird nichts mangeln.
2 Er weidet mich auf einer grünen Aue
   und führet mich zum frischen Wasser.
3 Er erquicket meine Seele.
   Er führet mich auf rechter Straße um seines Namens willen.
4 Und ob ich schon wanderte im finstern Tal,
   fürchte ich kein Unglück;
   denn du bist bei mir,
   dein Stecken und Stab trösten mich.
5 Du bereitest vor mir einen Tisch
   im Angesicht meiner Feinde.
   Du salbest mein Haupt mit Öl
   und schenkest mir voll ein.

6   *Gutes und Barmherzigkeit werden mir folgen*
     mein Leben lang,
     und ich werde bleiben im Hause des Herrn immerdar.

Psalm 121

1   *Ich hebe meine Augen auf zu den Bergen.*
     Woher kommt mir Hilfe?

2   *Meine Hilfe kommt vom Herrn,*
     der Himmel und Erde gemacht hat.

3   *Er wird deinen Fuß nicht gleiten lassen,*
     und der dich behütet, schläft nicht.

4   *Siehe, der Hüter Israels*
     schläft und schlummert nicht.

5   *Der Herr behütet dich;*
     der Herr ist dein Schatten über deiner rechten Hand,

6   *dass dich des Tages die Sonne nicht steche*
     noch der Mond des Nachts.

7   *Der Herr behüte dich vor allem Übel,*
     er behüte deine Seele.

8   *Der Herr behüte deinen Ausgang und Eingang*
     von nun an bis in Ewigkeit!

Informationen für Krebspatienten und Angehörige:

Thera-Psychosomatische-Initiative e.V.
Am Kämpchen 2 a
59872 Meschede
Tel. 0291-6277 (mittwochs 9.00-12.00 Uhr)

Veramed Klinik am Tannenberg
59872 Meschede-Beringhausen
Tel. 0291-2090

Informationen zur Weiterbildung in Psychoonkologie:
WIR (Weiterbildungsinstitut Rhein-Ruhr)
Arno Paschmann
Diergardstr. 23
47441 Moers
Tel. 02841-16237

Literaturverzeichnis

Achterberg, Jeanne, Gedanken heilen, Hamburg 1990

Bailey, K., zit. in: Henri Nouwen, Nimm sein Bild in Dein Herz, Freiburg 1991

Benson, Herbert, Heilung durch Glauben, München 1997

Braun, Herbert, Jesus, Stuttgart 1969

Bultmann, Rudolf, Theologie des Neuen Testaments, Tübingen 2. Aufl. 1954

Büntig, Wolf, Krebs aus Sicht der Humanistischen Psychologie, in: Jahrbuch der Psychoonkologie 1995, Wien 1995. Nachgedruckt aus: Beiträge zur Psychoonkologie, Wien

Dossey, Larry, Heilende Worte – Die Kraft der Gebete und die Macht der Medizin, Südergellersen 1995

Drewermann, Eugen, Das Markusevangelium, 1. Teil, Olten 4. Aufl. 1989

Drewermann, Eugen, Das Markusevangelium, 2. Teil, Olten 2. Aufl. 1989

Drewermann, Eugen, Tiefenpsychologie und Exegese, Bd. I, München 1993

Drewermann, Eugen, Tiefenpsychologie und Exegese, Bd. II, Olten 5. Aufl. 1989

Duden, Das Herkunftswörterbuch, Mannheim, 2. Aufl. 1989

Eliade, M., zit. in: Eugen Drewermann, Tiefenpsychologie und Exegese, Bd. II, a.a.O.

Engelhardt, Klaus (Hrsg.), Fremde Heimat Kirche, Gütersloh 1997

Faraday, Ann, Die positive Kraft der Träume, München 1972

Freud, Sigmund, Vorlesungen zur Einführung in die Psychoanalyse, 1916 – 17, XI 84

Gaarder, Jostein, Sophies Welt, München Wien 1993

Grof, Stanislav, Auf der Schwelle zum Leben, München 1989

Hirshberg, Caryle/Barasch, Marc Ian, Gesund werden aus eigener Kraft, München 1997

Jörns, Klaus-Peter, Die neuen Gesichter Gottes, München 1997

Jüngel, Eberhard, Tod, Stuttgart 1973

Keleman, Stanley, Verkörperte Gefühle, München 1992

LeShan, Lawrence, Diagnose Krebs. Wendepunkt und Neubeginn, Stuttgart 1993

Maslow, Abraham, Psychologie des Seins, Frankfurt 1997

Misketta, Gabi, Netzwerk Mensch, Hamburg 1997

Nouwen, Henri, Die Gabe der Vollendung Mit dem Sterben leben, Freiburg 3. Aufl. 1998

Petzold, Hilarion, Psychodrama – Therapie, Paderborn 1979

Rad, Gerhard von, Theologie des Alten Testaments, München 6. Aufl. 1969

Schweer, M.K.W. (Hrsg.), Interpersonales Vertrauen. Theorien und empirische Befunde, Wiesbaden 1997

Segal, Eliezer, Das Judentum, in: H. Coward, Das Leben nach dem Tod in den Weltreligionen, Freiburg 1998

Sheldrake, Rupert/Fox, Matthew, Die Seele ist ein Feld, München 1998

Simonton, Carl, Auf dem Weg der Besserung, Reinbek 1993

Sölle, Dorothee, Leiden, Stuttgart 1973

Staden, Heinrich von, Alexandrien als das Zentrum der medizinischen Forschung, in: H. Schott (Hrsg.), Meilensteine der Medizingeschichte, Dortmund 1996

Stierlein, Helm/Grossarth-Maticek, Ronald, Krebsrisiken – Überlebenschancen, Heidelberg 1998

Tillich, Paul, Systematische Theologie III, Berlin/New York 4. Aufl. 1987

Varela, Francisco, Das Ich des Körpers, in: Daniel Goleman (Hrsg.), Die heilende Kraft der Gefühle, München 2. Aufl. 1998

Weber, Walter, Hoffnung bei Krebs, München 2. Aufl.1995

Westermann, Clauss, Der Traum im Alten Testament, in: Ders., Träume verstehen – Verstehen durch Träume, Freiburg 1986

Wolff, Hans-Walter, Anthropologie des Alten Testaments, Gütersloh 6. Aufl. 1994

Zorn, Fritz, Mars, Frankfurt 1982

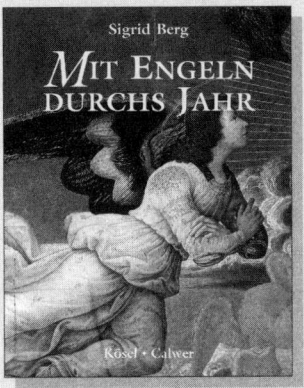
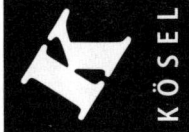

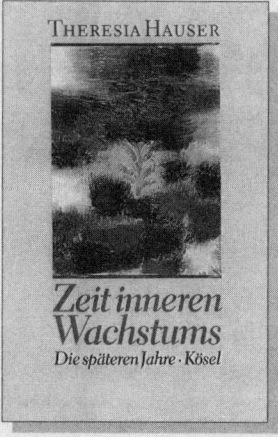
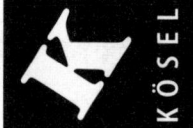